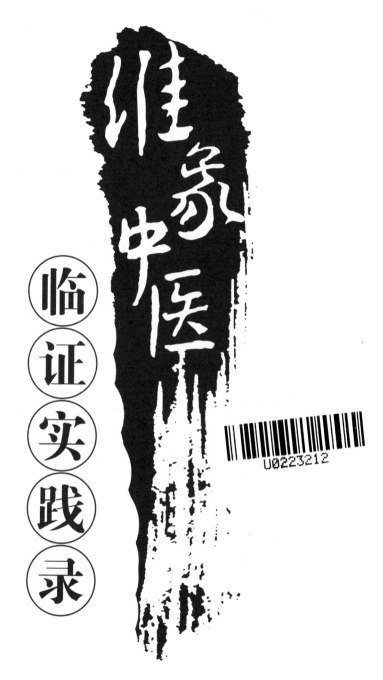

淮派中医

临证实践录

王　晖　王建康　主编

U0223212

全国百佳图书出版单位

中国中医药出版社

·北京·

图书在版编目（CIP）数据

维象中医临证实践录 / 王晖,王建康主编.－－北京：
中国中医药出版社,2024.9
　　ISBN 978-7-5132-8866-8

Ⅰ.R249.7

中国国家版本馆 CIP 数据核字第 2024GQ2852 号

中国中医药出版社出版

北京经济技术开发区科创十三街 31 号院二区 8 号楼
邮政编码　100176
传真　010－64405721
河北联合印务有限公司印刷
开本 710×1000　1/16　印张 17.25　字数 256 千字
2024 年 9 月第 1 版　2024 年 9 月第 1 次印刷
书号　ISBN 978-7-5132-8866-8

定价　69.00 元
网址　www.cptcm.com

服 务 热 线　010－64405510
购 书 热 线　010－89535836
维 权 打 假　010－64405753

微信服务号　zgzyycbs
微商城网址　https://kdt.im/LIdUGr
官 方 微 博　http://e.weibo.com/cptcm
天猫旗舰店网址　https://zgzyycbs.tmall.com
如有印装质量问题请与本社出版部调换（010－64405510）

前言

象思维发源于中华文化经典之一的《易经》，《周易·系辞下》曰："仰则观象于天，俯则观法于地，观鸟兽之文与地之宜，近取诸身，远取诸物，于是始作八卦，以通神明之德，以类万物之情。"它尊崇"时空共存，恒动圆一""天下随时，以时为正"的自然原创认知观。《素问·五运行大论》曰："天地阴阳者，不以数推，以象之谓也。"认为象是天地万物运动变化的外在表象，可通过观察其外在表象来推测、掌握事物的内在本质和运动规律，以及认识、概括天地万物有形、无形世界，从而构成以物象、比象、道象为主要愿景的认知体系，即象思维。中医学根植于中华传统文化，秉承于古代朴素唯物辩证法哲学观，将象思维引入并应用于临床，形成了以藏象学说为核心的中医基础理论体系，为中医预防、诊疗、保健、康复开辟搭建了集哲学、医学、易学、道学、人文、科学于一体的系统性路径和框架，成为现代科学研究的焦点和热点。著名科学家钱学森院士指出："系统的理论是现代科学理论里的一个非常重要的部分，是现代科学的重要组成部分，而中医理论又恰恰与系统科学完全融合在一起。……中医的看法又跟现代科学中最先进、最尖端的系统科学的看法是一致的。"象思维不仅是中医学整体观的具体运用方法，又是其特色。就像钱老分析的那样："古典中医理论提供了一个以阴阳、五行、干支启发出来的框架，这是一大发明，但我们还只能说是启发，不是结论。到底框架是什么，我们应该实事求是，用中医的临床实践去检验，不合适的地方要修改。最后达到合适的框架，这时唯象的中医学也就出来了。"唯象理

1

论是物理学中的概念，它是解释物理现象时，不用其内在的原因，而是用概括试验事实而得到的物理规律，它是试验现象的概括和提炼，没有深入解释的作用。这个理论与以象思维为主的中医学有异曲同工之妙。

将象思维熟练运用于中医临床并创新发展，是王晖老师集 50 余年教育、临床、科研实践于一体的重要学术成果，具有丰富的哲学内涵和独到的临床领悟。中医学是一门研究生命、健康、疾病、防治的综合性学科，涉及物理、化学、生物学、地质学、天文学、电子学、机械学、水力学、海洋学、气象学、农学、植物学等多个学科。中医之道，生命所系，理邃技巧，圆机活法，非心藏恻隐、聪明敏哲、渊博通达、虚怀灵变、勤读善记、精鉴确识、术有擅长者，不可为名医也。王晖老师就是这样一位名医名师。王师是第三批全国老中医药专家学术经验继承工作指导老师、浙江省国医名师、浙江省名中医，享受国务院政府特殊津贴。他心系百姓，志愿成为苍生大医，精诚勤奋，力求懂、通、悟、化、达、升的专业素养，不但忙于门诊，而且勤于笔耕，已发表 100 余篇中医学术论文，编纂出版 9 部中医专著，完成 6 项科研课题。2011 年成立的王晖名医工作室，培养了大批中医精英骨干，曾被中华中医药学会评为"全国先进名医工作室"。他将"气病学说""体质学说""病机分层""特异气机"等学术思想融会贯通，自成体系，对临床具有独特的指导意义。《维象中医临证实践录》一书更是一部创新之作，其创新之处在于将传统的象思维理论化、系统化、现代化，并与"病机分层""五行体质""靶方靶药"等学术观点相融合，多维度地运用象思维指导临床辨证，以人体生理、病理之象与"经纬球"中的"上纬"——天地之象，"下维"——社会之象，"中纬"——人体之象相结合，有助于提高辨证论治的精准性和规律性，故名之为"维象中医"。

《维象中医临证实践录》由王晖老师出题讲解，并与其良徒益友、全国老中医药专家学术经验继承工作指导老师王建康教授共同谋篇布局，主要学术观点亲自执笔撰写、修改，编委会成员集体研讨、查找资料、相互补充。上篇为维象中医概论，包含宇宙是气化恒动之象、象的作用、象数文化的研究与探索、象思维是桥梁和钥匙，主要由王建康、周开、陈靓、苏文涛执笔撰写，并由宁波大学原副校长，兼中国科技大学、浙江大学、中国工程物理研究院等博士生导师、国家自然科学奖二等奖（一等奖空缺）获得者王礼立教授审核；下篇为临证验案撷英，包括外感时病、内科杂病、妇科病、膏方验案举隅，搜集整理王晖老师在门诊运用象思维方法诊疗发热、感冒、咳嗽、喉痹、消渴、胃痛、腹痛、泄泻、便秘、心悸、不寐、胁痛、头痛、眩晕、中风、水肿、淋证、郁证、肥胖、癌病、痹证、月经病、绝经前后诸证、带下病等验案，并逐例分析讨论，摸索规律，汲取精华，展示王师博大精深的临床思维功底。此篇由省市级名中医骨干唐可伟、陈霞波、龚文波、张业、顾颖杰、杨立波、苏琼等执笔撰写。

象思维起源于古代朴素唯物哲学观，植根于中华传统文化，应用于中医药学，历史悠久，内涵丰富，门派众多。对此进行理论溯源、内容整合、方法创新，难度大，要求高，由于编委会成员对古代哲学思想的学习还不够扎实，对新科技、新观点的采撷引用还不够宽广，因而在撰写中还不能很好地揭示象思维的深刻内涵和王师的学术特色，缺点和错误在所难免，敬希各位专家和广大读者提出宝贵意见。对书中引用资料的作者深表谢意！

在中医现代化的多元道路上，象思维作为桥梁和钥匙，其学科发展和医学应用将会有广阔前景。正如钱学森院士认为的那样："要建立唯象中医学，还有深入下去的工作，即通过运用中医思维学来以现代语言构筑人体这个开放的复杂巨系统的模型，由此进而讲清人体功能状态的变化运动规律。最后建立用现代科学语言表达的唯象中医学。""建立这种根据人体是开放复杂巨系统认识的唯象医学，用的临床经验可不必限于中医，西医的也可以吸收，但不用西医的解释，而用我们的框架。"（《钱学森书信选》）本书的成稿，不但能挖掘王晖老师的学术精华、提出"维象中医"的概念雏形，也能为建立"唯象中医学"、推动中医现代化而做一探索。

编者

癸卯年夏

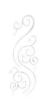

目录

绪论

　　中医学传承千年，它脱胎于中国传统文化和古代哲学，对生命、健康、疾病的认知思维是以健康为中心，以整体恒动观为核心，注重把科学与人文相融合，强调三才合一，身心合一，从整体角度、功能角度、运动变化角度把握生命、健康、疾病的规律，重在看"病的人"，而不是只看"人的病"，体现了中华民族的智慧底蕴，是一门交融"象数观－形神观－一元观"的原创思维特色和优势的科学人文医学。周光召先生曾指出："中医学有理论，中医理论是现象理论，一是指导实践，二是原创思维。"

　　诚如普遍大众认可的中医学是经验医学，从认识论的观点而言，很长一段时间中医基础理论与模型的"合理性"是建立在"自明性"，也就是"感官所获得的、直观就明白的，不须再做进一步分析解释"本质直观的明见性上，这与现象科学的理论概念和方法论取向非常接近，由此出现了中医现象学作为一门交叉新兴学科悄然崛起。经验的累积最终运用于实践，实践是检验真理的唯一标准，正是中医药强大的实践价值，才使它被越来越多的人所关注。朱清时院士在"我对中医科学性的认识"中说道："我在英国剑桥大学时认识一位我国学中医的访问学者，他被普茨茅斯大学药学院用高薪聘请，去帮他们把《本草纲目》翻译成英文，然后把各种药用植物的英文名称和实体找出来。那时我才知道中国传统文化中最优秀的内容之一——中医，在国外很受重视。然而在当时的中国，也就是七八十年代，中医被认为是落后的，甚至是迷信。我在西方国家学习时的感受，反而是国外比国内更重视中医。"

当前我们中医人有幸身处多元碰撞、发展、包容的 21 世纪，你是否怀疑过宇宙真的是从一片虚无中迸发出来的？存在于宇宙大道中的气化是否真是虚无缥缈？在气化运动中诞生的象到底是什么？象的特性和原理是什么？时空箭头划过的痕迹、宗教文化流淌的长河是否显露象的轨迹？精神文明和实证科学是否可用象沟通？在中医现代化的多元道路中象起到什么作用？象数文化对中医临床到底有哪些指导作用？象在人体有哪些表现？你是否依然深陷单一狭隘的中医临床思维模式，每遇一病，自发罗列书中诸证，生搬硬套，照本宣科？面对复杂疾病证候则不知如何捕象，只能束手无策、顾此失彼，恰如一汪死水，无法多角度切入，进行创造性、流动性思维？在捕象的过程中以及捕象后采取何种应对方式，我们将会遇到哪些难题？……这就是今天我们想在这里与大家分享、探讨的内容，我们尽量选取直白易懂的文字，以期在元哲学的根源、方法论的细化上，为推动中医药的传承和发展略尽绵薄之力。

上篇 维象中医概论

第一章
宇宙是气化恒动之象

第一节 从太虚谈气化

气化学说涵盖了气化之道的本源、地位和意义，气化失常与疾病的关系，调理气机在疾病治疗中的作用，以及临床运用等。经年研究气与气化之间关系，是认识和理解太虚蓝图、象与象思维的必由之路。

一、气化构成宇宙蓝图

自人类文明诞生以来，人们一直对疾病和死亡忧心忡忡，身处不同文化背景的哲人们都研究过苍穹和大地、时间和空间、永恒和消逝，都思考过我们从何处来，我们是谁，我们向何处去……这正是人区别于动物最大的特征。近几百年，日心说、进化论、相对论、量子物理、基因理论，一步一步为我们勾绘出一幅宇宙图景，企图揭开宇宙生命的奥义，科学以相当精确的数据告诉我们，95% 以上的宇宙是由暗物质和暗能量构成的，但是我们并不知道暗物质到底是什么，对暗能量的了解就更少了。就如同《超越生物中心主义》一书中所说："所有的科学都是通过我们的意识建立在信息的基础之上，但科学并不确定，意识的本质是什么。研究已经反复证明，亚原子的状态和有意识的观察者的观察之间有明显的关联性，但是科学还无法对这种关联性作出令人满意的解释。生物学家把生命的起源描述为毫无生气的宇宙里发生的随机事件，但他们并不真正理解生命是如何开始的，或者为何宇宙看起来像是为了生命的出现而做了精心设计。"

为何说宇宙的设计如此精妙？《素问·天元纪大论》有云："太虚寥廓，肇基化元，万物资始，五运终天，布气真灵，摁统坤元，九星悬朗，七曜周旋，曰阴曰阳，曰柔曰刚，幽显既位，寒暑弛张，生生化化，品物咸章。"因为这段话非常重要，所以将其翻译成白话文，大意是"广阔无边的天空，是物质形成变化的基础，是万物资生的开始，五运的迁袭终而复始，布施着天地间的真元之气，统领大地生化的本元，九星悬照天空，七曜按周天的度数旋转，于是万物就有了阴阳的不断变化，有了刚柔的不同性质，幽暗和显明也能按一定的位次出现，气候寒冷和暑热也能按一定季节往来，这些生化不息的机理，变化无穷的规律，宇宙万物的不同形象，都会表现出来。"这意味着宇宙运动受气化的催化，气化又是物化的基础，生命产生于气化。因此太虚是一幅一气贯通、恒动气化、天地人神、元象具象共俱，象思维的宏观蓝图。

二、气和气化的概念及渊源

既然宇宙万物的一切事物都是由"气"所构成的，那么"气"到底是什么？从字意来说，甲骨文"三"，即上横为天，下横为地，弥散其中的是至精至微的物质存在；《说文解字》则认为："气，云气也。象形。凡气之属皆从气。"可泛指一切气体。从广义而言，古代哲学对于"气"有深入研究，老庄道家以"道"为宇宙本源，《管子》四篇把"精气"作为宇宙本源，自郭沫若提出《内业》中"道""气"同体异名，遂在学术界衍生出"道气合一"的观点。重读老子的《道德经》："有物混成，先天地生。寂兮寥兮，独立不改，周行而不殆，可以为天下母。吾不知其名，字之曰道，强为之名曰大。大曰逝，逝曰远，远曰反。故道大，天大，地大，人亦大。域中有四大，而人居其一焉。人法地，地法天，天法道，道法自然。"我们可以理解为，在天地万物生成之前，已经有了一种混沌未分的精微物质存在，它周流不息，孕育万物。这与中医学认为"气"是构成自然界各种物质的本源、"气化"是生命活动的物质基础的理论不谋而合。从狭义而言，气既是《素问》七篇大论中提到的风、寒、暑、湿、燥、火六气，又是客观存在于人体中的具体之气，是人体内不断升降出入运动的精微物质。

曾经我们认为物体放在地上是静止的，但是如果将它放在宇宙大环境中，我们也可以说它在做匀速直线运动，运动是绝对的，静止是相对的。这混沌未分的精微物质在恒动过程中，"夫物之生从于化，物之极由乎变"（《素问·六微旨大论》），它逐渐形成自己的规律，诞生了阴阳二气，进而化生宇宙万物，其大无外，其小无内，源源不绝，生生不息，这就是"气化"的过程，具有整体恒动性、本源性、普遍性、超前性、致中和性的特点。"气化"首出《太始天元玉册》。在《内经》中，"气化"一词见于《素问·生气通天论》《素问·灵兰秘典论》《素问·气交变大论》《素问·六元正纪大论》《素问·至真要大论》《素问·刺法论》《灵枢·痈疽》等30余处，是中医气化理论形成的标志。后世对"气化"概念多有阐述，但理解各不相同。隋唐年间，王冰对"气化论"进行理论阐发，"气化"的外延认识得以扩展，并重视了"三焦、膀胱气化"。金元时期，通过金元四大家对中医理论的创新，进一步发展了"气化"概念。在这本书中我们想要探讨的，正是多维时空自调和调它的中和机制，也就是通过对于象思维的研究，进一步揭露气化的规律，从而调整机体气化，也就是人体内精、气、血、津液等物质与能量的新陈代谢过程，激发促进机体的自稳功能，使疾病向愈，最终达到人与天、精神与物质、心灵与肉体三道合一的目的。

三、气化理论的本质内容

在气化哲学思想和自然科学研究方法的双重影响下，气化理论对中医学的病因病机、治疗原则、养生康复等理论的产生和形成有着深刻的影响，它是中医学认知生命健康的原创思维，是中医理论的根和魂。

一是决定着生命的产生。正如《道德经》所云："大道泛兮，其可左右。万物恃之以生而不辞，功成而不有。"道孕万物，无所不至，无所不

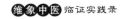

及，万物依靠它得以生存，归附它得以延续。气化之道是宇宙时空中化生生命的大道。

二是决定着生命生存和延续。气化之道的本质是有机体内部及其与外部的物质代谢及能量转化过程，是生命的基本特征。《素问·六微旨大论》又云："出入废则神机化灭，升降息则气立孤危。故非出入，则无以生长壮老已；非升降，则无以生长化收藏。是以升降出入，无器不有……化有大小，期有近远。四者之有，而贵常守，反常则灾害至矣。"说明一切生命都存在于持续性的升降出入的气化运动变化中，一旦停止，生命也就消亡了。生命想要长久生存和延续，如同老子提出的"道生一，一生二，二生三，三生万物。万物负阴而抱阳，冲气以为和"，阴阳之间虽有生克，万物依旧和谐有序，如何做到阴阳调和，这是问题的关键。

三是决定着疾病的病因病机。《灵枢·刺节真邪》云："真气者，所受于天，与谷气并而充身者也。"指出人体是由先天父母之精气、后天水谷之精气及大自然天阳之气三气结合的真气化生而成，真气之气化决定着五脏六腑的功能活动和脏腑之间的功能协调，而脏腑的功能障碍或失调也会反过来影响真气"气化"而发病。真气的升降出入是体内一切器官功能的共性，如果真气气化失常则疾病乃生，只有保持真气的运动变化形式自如，即气化和调，身体才能安康。

至于五脏之气、营气、卫气、元气、宗气、中气等的气化功能，是真气流布在不同脏腑、经络、五体、九窍不同部位异名同类的气化功能，均参与真气的气化生理全过程，而气虚、气滞、气逆、气闭、气脱、气陷等的气病病理现象，乃至"四气五味""升降沉浮""归经"的气化过程，都是真气一气所化。真气的运动变化异常，决定着疾病的病因病机。

四是决定着疾病的治疗原则。中医气化理论认为，自然界的各种生命现象，都在自然气候正常变化的基础上产生和存在，中医学的气化理论就是论述自然界气候变化和规律与生命活动关系的理论，认为人与自然气候本来均存在着自稳调节机制，每当这种调节机制失常时就会发病。《素问·至真要大论》提出："风淫于内，治以辛凉，佐以苦甘；以甘缓之，以辛散之；热淫于内，治以咸寒，佐以甘苦，以酸收之，以苦发之；湿淫于内，治以苦热，佐以酸淡，以苦燥之，以淡泄之；火淫于内，治以咸冷，佐以苦辛，以酸收之，以苦发之；燥淫于内，治以苦温，佐以甘辛，以苦下之；寒淫于内，治以甘热，佐以苦辛，以咸泻之，以辛润之，以苦坚之。"指出自然界风、寒、暑、湿、燥、火六气之气化太过或不及而成为六淫之邪致病时，可以使用药物性味的气化偏性来制约人体气化的偏胜或偏衰，使之达到"阴阳自和，以平为期"的正常气化状态，此为治病的原则。

五是决定着人体的养生康复。中医养生理论的建构与《内经》的发展和完善息息相关。中医学首先把人放在时空的大环境中来观察疾病发生发展，探寻养生康复的规律。如《素问·四气调神大论》曰："是故圣人不治已病治未病，不治已乱治未乱，此之谓也。夫病已成而后药之，乱已成而后治之，譬犹渴而穿井，斗而铸锥，不亦晚乎。"明确提出了未病先防的养生意义。《素问·上古天真论》所言"其知道者，法于阴阳，和于术数"，提示人与自然和谐统一，人们应遵守天地阴阳的自然规律，适应四季时令的变化，达到"阴平阳密，精神乃治"的境界。因此，在养生中，固护阳气和维持阴阳，协调中和天、地、人以及三者之间的关系。

四、气化理论与现代科学

宋代陆九渊曾说："东方有圣人，西方有圣人，此心同，此理同。"随着西医学涌入国门，至晚晴时期，中西医汇通学派认为，气化是与西医学的实质观点相对应的概念，是用来表达中医学的生命功能的模式。气化过程，是能量代谢与物质转化的过程。

中医"气化论"描述了宇宙时空动态之道的模型，勾勒了一幅由天地万物人组成的动静有序、运动变化着的宇宙模型。这一模型实际上是对太阳－地球－"五星太阳系"（木星、火星、土星、金星、水星）大家族和天地万物人一体宏观蓝图的整体、动态雕塑，这是人类赖以生存发展的宇宙大天地。其中，生命现象为其主要研究对象，运用象思维，着意关注的

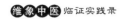

是气化规律，把人看作气的整体。正如《素问·六微旨大论》所云："器者，生化之宇。"指出器是气的运动变化模型，宇宙与人都是气的运动变化之器动态模型。

　　紧跟西医学和现代科技的步伐，越来越多方法学的研究手段可以用到中医传统理论的研究中，如借用量子力学、发生学、系统工程、代谢组学等相关学说的内涵，以及结合数学、计算机等技术手段。其中量子纠缠与气化理论关联性尤其令人深思。量子纠缠是发生在量子世界的一种波动性叠加干涉现象，在量子力学里，当几个粒子在彼此相互作用后，各个粒子所拥有的特性则会综合成为整体，并且无法单独描述各个粒子的性质，即使将这些粒子分开，它们也可以远距离互相感应，而且这种感应速度远超光速，这打破了爱因斯坦相对论认为的任何事物移动的速度都不可能超过光速的论点，被其称为"鬼魅般的超距作用"。科学至今无法解释量子纠缠到底是通过什么进行联系的，这无形的关联，与无形气化有极为相似之处，特别是他们的交互作用，我们将会在下一节中进一步详细讲解。我们无比希望科学的进步，能不断揭示中医气化理论的客观物质指向。

第二节　动的哲学——科学

　　在上一节中，我们放飞思想，扶摇而上，纵横无极，畅想宇宙。然而，全面地看待问题，还需要以理性、审慎的眼光，看到气化哲学后面的科学性。

一、恒动中的常变

　　说到哲学到科学的转变，我们不得不提及希腊，很多学者认为科学是从希腊特有的哲学传统中生长出来的，希腊哲学的鼎盛时期是从苏格拉底到柏拉图，从柏拉图到亚里士多德。亚里士多德是古希腊思想的集大成者，他所采纳的宇宙模型是由五十五个天球构成的，五十五个由以太构成的相互连接的天球。层层天球由最外层的天球驱动。最外层的天球由不动的"神"所推动,"神"由此被界定为"不动的推动者",运动则由较高的存在传递给较低的存在,秩序分明。直至 16、17 世纪,哥白尼、开普勒、伽利略、笛卡尔等开创了新天文时代。哥白尼提出日心说,布鲁诺在此基础上提出了宇宙的无限性和统一性,并把运动提升到跟静止一样高的地位。到了伽利略、笛卡尔,运动反过来被当作最基本的状态,所有的物质都为同样的自然规律所支配,植物、动物、人体皆不例外。1642 年伽利略逝世,1643 年牛顿出生。牛顿是近代科学的集大成者,他总结了运动的三大定理,即通常所说的惯性定律、加速度定律、反作用定律。他系统表述了绝对空间和绝对时间,几何化的空间取代了亚里士多德的位置连续统,这也为我们后面将要提到的点、线、面、维、元、圆提供了必要的科学依据。直至今日,随着科学的进一步发展,我们已经步入崭新的时代,运动状态、不可见光、无意识动机、空间膨胀、空间弯曲,等等,科学术语已经渗入日常用语中,我们每一人都掌握了一些基础的科学常识,我们都能理解绝对运动不代表静止,运动是有规律可循的。

中国古代哲学认为,一切事物,包括自然界和人体都处在永恒的运动中,这就是"动",基本运动形式是"常",运动中各种变化是"变",三者结合,才能动而不乱,循环往复。这与天文学的结论有异曲同工之妙。那么何为"常"?在其基本释义里,"常"可以用作形容词,也可以用作名词。当用作形容词时,包括一般的、普通的、正常的,抑或恒久的、长久不变的等;当用作名词时,包括规则、规律、常法、纲常等。当然,除此之外,"常"还有长度单位、姓氏、衣服、裙子、曾经等的释义,这里只对前两种解释下的"常、变"展开讨论。

其一,一般普通的"无源之见"。哲学家托马斯·内格尔在《无源之见》中将这个词语解释为不带任何自私偏见的洞察,而且在一定程度上都不是任何特定人类的视角,抑或是其他任何物种的视角。这也是《道德经》认为的"天地不仁,以万物为刍狗;圣人不仁,以百姓为刍狗。天地之间,其犹橐籥乎?虚而不屈,动而愈出。多言数穷,不如守中。"天地中的气化对待万物无所偏爱,一视同仁,万物秉承自然而生,物质世界犹如一个大的风箱，因为各自受到气化的作用，在永不停息的变动中循环旋转，生生不息，如果鼓风过快，反而达不到预期，不如按照规律，把握火候，使之恰到好处。自然如此，人体也是如此，我们都在气化的"无源之见"中生、长、壮、老、已。老子《道德经》十六章有曰："夫物芸芸，各归其根。归根曰'静'，静曰'复命'。复命曰'常'，知常曰'明'。不知'常'，妄作凶。"能够认识把握"常"就能包容，能够包容就能公正，能够公正才能普遍，能够普遍才能符合天地自然，能够符合天地自然才能符合气化之道，能够符合气化之道才能长久。

其二，恒久的变化。说到"变"，我们首先想到《易经》。众所周知，《易经》三大原则：变易、简易、不易。所谓变易，《易经》告诉我们，世界上的事、世界上的人，乃至宇宙世界，没有一样是不变的。在时与空之中，无一事、无一物、无一种情况、无一种思想是不变的，变才是常态。气化如何化，如何变？我们会在气化交动的内容中详细说明。

其三，常是正常的生理状态，与此相对应，变则是异常的病理状态。《黄帝内经》正是在此常、变范畴的引导下，不断探索生命运动的常、变规律，在此过程中形成了中医学"以常衡变"的诊法原理，以及"知常达变"的治疗大法。《素问·阴阳应象大论》中有云："以我知彼，以表知里，以观过与不及之理。"《素问·平人气象论》又云："平人者，不病也。常以不病调病人。"《素问·疏五过论》针对脉诊指出："善为脉者，必以比类奇恒，从容知之。"皆遵以常衡变之旨，例如，面部色诊以明润有光泽的红黄隐隐为常态，其他为病理状态；脉诊以平人"人一呼脉再动，一吸脉亦再动，呼吸定息脉五动，闰以太息"为标准，多于五至为太过，少于四至为不及，均为病理状态等。《黄帝内经》同时提到正常的生理状态同样是动态变化的，如根据四季气候、地域环境、年龄性别等皆有差异，需以动态生命观为指导。在"以常衡变"指导下的"以常达变"，就是通过中正的标准，根据划分出的太过和不及的不同状态，即"常以不病调病人"。

其四，常是疾病诊疗中的普遍性，变是疾病发展变化的特殊性。《伤寒论》是常变观最突出的经典医著，它在发病原因、疾病症状、舌脉变化、辨证治疗等方面均体现了常变思维观。首先，六经发病的常变思维观。六经者，三阴三阳，故六经辨证以阴阳为总纲，"发于阳"与"发于阴"即概言三阴三阳，是六经发病的常理。然有其常，必有其变，三阳发病，也有"无热恶寒"者，三阴发病，也有"发热"者，是为发病之初，或因寒邪束表，或因外邪郁闭卫阳，出现的短暂的现象。其次，六经论证的常变思维观。证有常变，如桂枝汤证，"发热，汗出，恶风，脉缓"即为其常，其变就是相对桂枝汤本方的应用而言。柯琴云："仲景作论大法，六经各立病机一条，提揭一经纲领，必择本经至当之脉症而表彰之。"常脉常证虽重要，却无法代表整个六经病系统，因此一经病的提纲证，与一经病的整个系统，也是常与变的关系。再次，六经论脉的常变思维观。六经脉法，在切脉部位、脉搏形象、主病方面，均贯穿常变之观。以取脉部位常变为例，仲景以寸口脉法为"常"脉，根据临床需要兼采用其他诊脉方法来弥补寸口诊脉的缺陷和不足，即以寸口脉为主的多种诊脉方法并存方式。再以平脉为例，平脉者，恒脉也，主气血津液阴阳平衡而不偏，是正常之脉。然而平脉并非一成不变，可随四时气候、方位环境、五脏气血阴阳变化及体质变化等变化。但是并非所有的平脉都是正常的脉，这就是平脉之变，"吐利发汗，脉平，小烦者，以新虚不胜谷气故也""温疟者，其脉如平，身无寒但热，骨节疼烦，时呕，白虎加桂枝汤主之""支饮亦喘而不能卧，加短气，其脉平也""下利三部脉皆平，按之心下坚者，急下之，宜大承气汤"等，分别指霍乱病、温疟、支饮、实热下利等。除此之外，还有"变"脉，即不同于"常"脉的脉象。最后，六经论治的常变思维观。病有常变，证有常变，其治必有常变。六经病中，治疗八法（汗、吐、下、和、温、清、补、消）俱全，每一法中，皆有主方，如汗法之麻黄汤、吐法之瓜蒂散、下法之承气汤、和法之柴胡汤、温法之四逆汤、清法之白虎汤等。每一经病，其治皆有常法，如太阳治以汗、阳明治以下、少阳治以和等。汗法虽为太阳病之常法，但太阳病分表虚、表实，故常法中又分别有解肌发汗、发汗解表两大汗法。且证有轻重之分，又有三种太阳轻证，以兼夹言之，又有兼热、兼寒、兼虚之别，证变则治亦变，治变则方亦变，这就要求中医的临床思维分析，既要考虑具有纲领性、常识性、稳定性、规律性的常法，又要深思无序性、非规律性的变法。

延伸开去，"常"与"变"不仅与中医学发展息息相关，同样渗透入儒学的发展，在此我们筛选了一部分与气化有关的内容。《荀子》有云："夫道者，体常而尽变，一隅不足以举之。"汉代董仲舒在《春秋繁露》中也提出："天之道，有序而时，有度而节，变而有常。"提倡在常为主导下，掌握变化的规律。至唐代柳宗元提出天地万物都在不停地运动变化，其动因不来自外在力量，而在于"自动自休"。宋代王安石推行新法，主张"尚变者，天道也"。他以变来说明五行关系，又以气作为五行生变的原因。明中叶王廷相提出："天地之间，一气生生，而常，而变。"认为气是物质存在的永恒性和变动性之间的统一。至明末清初时期，王夫之提出常为纲，变为法，法从纲，执常以迎变，要变以知常，然而常和变不是墨守成规，时势有常有变，人要根据时势的变法，因常而常，因变而变。

纵观上文，我们看到在无源之见的气化恒动里，无论是中医学，还是道家、儒学的观点，对于"常"和"变"，都认为应首先掌握"常道"的基本规律和一般原则，在此指导下，再根据客观形势的变化灵活运用"变化之道"，才是应对恒动中常变的正确之法。

二、气化交动和量子宇宙

我们已经了解，一切事物，包括自然界和人体都处在常变的恒动中，那么气化恒动具体是如何运动的呢？这就要说到气化、阴阳、万物因果关系的另一面。我们在上文认识"气"的甲骨文"三"，现在再来看"化"的甲骨文"↓↑"，似二人相背，上下颠倒，一正一反，不正是阴阳变化的道理么？南怀瑾在《易经杂说》中认为："'刚柔相摩，八卦相荡'就是太阳月亮以内的宇宙法则。"他提到的宇宙法则也就是我们说的"气化"，都不可缺少"荡"，这非常有意思，"荡"似秋千，来往摆动，阴和阳若只是放在那里不动，是不会创造万物的，只有阴阳交互激荡，时时交流，不停发生关系、引起变化，才有了宇宙间的万事万物，恰如八卦皆由"爻"组成。孔子在《系传》中有云："六爻之动，三极之道也。"爻者，交也。六爻就是东、南、西、北、上、下六位。六虚之间，一切人事变动，时间空间，皆由气化交动而来。

在量子理论诞生以前，我们认为的阴阳、交动还只是停留在哲学上的设想，只能散发哲学文化范畴里浓郁的主观气息，然而我们惊喜地发现，量子理论虽然处处透露着让人难以置信的古怪：猫怎么可能既是死的，又是活的；纠缠态的光子相距千米是如何瞬间行动；海森堡说一切都是不确定的。它们是如此真实地放在我们眼前，且拥有强大的预测能力和解释能力，这跟我们谈到的气化交动实在是有太多相似之处。

如果说我们缺席了宇宙大爆炸的粒子交动盛况，那么我们一直在尝试模拟它。1994 年大型强子对撞机项目立项。2008 年 9 月 10 日对撞机初次启动进行测试。2010 年参与大型强子对撞机项目的科学家表示：他们可能已经接近"希格斯玻色子"，希格斯玻色子也被称为"上帝粒子"。2015 年 4 月 5 日，经过约两年的停机维护和升级后，欧洲大型强子对撞机重新启动，正式开启第二阶段运行，希望探索发现"希格斯耦合粒子超对称粒子"的存在。2019 年 8 月 1 日，欧洲核子研究中心透露，大型强子对撞机的下一代"继任者"——高亮度大型强子对撞机项目的升级工作正在进行，高亮度大型强子对撞机项目预计于 2026 年正式开始运行。

全世界有 80 多个国家联合起来，建造并实施这个前所未有的庞大实验，物理学家们不断在细节上加深对构成宇宙的基本粒子及其交互作用的了解。这里提到的希格斯机制是以苏格兰爱丁堡的理论家彼得·希格斯的名字命名的，在 1964 年被引入粒子物理学。1979 年谢尔登·格拉肖、阿卜杜斯·萨拉姆和温伯格因将这个概念完全现实化，获得了诺贝尔物理学奖。它的概念非常简单：真空的空间不是空的，这导致了粒子的"之"字形路线，从而产生了质量。什么是"之"字路线？也就是你站在熙熙攘攘的人群中，你试图突破重围向前走去，最后走出了"之"字形路线。我们有理由相信真空的空间充满了希格斯粒子，它们"加班加点"地与宇宙中的任何一个粒子交动作用，宇宙才充满活力，诞生万物。英国布莱恩·考克斯和杰夫·福修合著的《量子宇宙》中提道："在某种意义上，你身体内的每个电子、每个质子和每个中子，都在不断探索着浩瀚的宇宙，只有将所有这些探索的总和相加，我们才能最终得到一个世界，非常幸运的是，在你身体内的原子往往倾向于维持一个合理的稳定结构——至少最近一个世纪以来都是这样。"讲到这里，我们再回头看本节第一段中"刚柔相摩，八卦相荡"这八个字，是否能有更直观的体会？我们虽然不清楚"气"和"希格斯粒子"是否确实存在关联，抑或是"气"是否是比"希格斯粒子"更小的存在，然而宇宙不"空"，"交动生万物"以及"天人相应"的论点确与气化理论有异曲同工之妙。

科学日新月异地跨步向前，可目前还无法探知具体到粒子之间是如何进行相互交流的，特别是还没有利用"电势"这一概念。科学家们在粒子到处跃迁的规则上增加了新的规则，也就是"量子场论"，以冀解决粒子是如何移动和互相作用的问题。这仍是漫漫长路，我们都在期待宇宙永恒之谜的破解。在此之前，我们来梳理一下气化交动的基本形式和调控原则。

首先，气化交动的基本形式是升降出入。《素问·六微旨大论》有云"上下之位，气交之中，人之居也……气交之分，人气从之，万物由之""升降出入，无器不有""无不出入，无不升降"，指出万事万物的运动不是孤立进行的，一切气化都是在不停地进行着升降出入的运动。

所谓升降，是指内环境的升降运动，即里气之间的升降运动。正如《素问·阴阳应象大论》曰："故积阳为天，积阴为地……故清阳为天，浊阴为地；地气上为云，天气下为雨；雨出地气，云出天气。"是指自然界的气机升降运动。《仁斋直指方·诸气方论》又曰："阴阳之所以升降者，气也；血脉之所以流行者，亦气也；营卫之所以运转者，气也；五脏六腑之所以相养相生者，亦此气也。"这指的是人体内的气机升降运动。

所谓出入，从广义来说是指内环境和外环境之间的气交运动。最易理解的例子便是吐故纳新，呼出浊气是出，吸入清气是入；普遍理解的例子是天人相应，《素问·生气通天论》曰："苍天之气清净，则志意治，顺之则阳气固……失之则内闭九窍，外壅肌肉，卫气散解。"这就说明人体的阴阳之气和自然界的阴阳之气出入密切相关。从狭义上来说是气机从内向外，或从外向内运行的方式，包括人体的脏腑、经络、官窍等气机进出运行的轨迹。《素问·阴阳离合论》有云："是故三阳之离合也，太阳为开，阳明为阖，少阳为枢……三阴之离合也，太阴为开，厥阴为阖，少阴为枢。"指的就是通过气机出入，阴阳之气在人体才能分合有序，周而复始。

升降出入作为对立统一的矛盾运动，广泛存在于宇宙和人体之中，一旦停止，那就意味着事物运动以及生命活动的终结。《素问·六微旨大论》曰："出入废则神机化灭，升降息则气立孤危。故非出入，则无以生长壮老已；非升降，则无以生长化收藏。是以升降出入，无器不有……化有大小，期有近远。四者之有，而贵常守，反常则灾害至矣。"

其次，交动调控原则是平衡。如果说气化交动的基本形式是升降出入，那么升降出入的根本则在于阴阳之气的交动作用。《证治准绳·杂病·诸气门》有云："一气之中而有阴阳，寒热升降动静备于其间。"张景岳《类经》又云："上者必降，下者必升，此天运循环之道也。阳必召阴，阴必召阳，此阴阳配合之理也。故高下相召则有升降，有升降则强弱相因而变作矣。"《医原·阴阳互根论》再云："阴阳互根，本是一气，特因升降而为二耳。"皆指出所谓平衡气机，也就是平衡阴阳，阴阳必须保持相对平衡，气化交动才能正常存在。

从大自然来说，寒热、水火、燥湿六气之间存在着较高的自衡能力。《素问·六微旨大论》说："相火之下，水气承之；水位之下，土气承之；土位之下，风气承之；风位之下，金气承之；金位之下，火气承之；君火之下，阴精承之。"大自然的交动平衡是整体的、动态的和发展中的平衡，只有正常交动平衡被打破才会出现异常气化。

从人体而言，以五脏分述：心肺位置在上，上者宜降；肝肾位置在下，下者宜升；脾胃居中，连通上下，是升降转输的枢纽。以六腑总论，

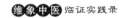

六腑传化物而不藏，以通为用，以降为顺，因其也参与吸收水谷精微和津液的全身代谢作用，故总体是降，降中寓升。而以某一脏腑而言，其本身也是升与降的统一体，如肺的宣发肃降、小肠的分清别浊等。总而言之，在生理状态下，人体内气机体现了升已而降，降已而升，升中有降，降中有升的对立统一的自衡规律，从而保证了机体不断从自然界中摄取人体生命活动所需物质，并通过气化交动，达到维持物质代谢和能量转换的动态平衡，完成机体的新陈代谢。而当气机交动出现异常变化，升降出入失去协调平衡的时候，即"气机失调"。如气机运行受阻引起的"气机不畅"；受阻较甚，阻滞不通引起的"气滞"；气上升太过或下降不及引起的"气逆"；气上升不及或下降太过引起的"气陷"；气外出太过引起的"气脱"；气郁结于内不能外达引起的"气闭"等，则需要我们遵守气机交动平衡的治疗原则，选择能够针对特定病势趋向，或逆其病势，或治之以和等，最终达到平衡的目的，如《素问·气交变大论》提出"高者抑之，下者举之"，以及《素问·阴阳应象大论》提出"其高者，因而越之；其下者，引而竭之；中满者，泻之于内，其有邪者，渍形以为汗；其在皮者，汗而发之；其慓悍者，按而收之；其实者，散而泻之"。

我们对气化交动和自衡、治衡的探讨只是冰山一角，正如同为了探索宇宙奥义，大型强子对撞机已向未知领域进发。我们谨慎地假说和预测的一系列现象，它们有的已经改变了我们的生活方式，有的已经改变了我们的诊疗原则，有的则是已经踏入未知领域，促进了跨学科的合作和研发。在后文"象思维是桥梁和钥匙"一章中，我们还会进一步讲解。

三、点、线、面、维、元、圆的多维交动

欧几里得的《几何原本》在西方是仅次于《圣经》而流传最广的书籍。2000多年来，哥白尼、伽利略、笛卡尔、牛顿等许多伟大的学者都曾学习过《几何原本》，他们不仅惊叹于它的优雅和几何之美，还从中吸取了丰富的营养，从而作出了许多伟大的成就。今天我们从《几何原本》出发，进一步解释气化升降出入交动后的结果。

我们已经了解"气"是构成宇宙万物的至精至微的物质存在,具有物质和功能双重性,"气"的物质性归属为精微营养,"气"的功能性表现为气化和气机。如同《几何原本》中的"点",即最小的存在,不可以再分割成部分。"气"的精微性体现出无数"点"的形态,"气"的功能性表现为无数"点"的交动。从上文中我们已经了解,气化交动之生成、分布、功能等,因之各异,命之有别。其一,自然之气,如阴阳之气、五行之气、四时之气等;其二,人体之气,如元气、宗气、营气、卫气、脏腑之气、经络之气等;其三,病邪之气,如六淫之气、疠气、毒气等;其四,食药之气,如寒、热、温、凉四气等。

《几何原本》提出两"点"之间是"线",是无宽度的长度。维度理论认为由"点"组成的"线"是"一维空间",它只有长度,没有宽度和高度,不能弯曲,只能向两边无限延长。通俗来说,"点"在这个"一维空间",只能向前或者向后移动。同样在人体内部的气化活动中,"气"与"气"之间连成线,"气"在"一维空间"不停运行,无数的"点"连成无数的"线",在无数的"线"上"阴阳二气"形成不同运动的轨迹,它们有的参与脏腑组织器官的构成和正常的生理活动,有的集合形成经络系统,不仅可以联络脏腑形体官窍,沟通表里内外上下,还可以通过升降出入感应和传递人体内各种生命信息。

同理,无数的"线"连成无数的"面"。《几何原本》认为"面"的边缘是"线",只有长度和宽度。如果我们一直生活在平面内,那么欧几里得几何是可行的,但是如果放眼到曲面世界,那么欧几里得几何就难以通行了。在自然的世界中,山脉、海浪、云痕等,它们都不是完美的圆、三角形、矩形,它们有无限多样的弯曲,甚至扭曲,非欧几何应运而生,同时为高维空间打下了理论基础。上文说过,维度理论认为由"线"组成的"面"是"二维空间",可以向长、宽构成的平面延伸扩展。如果"点"是一个人,在这个"二维空间",他只能向长、宽构成的平面移动,也就是"纸片人"。然而人是"维度"生物,在人体内部气化活动中,无法截取一个平面单独存在。正如《几何原本》认为立体之表为"面",如果我们将身体看作一个整体，那么体表也就成了"面"。当然你也可以认为我们的鼻子是有高度的，眼睛是有弧度的，甚至我们的皮肤也是有厚度的，那么我们的体表自然也是"三维"的。但在这里我们就忽略它们独立的"三维"特性，只单纯看作"整体维度"的表面来讨论。重温"从太虚谈气化"一节提到"量子纠缠"的内容，我们引用加拿大马克·麦卡琴《终极理论》中用膨胀理论的解释："光并不是单独的'发射出的光子'，而是由持续的膨胀电子簇所产生的。因此，对这种观点进行进一步研究就能发现，在实验中，表现出神秘的'量子纠缠'的并不是两个光子，而是两束在从同一束膨胀电子簇分离的地方连接在一起的膨胀电子簇。一旦我们考虑到了这种解释，那么对于'纠缠'效应的解释，就应该变成任何改变一束膨胀电子簇的影响，都能够沿着这种持续的电子簇（或者通过两束膨胀电子簇之间看不见的电子簇）影响另一束膨胀电子簇。"这个理论虽然有待证实，然而却是最有可能的解释。我们由此及彼，是否也有理由相信同宗同源的阴阳之气，通过气化交动，可以将自然界的四时、五方、五气、五化等与人体内环境相统一，恰似《素问·六节藏象论》所云"夫自古通天者，生之本，本于阴阳。其气九州九窍，皆通乎天气"，并进一步表现在体表外在现象，例如《素问·平人气象论》所云"春胃微弦曰平""夏胃微钩曰平""长夏胃微软弱曰平""秋胃微毛曰平""冬胃微石曰平"等；更可以将人体内在脏腑的生理功能、病理变化，以及精、气、血、津液、神的相互关系，表现为人体外在现象，从而达到"有诸内，必形诸外""视其外应，以知其内脏"的目的，这就是中医的"藏象学说"，我们将会在下一节"象的本义及延伸"中进一步阐述。

在《几何原本》里"三维立体"有长、宽和高；非欧几何丰富了世界的多元性，空间可以是平的，也可以是弯曲的。通常意义上，人被认为是"三维"生物，我们的"三维"大脑不能将高维直观化，只能看到"三维"的世界。爱因斯坦将时间作为"第四维"，今天的科学家又超越这个概念，将超过长度、宽度和高度的空间维度称为"第四维度"。"四维"是由无数个"三维"组成，由此类推，"三维"以上的维度统称"高维度"。

科学家已经证明，我们宇宙的空间结构的确有延伸的"维"，也有卷缩的"维"，也就是说，我们的宇宙有像水管在水平方向延伸的、大的、容易看到的"维"，也有像水管在横向上的圆圈那样卷缩的"维"。在人体内部的气化活动中，精、气、血、津液、神共同组成有形有名和无形有名的两种"维度"结构。其一，有名有形，如五脏六腑（除三焦外）、奇恒之腑、骨骼关节、血脉、肌肉、筋膜等；其二，有名无形，如卫分、气分、营分、血分、六经等；此外，具有争议的三焦，三焦作为中医学特有的器官名词，在《内经》中明确指出，三焦为六腑之一，与胃、大肠、小肠、胆、膀胱均有"泻而不藏"的特点，其整体功能是"疏通水道、运行水液"，同时又提出部位三焦说，上焦在"胃上口"，中焦"并胃"，下焦"别回肠"，上、中、下三焦有不同的气化状态，上焦如"雾"化状态，中焦如"沤"化状态，下焦如"渎"化状态，上焦参与卫气的生成和宣发，中焦参与营气的生成和输布。另外《内经》还阐述了三焦经的经络走向，以及指出三焦在病理上多出现"胀""水停"等症状。《难经》补充了三焦的生理功能，提出三焦不仅通行水液，还是"元气之别使"，强调三焦是"气道"，更是提出"三焦有名却无形"的观点，为"三焦有形说"与"三焦无形说"之争拉开历史序幕。纵观历史沿革，持有名有形说的医家甚多，宋代陈无择提出"膜说"，即"三焦者，有指膜如手大"；明代虞抟提出"体腔说"，在《医学正传》中曰："三焦者，指腔子而言，包涵乎肠胃之总司也。"明代张景岳也赞同此理，《类经》提出："三焦者曰中渎之腑，是孤之腑，分明确有一腑，盖即脏腑之外，躯体之内，包罗诸脏，一腔之大腑也。"至近现代，三焦实质"百家争鸣"最为激烈，提出各种器官说、系统说（如全身淋巴组织、神经系统、血管系统等）、微观说等。综上所述，无论三焦是否有形，它都是一个"通道"器官，整体三焦强调的是水液的上下运行全赖诸气的升降运动，而诸气又依附于津液而得以升降运行；部位三焦强调的是和各脏腑气化状态的关系，具体来说是将水谷之物腐化成水谷精微，水谷精微中清者通过三焦输往其他脏腑、四肢百骸等，浊者通过三焦分消走泄排出体外。除此之外，自张仲景从"外感"

"内伤"分论三焦，其中《伤寒论》（即外感病），仲景将三焦纳入六经框架，论述三焦传变的病理阶段，三焦又成为病邪传变深浅的辨证依据。自此，这些有形或无形的"维度结构"，在气化点、线、面、维的交动下，各自独立运行，又互相关联、相互制约、相互为用，将人体构成一个有机整体，我们将在"象在人体的表现"一节详细说明它们之间的关系，以及如何通过象来体现这种关联。

"元"的本义是头首，引申为开始、起端、根本、根源、计量单位等。我们已经跟着科学家的冒险之旅一路前行，一维、二维……第十维度、第十一维度，甚至无限维度，数学复杂性猛涨到令人茫然的高度，科学家试图在复杂的背后寻找源头的统一，传统量子理论将费米子和玻色子严格分开，然而诺贝尔奖得主阿伯达斯·萨拉姆提出"超对称形是一个完全统一所有粒子的最终方案"。同样，面对纷繁复杂的气化交动现象，我们依然要回到最初的地方，"气"作为宇宙的本原物质，宇宙运动受气化的催化，气化又是物化的基础，生命产生于气化，这就是前文反复提到的"气一元论"，在此不予赘述。人体无非一气，一气化阴阳，阴阳的对立统一运动是气化的动力，五脏六腑是气化的主体，三焦和经络是气化的场所和通道，玄府是气液进出的门户。面对复杂的病理状态，我们在"气一元论"的指导下，抓住病因病机，运用多元手段，如食药之气、运动方式等，必要时候中西并举，调整、激发、改善患者的气化交动，祛除病邪之气，促进生生之气的运化状态，从而达到治愈疾病的目的。

"圆"作为几何图形，通常用圆规来画，在这里我们应该跳出"二维空间"，将其理解为"圆球"的空间形态，包含极大的多维度、包容性和动力源，地球、月球、太阳乃至整个天体均因其"圆"的形态而运动不止、变化不断。在气化理论中，这个不断旋转的"圆球"，我们既可以理解为"太极球"，也可以理解为"经纬球"，引用象思维在"象的本义及延伸"一节提到的哲学方法论："圆"循环的气化交动贯穿人体的生命活动，"圆"形态便是气化交动的最庞大构件和点、线、面、维、元的集大成者。其一，在气化整体观中的"太极球"。"太极球"源自中华第一图

"太极图"，又称"阴阳鱼太极图"，如果将黑白回互的平面图像作为混沌宇宙的阴阳二气其实并不准确，我们受"圆球"动能的启迪，认为太极图思维模型应该是完整的、阴阳环抱、不断运动的"太极时空球"模型，它结合了阴阳学说、易经八卦、运气学说、子午流注等，体现了阴阳对立统一又互相包含，阴中有阳，阳中有阴，天地大太极，万物小太极，时空共存，大道归一。我们通过这个"太极球"，不仅要看到阴阳；还要看到经过点、线、面、维、元的气化阴阳交动，流经不同脏腑或经络中气的生成过程、循行路线，如肺为气之主，人体通过肺的呼吸运动，把自然界的清气吸入于肺，与脾胃所运化的水谷精气，在肺内结合而积于胸中，最终形成宗气，宗气走息道以行呼吸，贯心脉而行气血，通达内外，周流一身，从而促进了全身之气的生成。另外，还有元气、营气、卫气、脏腑之气、经络之气等，它们是构成各脏腑、经络的最基本物质，也是推动和维持各脏腑经络进行生理活动的物质基础，更是感应和传递脏腑经络、人体表里内外上下各种生命信息的渠道，我们会在"象在人体的表现"一节中详细讲解；除此之外，我们更要看到病邪之气侵入人体内，所及部位及所经路线，根据气化交动的生理循行路线，推测病邪进退路线，在中医诊疗过程中多手段、多维度、多层次辨证论治。其二，在气化区域观中的"经纬球"。经纬度是经度和纬度组成的坐标系统，能够标示球体上任何一个位置。我们已经用点、线、面、维、元将气化交动成集"象数观－形神观－一元观"于一体的"圆球"，这就体现了中医看病的特色，首先是看"病的人"，其次是看"人的病"，作为具有社会属性的性情中人，"自然－生物－心理－社会"构成中医理论体系框架和思维模式。"经纬球"以阴阳为总纲，纬度上部是天，再分发病年份、发病季节、发病时辰、气候特点等；纬度下部是地，再分地域地势、水土环境等；纬度中间部分是人，再分五形体质、九种体质、年龄性别、心理因素、职业性质等。经度则是错综复杂的临床症状、体征特点及相关实验室指标。对经纬交汇靶点的分析，结合气化整体观"太极球"模型，可得出病因溯源、病位锁定、病性辨析、病机分层等，进而推出靶方和靶药，在此过程中勿忘病机善变，当圆机活法，灵活进退。因此根据"经纬球"我们提出"四七分层，环扣连锁"的中医诊疗模式，即辨人定体、辨病定位、辨证定性、据性析机、审机立治、组方用药、善后应变，详细内容将在"象思维在气化太极球诊疗模式中的作用"一节细细道来。

在宇宙尺度上，我们需要继续了解周围越来越大的世界，在中医学上，我们需要通过点、线、面、维、元、圆的气化交动，不断探索背后的哲学——科学，我们不仅希望它的理论能被每一个人广泛地理解，更希望借此完善中医诊疗模式，找到复杂"症候群"和"证候群"之间多维多层次的复杂联系，从而得到治愈疾病的靶方靶药。借用赫胥黎（Thomas H. Huxley）的话："已知的是有限的，未知的是无限的。我们的智力站在一个充满未知的无边际海洋中的一个小岛上。我们每一代要做的事是开拓更多一点土地。"

第三节　象的本义及延伸

根据现代宇宙观，人类作为无足轻重的原生质微粒身居地球，仰望浩瀚无边的天空，俯瞰辽阔无际的地面，我们如此渺小。但是人类生而有灵，我们观察宇宙，探索奥秘，我们使用的观察方法，构建了宇宙气化从点到线，从线到面，从面到维，从维到元，从元到圆的宏观蓝图，我们不得不承认，这是属于观察者的，集"元象""具象"于一体的"象"宇宙。

一、象彰气化

土穴里的蟋蟀，用神奇的褐色触须来感知世界；深海里的海豚，用回声定位来感知世界；我们身边常见的猫、狗，用灵敏的嗅觉和听觉来感知世界……至于人类，在探索地球或是地外领域的时候，最主要依靠的便是我们的视觉。然而视觉看到的是否就是物体本身呢？确切地说，这只是客观物体的"外象"被我们的眼睛捕捉到，并在大脑呈现出的丰富多彩的

3D 视觉体验。那么什么是"象"？许慎《说文解字》有云："长鼻牙，南越大兽，三季（同'年'）一乳，象耳牙四足之形。凡象之属皆从象。"在许慎所处的东汉时代，中原已经很少见到"象"了，于是他说是"南越大兽"，反映了气候原因，中原地带变冷"象"南迁的现象。后来随着人们对事物认识的进一步发展，"象"的内容、结构出现了三层含义："物象""比象""道象"，最终形成超越"主客二元对象化"，体悟"生命气化"的"象思维"，在一定程度上，决定了中国传统文化的核心思想和精神风貌。

第一层是看山是山、看水是水的"物象"，即客观事物展现在外的形象、表象、现象，是具体的物状之象，可通过观察或感知得到。我们在前面已经说过气化诞生宇宙万物，也在"从太虚谈气化"中论述了"道气合一"的观点，在讲"物象"之前，我们有必要先梳理一下"道""形""器"之间的关系。宋代张载《正蒙·太和》有云："太虚无形，气之本体。"《素问·六节藏象论》又云："气合而有形。"故"气"有两种形态，弥散运动的无形有质之态，交动成凝聚而稳定的有形有质态，亦可称为"形"，无形之气凝聚成有质之形，形散质溃又复归于无形之气。古来先哲"形""器"之争不断。《周易·系辞上》有云："形而上者谓之道，形而下者谓之器"，这就说明"气""形""器"三者互相关联，又不尽相同；唐人孔颖达认为："道是无体之名，形是有质之称。凡有从无而生，形由道而立。是先道而后形，是道在形之上，形在道之下。故自形外已上者谓之道也；自形内而下者谓之器也。形虽处道器两畔之际，形在器不在道也。既有形质可为器用，故云形下谓之器也。"他强调了先"道"后"形"，却将"形""器"相互黏合。纵观哲学史长河，"形"的存在很多时候都被"器"所遮蔽。今天我们基于中医理论，从《内经》溯源，来探讨"形""器"之间的关系。"形"在书中最常见的字面意思是外在形体，如《素问·上古天真论》"外不劳形于事"，《素问·阴阳应象大论》"气伤痛，形伤肿""寒暑伤形"等。与此同时，"形"也泛指一切有形的物质，如《素问·阴阳应象大论》"天有精，地有形"，《素问·五运行大论》"天垂象，地成形……地者，所以载生成之形类也"等。这似乎与"器"非常相近，然而先哲的智慧不止于此，《内经》中的"形"以"器"为依托，却又不囿于"器"，如《素问·阴阳应象大论》"阳化气，阴成形"、《灵枢·阴阳二十五人》"先立五形金木水火土，别其五色，异其五形之人，而二十五人具矣"等，天地阴阳、四时五行使实体脏器与自然规律相结合，最终达到"合人形以法四时五行而治"的目的，这是"物象"到"比象"，接近"道象"的过程。了解"气""形""器"三者之间的关系之后，我们再看"物象"，则思路更加清晰："物象"即"器象"，"器"作为生化之宇，它在人心之外，不以人的感觉情感为转移，被人观察和感知而成为"物象"，正如《正蒙·乾称》有云："凡可状，皆有也；凡有，皆象也；凡象，皆气也。"在21世纪，科学正以指数方式爆炸性发展，计算机科学、生物技术、人工智能、纳米技术等使"物象"的范围越来越大，分类越来越细化，然而究其总纲还是分"自然之象"和"人体之象"。"自然之象"在天有天文、气象等；在地有地理、物候等。"人体之象"再分生理之象，如形体毛发、脏腑官窍等；以及病理之象，如症状体征、实验室指标等。具体我们会在下面的"元象与具象"中详细讲解。

第二层是看山不是山、看水不是水的"比象"，即通过取象比类的方式，将拥有相似的外在征象、运动方式等的不同事物贯穿起来，形成其特有的联系和规律。古今哲人积累了丰富的多时间、多空间的"物象"信息，为"物象"到"比象"积累了丰富的经验，正如《周易·系辞下》有云："古者包牺氏之王天下也，仰则观象于天，俯则观法于地，观鸟兽之文，与地之宜，近取诸身，远取诸物，于是始作八卦，以通神明之德，以类万物之情。"《易经》最大的特点就是"象思维"，是"比象"运用集大成者，即通过"易源于象，无象不易，归象为易，以明其意"的"观物取象""立象尽意"的方式，融义理象数为一，描绘了自然界千变万化的奥义情境，由此展示人与自然的协调统一，恰如陆游《读易》所云："无端凿破乾坤秘，祸始羲皇一画时"，我们将在"《周易》易理和象数文化的关系"里详细阐述。

　　"比象"在中医学的发展中发挥着至关重要的作用，古代医者通过大量临床经验的积累，借助"阴阳五行"，运用"比象"方法建立了一个以五脏为中心的整体宏观模型，即"藏象学说"。"藏象学说"在《内经》中已基本形成一个完整的理论体系。以"春季－木－肝"为例：木具有生长、生发、条达、舒畅的特性，春天草木发芽、枝叶舒展、万物以荣，与木的特性有相似的"象"，根据"比象"，故将春天和木相关联；木与五脏中的肝功能相似，肝喜条达、恶抑郁，根据"比象"，故将木和肝相关联，以此类推，具体可见《素问·五运行大论》"东方生风，风生木，木生酸，酸生肝，肝生筋，筋生心。其在天为玄，在人为道，在地为化。化生五味，道生智，玄生神，化生气。神在天为风，在地为木，在体为筋，在气为柔，在脏为肝。其性为暄，其德为和，其用为动，其色为苍，其化为荣，其虫毛，其政为散，其令宣发，其变催拉，其眚为陨，其味为酸，其志为怒。怒伤肝，悲胜怒；风伤肝，燥胜风；酸伤筋，辛胜酸"，《素问·金匮真言论》"东方青色，入通于肝，开窍于目，藏精于肝，其病发惊骇"等，凡此种种，皆为此理。总而言之，"藏象学说"是以五脏为中心的整体观。其一，以五脏为中心的人体自身的整体观，即肝系统（肝－胆－筋－目－爪），心系统（心－小肠－脉－舌－面），脾系统（脾－胃－肉－口－唇），肺系统（肺－大肠－皮－鼻－毛），肾系统（肾－膀胱－骨髓－耳－发），此外，五脏的生理病理与精神情志也密切相关；其二，五脏与五时、五方、五气、五化等自然环境的统一观。详细内容我们将在"象在人体的表现"一节中一一道来。

　　因"比象"建立在"天人合一"的哲学基础上，体现了人与物的互感过程，故而主体在体悟中常常融入情感，由此派生出"比兴"，如《文心雕龙·比兴》曰："观夫'兴'之托谕，婉而成章，称名也小，取类也大。……且何谓为'比'？盖写物以附意，扬言以切事者也。故金锡以喻明德，珪璋以譬诱民，螟蛉以类教诲，蜩螗以写号呼，浣衣以拟心忧，卷席以方志固：凡斯切象，皆'比'义也。至如'麻衣如雪''两骖如舞'，若斯之类，皆'比'类者也。""比兴"如风起云涌，纷繁复杂，虽常使人思而咀之、感而契之，但也易陷入"唯心主义"的困局，无法直达"道象"。

第三层是看山还是山、看水还是水的"道象"，即参悟"圆"形态的气化多维交动后（具体见"点、线、面、维、元、圆的多维交动"），目及之"象"，充满"象"的流动和转化，超越时间、空间的限制，显示宇宙万事万物的本真本然，是"气一元观"返璞归真之态。《素问·五运行大论》有云："是明道也，此天地之阴阳也。夫数之可数者，人中之阴阳也，然所合，数之可得者也。夫阴阳者，数之可十，推之可百，数之可千，推之可万。天地阴阳者，不以数推，以象之谓也。"无论从哲学角度还是从自然角度，只有通过"道象思维"，超越"概念思维"，才能做到与道俱生的"真人"，驾驭于道的"至人"，顺应于道的"圣人"，符合于道的"贤人"。

然而参悟"道象"之难，就像黄帝在《素问·六微旨大论》中的感慨："呜呼远哉！天之道也，如迎浮云，若视深渊，视深渊尚可测，迎浮云莫知其极。"这就必须对"观象者"和"观象过程"有非常高的要求。首先，"观象者"必须具有灵智性和灵感流。灵智性即人所具有的聪明智慧，对事物的感受和理解能力。灵感流，即拥有灵智性后，经过广泛阅历和深入体会后产生圆照之象，它的形成离不开懂、通、悟、化、达、升、立、拼、创、新的过程。其次，观象者在观象过程中需保持虚静淡泊、心无旁骛，如《道德经》云："致虚极，守静笃。万物并作，吾以观复。"《易传》云："无思也，无为也，寂然不动，感而遂通天下之故。"只有如此，才能体会到生命的本源，候之所始，道之所生。最后，要有信、决、恒、耐四心。孔子曰："朝闻道，夕死可矣。"只有拥有愚公移山之志，滴水穿石之心，才能得"道象"之门径。

众所周知，"象思维"虽然从客观"物象"开始，然而到"比象"和"道象"，无不融合主、客观转化的深刻体悟，因此"象思维"的科学性是历来被大家广泛探讨的问题。什么是科学？科学在《辞海》中的定义是："运用范畴、定理、定律等思维形式反映现实世界各种现象的本质和规律的知识体系。……科学来源于社会实践，服务于社会实践。"时间去伪存真，是最好的试金石，中医学的"象思维"经过旷日持久的临床积累，在实践中砥砺前行，最终揭示宇宙万事万物的本质规律。中国著名科学家钱学森先生认为中医是唯象科学，他在致邹伟俊先生的信中说道："我认为真正要建立唯象中医学，还有深入下去的工作，即通过运用中医思维学来以现代语言构筑人体这个开放的复杂巨系统的模型，由此进而讲清人体功能状态的变化运用规律。最后建立用现代科学语言表达的唯象中医学。"直至今天，我们在传承精华的同时，更应秉持学习、继承、质疑、创新的态度，结合现代科学技术，不断更新和完善"象思维"的框架结构，为增进人民健康福祉做出新的贡献。

二、元象与具象

在上一章中，我们已经了解"象思维"的构建过程，从"物象"到"比象"，最后到达"道象"。将"象思维"作为窗口，我们得以窥见不停运动的圆形态的气化多维交动。我们身处大千世界，所能看到的一切东西，远到日月、星辰、流云等，近到手头这本书，书上这页纸，纸上这个字等，"象"无处不在，如平沙万幕，八门五花。我们尝试将其挑选归类，从而进一步精确气化区域观中的"经纬球"，为"象思维在气化太极球诊疗模式中的作用"中靶方靶药的获得提供多维度的坐标信息。

1. 太虚元象

"元"字始见商代甲骨文及商代金文，其古字形似头部突出的侧立的人形，本义即人头，引申为首要的、第一的，也用来表示天地万物的本源，含有根本的意思。我们在"从太虚谈气化"一节曾经提到在天地万物生成之前，已经有了一种混沌未分的精微物质存在，这就是"太虚元象"。它存在于宇宙万物之前，因而没有人能亲眼见过，然而说起"太虚元象"，却是中华民族世代传承的记忆。

我们在孩提时期，就听过"盘古开天地"的神话故事，它首载于《三五历纪》："天地浑沌如鸡子，盘古生在其中。"盘古，作为中国传说中开天辟地的创世之神，他诞生时候天地还没形成，到处是混沌一片，它无边无沿，没有上下左右，不分东西南北，如同一个浑圆的鸡蛋，这跟"太虚元象"高度吻合。我们在启蒙时期，开始背诵《千字文》，开篇第一句"天地玄黄，宇宙洪荒"，翻译过来是天是青黑色的，地是黄色的，宇宙形成于混沌蒙昧的状态中，没有时间和空间的制约。长大以后，我们读《道德经》二十五章："有物混成，先天地生，寂兮寥兮，独立而不改，周行而不殆，可以为天地母。"即有东西混沌而成，先于天地而存在，它无声又空旷，独自生存而永不改变，循环运行而生生不息，可以成为天地的本原。《淮南子》："天地未形，冯冯翼翼，洞洞灟灟，故曰太昭。"即天地没有形成的时候，混沌不分，迷迷茫茫，所以称之为太昭。还有《云笈七签》卷二："《太始经》云：'昔二仪未分之时，号曰洪源。溟涬濛鸿，如鸡子状，名曰混沌。'"更有《西游记》第一回："混沌未分天地乱，茫茫渺渺无人见。"……从华夏文化源流来看，太虚元象是一幅具有气化构成的一切有形无形、有机无机物质关系的时空恒动整体动象，也就是混沌之大象。

2. 万物具象

"具"字本义是器物，衍生有完备、详尽、详细等意思。《道德经》四十二章："道生一，一生二，二生三，三生万物。""太虚元象"中的真元之气通过阴阳二气的多维交动，运变无形而化物，最终形成可观测的"万物具象"，我们从中医学出发，将其分门别类，概括为"自然之象""人体之象"以及它们的比象，三者既有区别，又密切相连。

其一，"自然之象"。有天、地之分，既包括天文气象、季节气候、地理物候，又包括六淫之气、疠气毒气等。其中天文的观测对象是地球大气层外各类天体的性质和天体上发生的各种现象，包括日、月、星、辰等；气象观测对象是地球大气层内发生的各种物理现象，包括风、云、雨、雪、霜、露、虹、晕、闪电、打雷等；季节可分春季、夏季、长夏、秋季、冬季；气候是一个地区大气的多年平均状况，与光照、气温、降水、风力等密切相关；地理观测对象是地球表层各种自然现象和人文现象，包括地势地貌、生活环境等；物候观测对象是自然界的动植物与环境条件的周期变化现象，反映了气候和节令对生物的影响。《素问·五运行大论》有云："形精之动，犹根本之与枝叶也，仰观其象，虽远可知也。"这就说明天、地之象，皆由真元之气化生，如植物的根干与枝叶的关系一样，虽然距离遥远，但是通过"物象"的观察，仍然可以互相联系。

六气即风、寒、暑、湿、燥、火（热）六种不同的气候变化，是万物生、长、化、收、藏和人类赖以生存的必要条件，但在自然界气候异常变化，超过人体的适应能力，抑或是人体的正气不足，抵抗力下降，不能适应气候变化时，六气就成为伤人致病的六淫，正如《素问·阴阳应象大论》有云"风胜则动，热胜则肿，燥胜则干，寒胜则浮，湿胜则濡泻。天有四时五行，以生长收藏，以生寒暑燥湿风"，《素问·五运行大论》又云"其在天为热，在地为火……其性为暑"等。疠气又称毒气、疫毒、疫气、异气、乖戾之气等，是具有强烈致病性和传染性的外感病邪，具有发病急骤、病情危笃，传染性强、易于流行，一气一病、症状相似的特点，正如《瘟疫论》有云"夫瘟疫之为病，非风非寒非暑非湿，乃天地间别有一种异气所感""缓者朝发夕死，重者顷刻而亡"；《松峰说疫》又云"凡有疫之家，不得以衣服、饮食、器皿送于无疫之家，而无疫之家亦不得受有疫之家之衣服、饮食、器皿"等。凡此种种，不胜枚举。

其二，"人体之象"。概括为"生理之象"和"病理之象"。其中"生理之象"又有全身和局部之分，"全身之象"包括神、色、形、态等；"局部之象"除了头面、五官、舌苔、舌质、舌下静脉、口齿、脉象、躯体、四肢、爪甲、二阴、皮肤、排出物等传统观测内容，随着生物病原学、电子显微学、微观生物学、生物信息学等的发展，"局部之象"的观测范围扩大为微生物、寄生虫、细菌、病毒，乃至原子、分子、基因等，正如诺贝尔奖得主戴维·巴尔的摩（David Baltimore）所说："生物学最终将是一门信息科学。"而"病理之象"则包括症状体征、实验室异常指标等。具体内容我们将在"象在人体的表现"一节中详细阐述。

其三，将五行归属后得到的比象。《素问·生气通天论》曰："其生五，其气三。"即阴阳之道，化生出木、火、土、金、水五行，体现为天、地、人三气。当五行学说附着在"自然之象"上，就形成"五运六气"，《素问·天元纪大论》有云："天有五行御五位，以生寒暑燥湿风……夫五运阴阳者，天地之道也，万物之纲纪，变化之父母，生杀之本始，神明之府也，可不通乎。"又云："天以六为节，地以五为制。周天气者，六朞为一备；终地纪者，五岁为一周……五六相合，而七百二十气为一纪，凡三十岁；千四百四十气，凡六十岁，而为一周。"《素问·五运行大论》指出"东方生风，风生木，木生酸""南方生热，热生火，火生苦""中央生湿，湿生土，土生甘""西方生燥，燥生金，金生辛""北方生寒，寒生水，水生咸""五气更立，各有所先"等。"五运"以时间气象为特征，"六气"以垂直气候为特征，通过运、气交叉的"与天地同和"的观察，我们发现更多自然和生命的规律，我们将在"五运六气和象数文化的关系"一节中展开讨论。

《灵枢·阴阳二十五人》有云："天地之间，六合之内，不离于五，人亦应之。"五行学说不仅可以附着于"自然之象"，还可以附着于"人体之象"，隶属"藏象学说"。藏象学说的五行象数不仅把脏腑分属五行，还从功能、信息等方面，用多维视角把人的五官、五体、五液、五神、五脉、五色、五味等也分属五行，共同构成以五脏为中心的整体宏观模型，具体内容我们将在"象在人体的表现"一节中一一道来。

将"五运六气"和"藏象学说"结合，就形成"运气藏象学"，正如《素问·生气通天论》中提到的："夫自古通天者，生之本，本于阴阳。天地之间，六合之内，其气九州、九窍、五脏、十二节，皆通乎天气。""运气藏象学"是基于天、地、人的气化多维交动，强调"藏象"与"天象"的动态通应，也就是脏腑气化与运气气化的多时空多层次通应，它升级了以"四时－五脏－阴阳"为核心的"传统藏象学"，进阶为"六化－五脏－阴阳"为核心的"运气藏象学"，有利于认识玄远太空气化的复杂规律，大大密切了人与自然的关系。

当我们环顾四周，就会看到我们生活在绚丽多彩的物质世界，万物具象通过眼睛，经过大脑处理加工，跟我们的思维密不可分。阿尔伯特·爱因斯坦曾说："纯粹的逻辑思维不能给我们任何关于经验世界的知识，一切关于实在的知识，都是从经验开始又终结于经验的。"身为中医人，我们不仅要"上知天文，下知地理，中知人事"，还要参悟天地阴阳之理，明白五行衰旺之机，即灵活使用"经纬球"和"太极球"，才能抓住病机靶点，掌握疾病传变规律，在临床实践中取得显著成效，最终赋予中医学永恒的生命力。

三、象的特性

象具有客观和主观的双重性，宏观和微观的两面性，有形和无形的对应性，其中最基本的特性有以下几点。

1. 象的恒动性

象以气为本源，而气的运动变化是事物生化的基础和动力。世间万物包括人与自然、人与社会、人体自身都处于运动、变化、发展的状态中，恒动性是象所表达的固有属性。《素问·天元纪大论》曰："太虚寥廓，肇基化元，万物资始，五运终天，布气真灵，揔统坤元，九星悬朗，七曜周旋……幽显既位，寒暑弛张，生生化化，品物咸章。"揭示了宇宙空间中蕴含着生生不息的运动之机，它是万物化生的根源，也是象的"幽显"屏幕，这是以气为本原所构建的恒动时空模型。由此产生的阴阳学说、五行生克制化、五运之气、天干地支理论便成为释象的工具。从而将年、月、日、时与五运、六气、三阴三阳等综合于一体，并结合人与自然、社会的整体性特点，把这些时间、空间、人间等各个维度有机整合，最终形成一个恒动的时空整体。

象的恒动性决定了捕象、释象、比象的难度之高，这就要求我们需掌握气机变化的规律和定律。四季交替、六气交变、子午流注等都属大动态，而人体的生老病死都属恒动运变中的小动态，它们既有规律性又有特异性。如《素问·上古天真论》揭示了人体生命的全周期规律，"女子七岁，肾气盛，齿更发长；二七而天癸至，任脉通，太冲脉盛，月事以时下，故有子；三七，肾气平均，故真牙生而长极；四七，筋骨坚，发长极，身体盛壮；五七，阳明脉衰，面始焦，发始堕；六七，三阳脉衰于上，面皆焦，发始白；七七，任脉虚，太冲脉衰少，天癸竭，地道不通，故形坏而无子也。丈夫八岁，肾气实，发长齿更；二八，肾气盛，天癸至，精气溢泻，阴阳和，故能有子；三八，肾气平均，筋骨劲强，故真牙生而长极；四八，筋骨隆盛，肌肉满壮；五八，肾气衰，发堕齿槁；六八，阳气衰竭于上，面焦，发鬓颁白；七八，肝气衰，筋不能动；八八，天癸竭，精少，肾藏衰，形体皆极，则齿发去。"并且人体气机随昼夜节奏运行不息，既有序又有节，如《灵枢·营卫生会》曰："人受气于谷，谷入于胃，以传与肺，五脏六腑，皆以受气，其清者为营，浊者为卫。营在脉中，卫在脉外，营周不休，五十而复大会，阴阳相贯，如环无端。卫气行于阴二十五度，行于阳二十五度，分为昼夜，故气至阳而起，至阴而止。故曰：日中而阳陇为重阳，夜半而阴陇为重阴。故太阴主内，太阳主外，各行二十五度，分为昼夜。"

　　大自然整体的恒动影响着人体小整体的恒动，亦具规律性。如《素问·脉要精微论》述及人体脉象随四季气候转换而有适应性周期变化："万物之外，六合之内，天地之变，阴阳之应，彼春之暖，为夏之暑，彼秋之忿，为冬之怒，四变之动，脉与之上下，以春应中规，夏应中矩，秋应中衡，冬应中权。"这些生理上恒动和互动既为健康养生提供了物象，又为认识病理提供了比象，更为诊疗显示了道象，形成理法方药的核心理论。

　　2. 象的物质性

　　象具有客观和主观的双重性，是指物质的客观性和主观的能动性，其基础都是物质的。气是形成宇宙世界的本原，是构成人体、维持人体生命活动的精微物质和功能状态。气既是物质的，又是无形而可见的，更具有效应外溢的多样性。大自然的整体之气物质各异，包含着不同成分，如阴气、阳气，木、火、土、金、水五行之气，风、寒、暑、湿、燥、火之六气，再细分之，可以成千上万，海样巨量。如《素问·阴阳离合论》曰：

"数之可十，推之可百；数之可千，推之可万；万之大，不可胜数，然其要一也。"

这些无限可分、不同状态的气或聚合或弥散，构成了千姿百态、繁杂纷呈的世间万物。《素问·气交变化大论》曰："善言气者，必彰于物。"气本一，内分阴阳，阴阳交感而万物化生。老子的《道德经》曰："道生一，一生二，二生三，万物负阴而抱阳，冲气以为和。"《类经附翼》曰："天地之道，以阴阳二气而造化万物；人体之理，以阴阳二气而长养百骸。"说明人体由阴阳二气构成，并由阴阳二气运动变化而产生人体生命之躯。故气化交动所产生的各种效应表现为各种物象。

以气为物质基础的物象，可从气的有形和无形两种状态中相应表现为"看山是山，看水是水"的有形具象和"看山不是山，看水不是水"的无形比象。"无形"是存在的基本形式，是气在自然空间中的弥散状态，飘忽不定，太虚寥廓，透达无隙。气的"有形"是气在聚合状态下形成的固定形质的物体，表现为直观的物象，《素问·六节藏象论》释之曰："气合而有形，因变而正名。"气的"有形"与"无形"可以互相转化，体现出"象"的恒动和常变，其中包括有形之象与无形之象的转换和更新。

"无形"之气的运动变化，促使事物之间密切联系，相互依托，相互为用。气的整体性是通过气化交动而体现的，其中最基本的交动形式是升降出入运动，它能展示一系列有生命和无生命物体的各种外象。自然之间、自然与人之间、人体内部之间，都以气为中介而联系、调整、适应，气是人－自然－社会－万物之间传递信息的载体，气变即有象变，象的内涵与外延的构成是以气为物质基础的，故象离不开物质的特性。

3. 象的系统性

象是气化交动的外在征象，气的气化交动具有整体联系的系统性。点、线、面、维、元、圆的多维交动形成一个立体的太极球整体，呈现出了象的系统特性，这是象思维中"比象"的产生基础。藏象学说、五行学说、运气学说等丰富的"比象"，都以系统性为准则而演绎成象，宇宙大整体中蕴含了若干个大系统。自然界的天地万物之间、人与自然界天地万物之间以及人体之间都存在着广泛联系，整体中有整体，系统中有系统，因而形成象象联系、象象转换、象中有象的辩证关系。这并非杂乱无章地简单堆积和罗列，也不是无序无道的生拉硬拽，而是以气为核心动力调控构建的。人是自然进化的产物，受自然变化、社会变迁、人心感化的影响，人体的各种功能也在不断地适应和改变，由此产生的象也是整体而系统的。

象的系统性特征是解释人体生理、病理的必备条件，人体以五脏为中心，通过阴阳无形的类比，形成肝木、心火、脾土、肺金、肾水五大系统，这五大系统又构成以心之君火为主宰的人体系统。五大系统中各自构成"脏－腑－体－华－官－液－志－色－域"相对独立的支系统，各支系统的所属经络为络属联系，网状交错，又构成了整个人体统一的有机整体，气血津液等营养物质通过网状交错的营卫通道输布人体各组织器官，即《内经》所谓"营卫已通"而神具成人。而这些生命支系统离不开人体整体系统，若强行予以割裂，则会丢失生命神机之象。象的系统性还体现在宏观与微观的统一，宏观之象感之有觉、观之有物，微观之象观之无物、感之无觉，这是一种象的规律之体现，也就是道象的范畴。就人体来说，藏象是通过比象获得，而微观的征象无法取类比象，这就需要借助"元象"原理，从生命起源演变来推测，进而形成了中医学特有的"意象"，以指导辨证论治。

4. 象的复杂性

象的复杂性包含物象的复杂、捕象的复杂、释象的复杂、论象的复杂等多个方面。象的整体性和系统性决定了象的复杂性，尤其中医之象反映的人体生命之道中的特征及其规律，所建立的生气、生生之气的概念，体现了"阴阳自和"的自我组织规律，认为生命是人的本质，健康是人的根本。而这些决定了人的复杂性，广泛接触、大量认识人体生理病理、治疗保健的复杂性，是中医学显著的特点。其中，人与自然界的差异、人与社会的关系、人体气化的生命运动结构、人体病理的影响因素、中药方剂复杂的药性药理、应对疾病的多维度演变等方面，体现了象的复杂和庞大。

　　早期的科学，尚未认识到宇宙和人体的复杂性，缺乏研究复杂性的理论和方法，而传统的中医学运用象思维来研究和认识天、地、人之间的复杂关系，由此形成的哲学观、阴阳八卦、五行六气等系统理论所引导产生各种类型的象，诸如元象、物象、意象、比象、道象、具象等成为现代中医学研究人体之象复杂性的关键。

　　自然、人体、疾病的本质及其规律的客观征象，包括其共同特征、相互关联运动及规律，既具系统性又具恒动性，而不是个别事物或事物的个别特征静态的征象，这又体现了它的复杂性和高难度。并且中医以人为本，人在自然中生存，有着对生存质量的要求，在适应自然变化，维护人类文明进步的过程中，中医学不断满足人体生命健康、疾病防治和提升人类生命质量的需求。在诊疗过程中注重医患结合，以患者为中心，全面考虑患者的生理、心理变化及各类临床体征，通过象思维方法得出客观诊断结果，在诊疗中综合运用多方面的治疗措施与手段，保证治疗的全面性、精准性，避免主观性与机械性。这就要求捕象者要具备较高的象思维方法和能力，且能综合运用，融会贯通，化解复杂性问题，并且要善于释象、用象。要强化象思维方法的训练，提高思维能力和捕象效率，在象思维训练过程中不断提升个人修养，向"大医"目标靠近，建立正确的世界观、人生观、价值观。以认知的公正、客观、自然为前提，在综合能力上达到完善和娴熟。

　　象的复杂性还体现在中医整体观决定的宏观辨证和微观辨证的双轨特征上。象具有客观和主观的双重性。客观之象是具体的、可感知的，主观之象是从物象中抽象出来，按照主体目的重新构建，能反映其共同属性和本质的意象、比象、道象等。在疾病认识上，中医学以"证象"作为多种病症的综合表达方式，建立了"辨证论治"系统，不采用机械、切割还原的实体研究方法，而是依据象符号构建了以"气－阴阳－五行"为基础的虚性思维方式，从而成为超物质实体形态的功能存在学科。故而象成了认识人体生理病理的重要构件，象思维成了中医思维方式的核心。中医的辨证过程是对"象"的识别、归类、分析、整合的过程，这是宏观辨证的特征，它赋予了中医辨证的本质性、动态性、模糊性、主观性和"重道轻器"的特点。而其中的不足之处需要微观辨证来弥补和完善。

宏观辨证与微观辨证是两种象思维时代背景的产物，宏观辨证是以中国传统象思维为背景，微观辨证则是以近代象思维为环境。自西方科技文化传入中国，中国传统文化结构发生了改变，象思维出现了不能概其全域的微观领域，其中对中医"证"的本质研究过程中发现的相关微观实验指标，为中医微观辨证提供了大量素材。从象思维角度分析，应将微观指标纳入微观辨证的象系统。微观指标借助现代科技手段，延伸了传统四诊的捕象范围，是对传统"形而下"之象采集不足的补充，可以弥补传统"形而上"捕象手段的模糊、主观等局限。

微观指标具有客观存在性，属于微观物象，其纳入中医辨证也应构建物象－比象－病证本质的象思维模式。如肺 CT 可以诊断肺部微小结节，是物象－疾病本质的微观辨证过程。如果患者无咳嗽、气喘等肺系病变症状，就应建立微观物象和微观比象、意象，为微观辨证提供辨证证素。微观指标是具有复杂性、微观化和还原属性的物象，它对取象比类方法论手段提出了新的要求，证素辨证与人工智能技术、信息处理技术、大数据等现代科技的结合，为微观辨证提供了破解复杂性物象认知的方法和途径。已有研究认为微观辨证可以通过证素辨证来实现。证素即证的要素，包括脏腑、表里、经络等病位要素以及六淫、痰饮、瘀血等病理证素，根据"表征－证素－证名"建立的以证素为核心的辨证统一体系，通过采集宏观症状征象和微观参数物象，而形成系统证素，分析微观指标与病位、病性之间的关联，成为一个修补性的充象过程，这也是象的复杂性和治象复杂性的体现。

第二章
象的作用

第一节　象在人体的表现

诚如上篇所言，宇宙万物的一切事物皆由气所构成，气化是生命活动的基本形式，人体在气的升降出入各种运动形式中进行着生长壮老已等生命活动，并在气的各种运动变化中表现出各种生理、病理之象。

一、生理之象

《周易·系辞传》曰"天地氤氲，万物化醇，男女媾精，万物化生""乾道成男，坤道成女。乾知大始，坤作成物"，认为人与万物一样，是天地相接、阴阳交合的产物。中医学认为，人受父母之精，怀胎十月，受先天之气而成，一朝分娩，呱呱坠地，与母体分离，意味着一个独立生命的诞生，而生命诞生的第一件事便是用肺呼吸，随即带动全身气的运动，开始进行独立的"气化"运动，促进人的生长发育。正常的呼吸运动，由膈肌带动肺的舒张和收缩，借鼻腔或口腔将自然界的清气吸入体内，再途经喉咙、气管等呼吸道进入肺中，随即排出浊气，吐故纳新，化生精气，使人体与大自然的清阳之气不断地进行交换，维持生命活动。

1. 肺为气之枢

肺的呼吸均匀和调，是气的生成和气机调畅的根本条件，肺的一呼一吸奠定了肺主宣发与肃降的功能特性。在主司全身气机的升降出入，呼出浊气的同时，带动气的向上向外运动，宣发卫气，将蒸腾的精微物质包括卫气和气血津液输布至全身，使皮肤、毛发及各脏腑器官保持润泽，并主司毛孔之开合，调节汗液之排泄，保持相对稳定的体温，防御外邪的侵袭。故《灵枢·决气》云："上焦开发，宣五谷味，熏肤、充身、泽毛，若雾露之溉，是谓气。"肺主宣发，把卫气布散到体表，故曰肺主表；而命门之火蒸化膀胱津液所产生的太阳之气，循膀胱经达于肌表，借助膀胱经上的俞穴以统领各经营卫的运行，亦即"卫出下焦"，以达到温煦、卫外的功能，故又有太阳主表之说。两者互为协动，方能使"卫气和，分肉解利，皮肤调柔，腠理致密"，"正气内存，邪不可干"。

呼吸的顺畅，主要依赖于肺的宣降功能、肾的纳气功能以及宗气行呼吸的作用。《灵枢·口问》曰："口鼻者，气之门户也。"肺通过鼻与天气相通，作为呼吸的第一道门户，鼻可对吸入的气体进行加温、过滤，并且可以通过纤毛阻隔异物的吸入，协同气管的收缩可将未能阻隔的异物和肺的排泄物通过咳嗽、喷嚏等形式排出体外，从而保证娇脏之清净，而肺之精气亦上注于鼻，濡养鼻窍，使鼻嗅觉灵敏、功能正常。故《灵枢·脉度》曰："肺和则鼻能知臭香矣。"《灵枢·邪气脏腑病形》曰："宗气上出于鼻而为嗅。"中医称鼻为明堂，乃面中之王，"奇恒五中，决以明堂"（《素问·疏五过论》），肺朝百脉，通于五脏，开窍于鼻，故明堂能反映全身脏腑功能变化。而鼻窍吸入之气能深邃入里，依赖于肺的肃降和肾的纳气作用，故有"肺为气之主，肾为气之根"之说。

宗气，又名"大气"，是由肺吸入的自然界清气和脾胃运化的水谷精气在肺内结合而成之气，积聚于胸中。其上者，灌注于心肺之脉，温养肺脏自身和喉咙等上呼吸道，以继续维持正常的呼吸运动；另一方面由肺入心，在心肺的共同作用下布散周身，内灌脏腑经脉，外濡肌肤腠理；其下者，蓄于丹田，与先天元气相合，注入气街，下行于足。宗气的物质基础正是消化系统吸收的各种营养物质及呼吸系统吸入氧气。提高血氧饱和度，再通过循环系统为全身的组织器官提供足量的氧气，保证正常的新陈代谢，故宗气足则上下气海充足，使人胸腔舒展，呼吸顺畅，思维敏捷，逻辑清晰，耳聪目明，言语铿锵，嗅觉灵敏，行动矫健，又能为心脏的搏动提供动力，调节心率和心律，使血行流畅，以达五脏六腑、四肢百骸，温暖全身。

"人受气于谷，谷入于胃，以传与肺，五脏六腑，皆以受气。其清者为营，浊者为卫。营在脉中，卫在脉外，营周不休，五十而复大会。"（《灵枢·营卫生会》）水谷精气上输于肺形成宗气，其中一部分精专者进入心脉，形成营气，与津液相合，变化而赤，化生血液，营养机体，故使人面色红润，肌肤毛发光泽有华，肌肉丰满壮实，感觉、运动灵活自如，《素问·五脏生成》云："肝受血而能视，足受血而能步，掌受血而能握，指受血而能摄。"另一部分由肺运输到全身各处、皮肤表面上，为卫气，慓疾滑利，护卫肌表，熏肤充身，司腠理之开合。营行脉内，卫行脉外及分肉之间，二者之间相互制约、相互依存，既能维持正常的体温和机体功能及"昼精而夜寐"，又能使汗出有度，防御外邪侵袭。

"饮入于胃，游溢精气，上输于脾。脾气散精，上归于肺，通调水道，下输膀胱。水精四布，五经并行。"（《素问·经脉别论》）饮水入胃，先由脾运化水液，上输于肺，肺的宣肃将水气运送至全身。同时肝主疏泄，调畅气机，助脾升津于肺；心主血脉，行血以利水运，助肺散布至肌腠、皮毛、四肢、百骸，以保证皮肤、毛发等各脏器的润泽。经代谢后的浊水，一则变为汗液等排出体外，二则经三焦下输于膀胱，而浊中之清者复经肾气的蒸腾上升至心肺而重新参加代谢，浊中之浊者再经肾气之开合送至膀胱而排出体外。故饮食的输入、机体各器官的润泽及小便、汗液等的正常排泄，皆依靠五脏六腑的协调、三焦及经络通道的传输，以共同完成水液代谢，其中肾的气化作用又贯穿始终，并且对脾、肺等脏腑在水液代谢方面的功能起着促进作用。

肺朝百脉藏魄，为相傅之官；心主血脉藏神，为君主之官，总理全身。而气、血、营、卫、津液等的生成和代谢无不依靠肺的治节及其协调各脏腑功能，并通过三焦通道和经络沟通、贯穿人体上下内外，从而形成纵向经度的生理之象，而五脏系统的生克制化又形成了横向维度的生理之象。

肺主气、司呼吸，主宣发肃降、通调水道，朝百脉而主治节。肺五行属金，金性清肃，收敛肃杀，故肺性清肃，以降为顺，其在志为忧、为悲，在声为哭，肺气的充足能使人不至过于悲忧；在窍为鼻，在液为涕，鼻与喉相通联于肺，故肺气和则呼吸利，嗅觉灵敏，声音能彰，肺气输布津液上注于鼻而成涕，以濡养鼻窍，过滤呼吸气体之异物；在体合皮、其华在毛，皮肤、汗腺、毫毛等由卫气和津液的温养和润泽，抵御外邪的侵袭，肺脏功能正常，则皮肤致密、毫毛光泽、能适寒温；膜原亦作为防御系统的一部分，处于表里之间，功似心包，能代脏腑受邪，是淫邪及疫疠之气常伏之所，若肺气虚，卫外功能减弱，邪气入表，则有膜原相阻，防止邪气进一步入于脏腑。肺与大肠通过经脉络属构成表里关系，肺气的肃降，能使大肠正常发挥传导功能，大便调畅，反之又能助于肺的肃降。肺属金，肾属水，金水相生，肺肾的阴液互相滋生，使脏器润泽，功能平和不致亢奋；肺气的肃降又能帮助肾对水液排泄的调节，控制尿量的多少。

2. 心主血脉

心主血脉、藏神。血液在脉中运行，依赖于心的搏动。心脏的正常搏动依赖于心气，心气充沛，才能维持正常的心力、心率和心律，血液方能在脉道内正常运行，周流不息，营养全身，使面色红润光泽，脉象和缓有力等。《灵枢·邪客》曰："心者，五脏六腑之大主也，精神之所舍也。"整个人体生命活动的外在表现，皆由心所主，心主神志功能正常，则人的精神充足、意识清晰、思维活动敏捷，且人体形态、面色、言语、应答、肢体活动姿态自如。心五行属火，在志为喜，"喜则气和志达，营卫通利"；在液为汗，津血同源，汗为津液所化，津血充盈方汗出有源；在体合脉，其华在面，故血管的通利、面色的红润光泽皆有赖于心的调节；在窍为舌，舌为心之苗，舌体的红活荣润，柔软灵活，味觉灵敏，语言流利，有赖于心主血脉和心主神志的生理功能。反之，因舌体无表皮覆盖，又血管丰富，故能从舌质的色泽直接察知气血运行状态。心脏之外，有心包相覆，若邪气犯心，则代心受邪。心火受赖于肺肃降之气，下达小肠，寄以相火，则小肠能腐熟水谷；又与肾水相交，水火既济，使肾水不寒，心火不亢。

3. 肝、脾为气之枢

脾主运化，升举清阳，统摄血液，与胃同居中焦为后天之本，交通上下气机，为气化之枢。食饮皆赖于脾胃之运化，脾气主升，散精于肺，奉心化赤为血，灌溉四旁，营养五脏六腑、四肢百骸、九窍，故脾气健运则气血生化有源，见面色红润，肌肉健硕；水液的运化亦赖于脾之气化，故脾气健运则水液上输于肺，下注于膀胱，使脏腑、肌肤光滑润泽，汗液、尿液排泄有度。脾五行属土，在志为思，在液为涎，出于脾而溢于胃，上行于口，润泽口腔；在体合肌肉、主四肢，故脾气健运，四肢营养充足，活动轻劲有力；在窍为口，其华在唇，脾胃运化水谷精微功能健旺，则口能知五谷味，食欲增进，唇色红润。

肝藏血舍魂，主疏泄。肝气有敛有疏，肝气收敛，血有所藏，则魂有所持，情绪平和；肝气疏泄，全身气机升发，资气血之畅达，濡养筋脉，助脾胃之运化，胆汁之排泌，调节女子之排卵与月经、男子的排精。肝脾的配合，升举清阳之气，使至精至微上达于清窍，而耳聪目明，头脑清醒；胆胃的配合，借助肺的肃降之气，腐熟水谷，传化糟粕，使浊气下行，排出体外。故肝胆脾胃居于中焦，斡旋气机，升清降浊，在整个气化过程中担任着枢纽的角色，保证了全身气机的正常运行。肝五行属木，为魂之处，血之藏，筋之宗，喜条达而恶抑郁，在志为怒，在液为泪，肝开窍于目，泪从目出，濡润眼睛，并能清洁眼目排除异物；在体合筋，其华在爪，"食气入胃，散精于肝，淫气于筋"，肝血充盈，则筋得所养，运动灵活有力，爪甲坚韧明亮，红润光泽。

4. 肾为气之根

肾藏精，为先天之本，内寄命门，寓阴阳水火于其中，主生长、发育和生殖，又纳脾胃水谷之精气而为后天之精，共藏先后天之精。肾精化生肾气，肾气升则推动全身气化，故肾为气化的原动力和原发地，肾气又称元气。肾主水，而命门主温煦，为火之苗，肾水得命门之火温煦，肾气乃得蒸腾，调节体内津液的输布和排泄，维持体内津液代谢平衡，上能醒神、明眸、聪耳、华发，下能生精、暖胞、固冲任、促发育。肾主纳气，与肺之肃降相合，摄纳吸入之清气，使呼吸深沉，气机沉降有根，故曰"肺为气之主，肾为气之根"。肾五行属水，在志为恐，肾气足则处变不惊，临难不恐；在液为唾，乃肾津上承所化；肾精化而为血，精血充盛以养发，则毛发壮而润泽，故肾其华在发；在体为骨，肾主骨生髓，脑为髓之海，"五脏六腑之大主，精神之所舍也"，肾气通于脑，则能神志清明，外能感应天地，内能主导五脏六腑；"齿者，肾之标，骨之本也"，肾气旺盛则齿坚而不脱；肾之窍在耳与二阴，肾精充盈则听觉灵敏，分辨力强，二阴开合有度。肾与膀胱相表里，膀胱的气化依赖于肾的蒸腾气化，肾气充盛，则水道通行，膀胱能自主储尿排尿。膀胱气化正常，水之下源主司其职，则有助于肺气宣肃；太阳膀胱之脉主一身之表，与肺主皮毛相参，能促进卫气护卫肌表，防御外邪入侵。

二、病理之象

人体气机升降出入的运动失常，即气化功能失常，就会产生疾病，而气化失常形成的病理过程也是疾病的发生发展过程，表现出一系列病理之象。疾病发展的早期，人体因累、劳、烦、郁、滞等因素导致气化失常而产生功能性的病理之象；中期因湿、热、痰、浊、瘀、毒等病理产物，进一步破坏正常的气化功能，从量变到质变，继而产生器质性的病变；到疾病的后期，器质性病变涉及多系统、广泛性、风暴式，直至发展成虚、损、衰、竭状态，最终死亡，在整个过程中，气病贯穿始终。

《灵枢·本脏》云："五脏者，所以藏精神血气魂魄者也。"五脏之本脏气化失常，多为气化不及。心之气化不及，则不能化赤生血，血脉行盈不利，血不养心，神失所养则昏聩不明，血不养肝则肝失其藏，血气无依，怒行于上，肾水不得心气温煦而上泛为害。肺之气化不及，精气难以化生，气魄不足而俯仰难安，肾精不得充养，金损及水。肝藏血，化生血气，肝之气化不及，血气虚弱，则气血郁结，遇事优柔；肝之气化不及还表现为肝之疏泄不及，若肝失疏泄，血气内郁，则血气躁动，变生急怒。脾之气化不及则气血化生失源，肾之气化不及则精气难生，肾气不固，遗尿遗精，生长发育迟缓。

五脏气化失常还表现为本脏的气机升降出入失常，这种本脏的气机为"五脏特异气机"。如寒、痰、瘀、饮等病理因素阻滞心脉则可见心气不利，变生胸痹、心悸等症。外邪、痰湿等阻碍肺之气机，则肺气宣发肃降失常，作咳作喘；卫气不能宣散以固表，津液不能输布四旁而皮毛枯槁；水道不利，津液不能润降，小便不行随之可见。情志久郁、善怒或痰瘀互结或肝阴不足等因素均可导致肝之气机升降失常，可见头痛、眩晕、呕逆痞满等。饮食不节、劳倦过度则可损伤脾土而致脾气升降失常，土失健运，而成满成泄；水饮内生，或致水肿。若受热邪、寒湿等外邪所困，肾气遏抑不发，不能上达而济于心，人体气化随之而弱，生理功能减退，阳痿早泄、困顿欲寐即见，在女子则冲任不调，月事不至。本脏气化不及可致本脏特异气机失常，本脏特异气机失常更可为本脏气化不及之因，二者可以单独存在，但更多为相伴而见。

"六腑者，传化物而不藏，故实而不能满"，"六腑者，所以化水谷而行津液者也"，六腑以通为用，其气化失常多表现为本腑气机不畅，升降出入太过或者不及均有表现。如胃气失于和降则生痞满嗳气；胃中燥热，传化太过则会消谷善饥。五脏六腑互为表里，六腑的气化功能基本可以纳入五脏的气化功能之中，其气机异常也多与五脏气机异常相关联，所以人体的气化之象实际是以五脏气化为五个中心而组成的有机整体之象。五脏气化互相联系，互相影响，如本脏腑气化失常，则本脏腑可与其他脏腑气化同时失常。如心之气化不及，生血不足，血不养心的同时，还可出现血不养肝，肝失所藏；脾之气化不及，气血生化乏源，又可影响心之气化。

五脏系统的病理之象表现在脏腑，可为气化太过或不及、脏腑气机升降出入障碍，都可导致机体局部或整体的气化失常，产生种种不同病证。

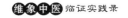

1. 肺脏系统

肺之气化不及，则肺气虚弱，精气难以化生，气魄不足，多见咳喘无力，气少不足以息，痰液清晰，声音低怯，面色淡白，神疲体倦，自汗恶风等。在外影响卫气之宣发，固表功能减退，症见微恶风寒，鼻塞流涕，气短自汗，体虚易感等；在内则影响宗气及全身之气的生成，使人气血运行不畅，心搏减弱，节律不齐，形寒肢冷，反应迟钝，呼吸不畅，胸闷气短，神疲乏力，少气懒言，语言轻微，目视无神，神昏易困，俯仰难安，脉象细弱无力等气虚之象。日久则阳气亏虚，肺失温煦，见咳喘无力，痰白清稀量多如泡沫状，胸闷气短，神疲乏力，畏寒肢冷或面浮肢肿，舌黯淡胖嫩苔白滑，脉迟无力等阳气虚弱、痰湿内停之象。

"中焦亦并于胃口，出上焦之后，此所受气者，泌糟粕，蒸津液，化其精微，上注于肺，乃化而为血，以奉生身"（《灵枢·营卫生会》），故肺之气化不及，亦影响营气及血之生成，营气不足，卫强营弱，多致营卫不和，可出现恶寒发热、鼻梁青黄、无汗或多汗、体虚易感等。亦可致气血亏虚，出现头昏目花、面色萎黄不华、唇甲色淡、毛发干枯、肌肤干燥、肢体麻木、舌质淡、脉象细涩，或精神衰退、健忘、失眠、多梦、烦躁，甚至精神恍惚、惊悸不安，以及谵狂、昏迷等神志失常之象。

肺气虚弱进一步可致肺阴亏虚，可出现干咳少痰、口咽干燥、形体消瘦、午后潮热、五心烦热、盗汗、颧红，甚则痰中带血、声音嘶哑、舌红少津、脉细数等虚热之象，日久则金损及水，肾精不得充养。

肺气虚弱，则外邪易侵。若风寒束肺，则咳嗽痰稀薄色白，鼻塞流清涕，微恶寒发热而无汗，舌苔白而脉浮紧；若寒邪客肺，则咳嗽气喘更愈，痰稀色白，形寒肢冷，脉迟缓；若饮停于肺，则咳嗽痰多，稀薄如水，呈泡沫状。若脾气亏虚、久咳伤肺，痰湿阻滞于肺，症见咳嗽痰多，质黏色白易咳，或气喘痰鸣；若风热侵犯，卫气受病，则身热恶风，口干咽痛，咳嗽痰稠色黄；若热邪内壅于肺，亦咳嗽痰稠色黄，并壮热口渴，气喘息粗，烦躁不安，甚则鼻翼翕动，胸痛咳吐脓血腥臭痰，大便干结，小便短赤，舌红苔黄脉滑数；若感受燥邪，损伤肺卫，则干咳少痰，或痰少而黏不易咳，痰中带血，口唇鼻咽干燥不润，舌红苔黄脉数。

肺与大肠相表里，肺气宣肃不利，常致大肠通降不顺，大便难行；大肠阳气虚衰，不能固摄，多见利下无度，完谷不化，腹痛隐隐，喜温喜按，甚或脱肛，舌淡苔白滑脉象虚弱；若津液不足，不能濡润大肠，则大便干燥秘结，口干咽燥，舌红少津脉细涩；若湿热侵袭大肠，多见肛门灼热，小便短赤，口渴，发热，腹痛，下利赤白黏冻，里急后重，或暴注下泄，色黄而臭，舌红苔黄腻脉滑数。

2. 心脏系统

心之气化不及，则不能化赤生血、血脉行盈不利，血不养心、神失所养则昏聩不明；血不养肝则肝失其藏，血气无依，怒行于上；肾水不得心气温煦而上泛为害。故心脏阳气虚衰，则心悸怔忡，面色㿠白，胸闷气短自汗，动则加剧，或畏寒肢冷，胸中痛，甚则冷汗淋漓，四肢厥冷，呼吸微弱，面色苍白，口唇青紫，神志不清，脉微欲绝；若心脏阴血亏虚而不能濡养，症见心悸怔忡，失眠多梦，眩晕健忘，面色萎黄，口唇色淡，脉象细弱，或五心烦热，潮热盗汗，颧红，舌红少津脉细数；若心火内炽，心神被扰，则心胸烦热，夜难成寐，面赤口渴，溲黄便干，或口舌生疮，或吐血、衄血，或狂躁谵语，或肌肤疮疡，红肿热痛，脉数而有力等；若心火下移小肠，小肠里热炽盛，泌别清浊失职，上则心烦口渴，口舌生疮，下则小便赤涩，尿道灼痛，舌红苔黄脉数。

若瘀阻血脉，心脉痹阻不通，则见心悸怔忡，心胸刺痛，痛引肩背内臂，脉象细而结代；若痰阻心脉，则心悸怔忡，胸中闷痛，身重困倦；若寒凝心脉，则剧痛暴作，得温而减，畏寒肢冷，舌淡苔白脉沉迟；若气滞心脉，则疼痛而胀，情郁易作，舌红苔白脉弦。

若痰浊蒙蔽心窍，则见面色晦暗，脘闷作恶，意识模糊，语言不清，喉中痰鸣，昏不知人，甚或精神抑郁，表情淡漠，神志痴呆，喃喃自语，举止失常，或突然扑地，不省人事，口吐痰涎，喉中痰鸣，两目上视，手足抽搐，如作猪叫，舌苔白腻脉象滑；若痰火扰乱心神，多见发热气粗，面红目赤，心烦失眠，头晕目眩，喉中痰鸣，痰多黄稠，躁狂谵语，甚则

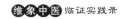

语言错乱，哭笑无常，不避亲疏，狂躁乱动，打人毁物，力逾常人，舌红苔黄腻，脉象滑数。

3. 脾脏系统

脾虚气化不及，运化失健，则气血化生失源，多见纳少腹胀，食后尤甚，面色萎黄，少气懒言，肢体倦怠，大便溏薄，舌淡苔白脉缓弱；若脾气亏虚，升举无力，则更见脘腹重坠作胀，食入益甚，或便意频数，肛门坠重，或久痢不止，甚则脱肛，或小便混浊如泔，或胃、子宫等脏器下垂；若脾气亏虚，不能统摄血液，则兼见便血、尿血、肌衄、齿衄，或妇人月经过多，甚则崩漏等出血之象。

若脾阳虚衰，阴寒内盛，则见纳少腹胀，且腹痛隐隐，喜温喜按，大便溏薄，完谷不化，肢体困重不温，或小便不利，周身浮肿，带下量多质稀，舌淡胖苔白滑，脉象沉迟无力；若脾阴不足，健运失调，多见消瘦乏力，纳呆腹胀，口燥唇干，五心烦热，大便干结，尿黄，舌干红苔少光剥，脉细数而涩。

若寒湿内盛，中阳受困，则脘腹痞闷胀痛，食少便溏，泛恶欲吐，口淡不渴，头身困重，面色晦黄，或肌肤面目发黄，黄色晦暗如烟熏，或肢体浮肿，小便短少，舌淡胖苔白腻，脉象濡缓；若湿热内蕴中焦，则见脘腹痞闷，纳呆呕恶，便溏尿黄，肢体困重，或面目肌肤发黄，色泽鲜明如橘，皮肤发痒，或身热起伏，汗出热不解，舌红苔黄腻，脉濡数。

脾胃共处中焦，互为络属，脾升胃降，相互影响。若胃阴亏虚，则胃脘隐痛，饥不欲食，脘痞不舒，干呕呃逆，口燥咽干，大便干结，舌红少津脉细数；若胃中火热炽盛，传化太过，则胃脘灼痛，吞酸嘈杂，渴喜冷饮，消谷善饥，牙龈肿痛溃烂，齿衄口臭，大便秘结，小便短赤，舌红苔黄，脉滑数；若阴寒凝滞胃腑，则胃脘疼痛，轻则绵绵不已，重则拘急剧痛，遇冷加剧，得温则减，口淡不渴，或神疲乏力，肢凉喜暖，食后痛减，或胃脘水声漉漉，口泛清水，舌淡苔白滑，脉象弦迟；若胃脘饮食停滞，不能腐熟，胃气失于和降，则胃脘胀闷疼痛，嗳气吞酸，呕吐酸腐，吐后痛减，或矢气便溏，泻下腐臭，舌苔厚腻，脉象多滑。

4. 肝脏系统

肝藏血，化生血气，肝之气化不及，血气虚弱，则气血郁结，遇事优柔；肝之疏泄不及，血气内郁，则血气躁动，变生急怒。若肝血亏虚，多见眩晕耳鸣，面白无华，爪甲不荣，夜寐多梦，视力减退、夜不能视，或见肢体麻木，关节拘急，手足震颤，肌肉瞤动，妇人经少色淡，甚则闭经，舌淡苔白，脉弦细；若阴液亏虚，则见头晕耳鸣，两目干涩，面部烘热，两胁灼痛，五心烦热，潮热盗汗，口干咽燥，或手足蠕动，舌红少津脉，弦细数。若肝失疏泄，气机郁滞，多见胸胁少腹胀闷窜痛，情志抑郁易怒善太息，或咽部不适，颈部瘿瘤癥块，妇人乳胀痛经，月经不调，甚则闭经；若邪热内犯或肝郁化火，以致肝经气火上逆，则头晕胀痛，面红目赤口苦口干，急躁易怒，胁肋灼痛，耳鸣如潮，或耳肿流脓，夜难成寐，噩梦纷纭，甚或吐衄，舌红苔黄，脉弦数；若感受寒邪，凝滞肝脉，则少腹牵引睾丸坠胀冷痛，或阴囊收缩引痛，得寒则甚得热则缓，舌苔白滑，脉多沉弦而迟。

肝脏体阴用阳，若阳气不足，温煦无力，疏泄、条达失常，则情志抑郁，胁肋胀闷隐痛，肢体拘急不舒，头晕目眩，面色㿠白，形寒肢冷，舌淡苔白滑，脉象沉迟无力；若肝肾阴虚，肝阳失潜，水不涵木，肝阳偏亢，则见眩晕耳鸣，头目胀痛，面红目赤，急躁易怒，心悸健忘，失眠多梦，腰膝酸软，头重足飘，舌红，脉弦有力或细数。

肝属木，主动，若出现眩晕欲仆、抽搐震颤等动摇之象，则为肝风内动。若肝肾阴亏日久，肝阳失潜，亢逆无制，则见眩晕欲仆，头摇而痛，项强肢颤，语言謇涩，手足麻木，步履不正，甚或猝然昏倒，不省人事，口眼㖞斜，半身不遂，舌强不语，喉中痰鸣，舌红苔白腻，脉象弦而有力；若邪热鸱张，燔灼肝经，则见高热神昏，躁扰如狂，手足抽搐，颈项强直，甚则角弓反张，两目上视，牙关紧闭，舌绛红脉弦数；若阴液耗损，引动肝风，则手足震颤、蠕动，眩晕耳鸣，口干咽燥，形体消瘦，五心烦热，潮热盗汗，两颧潮红，舌红少津，脉弦而细数；若血虚筋脉失养引动肝风，则头晕目眩，手足震颤，肢体麻木，关节拘急，肌肉瞤动，皮

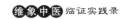

肤瘙痒，爪甲不荣，面白无华，舌淡苔白脉细弱。

肝与胆相表里，肝脏受邪，多及于胆，若感受湿热或脾虚湿盛，郁而化热，多致胁肋胀痛灼热，或生痞块，腹胀厌食，口苦泛恶，小便短赤，大便黏腻不调，或往来寒热，身目俱黄，或外阴湿疹瘙痒，睾丸肿胀热痛，妇人带下黄臭，舌红苔黄腻，脉弦数；若胆失疏泄，痰热内扰，常见惊悸不寐，烦躁不宁，口苦呕恶，胸闷胁胀，头晕耳鸣目眩，苔黄腻，脉弦滑。

5. 肾脏系统

肾之气化不及则精气难生，肾气不固，若禀赋不足，肾精亏损，则发育迟缓，身材矮小，智力动作迟钝，囟门迟闭，骨骼痿软，男子精少不育，女子闭经不孕，性功能减退，成人早衰，发脱齿摇，耳聋耳鸣，健忘恍惚，动作迟缓，足痿无力，精神呆钝，舌淡苔白，脉细尺弱；若肾气亏虚，固摄无权，膀胱开合无度，多见面白神疲，听力减退，腰膝酸软，小便频数清长，或余沥不尽、遗尿，或小便失禁，夜尿频多，男子滑精早泄，女子带下清稀，胎动易滑，舌淡苔白，脉弱；若肾气亏虚，气不归元，多久病咳喘，呼多吸少，气不得续，动则喘息益甚，自汗神疲，声音低怯，腰膝酸软，甚或喘息加剧，冷汗淋漓，肢冷面青，脉浮大无根，或气短息促，面赤心烦，咽干口燥，舌红，脉细数。

若肾脏阳气虚衰，则见腰膝酸软而痛，畏寒肢冷，下肢尤甚，头目眩晕，精神萎靡，面色白或黧黑，男子阳痿，妇人宫寒不孕，或久泄不止，完谷不化，五更泄泻，或全身浮肿，腰下尤甚，按之凹陷不起，甚则腹部胀满，心悸咳喘，舌淡胖苔白，脉弱；若肾脏阴液不足，则腰膝酸软，眩晕耳鸣，失眠多梦，男子阳强易举，遗精，女子经少经闭，或崩漏，形体消瘦，潮热盗汗，五心烦热，咽干颧红，溲黄便干，舌红少津，脉细数。

肾与膀胱相表里，司膀胱之开合，助膀胱之气化，若肾气不足或肾阳虚衰，可使膀胱失约，小便清长，余沥不尽，或遗尿，夜尿频多；若湿热蕴结膀胱，则尿频尿急，尿道灼痛，尿黄赤短少，小腹胀闷，或伴发热腰痛，或伴尿血，或尿有砂石，舌红苔黄腻，脉象滑数。

综上所述，显示人体生理之象和病理之象的机体基础在于人体气机运动变化的气化状态。无论是正常生理状态下的脏腑经络功能及阴、阳、气、血、精、津液的化生代谢，还是因风、寒、暑、湿、燥、火、疫等外邪及情志、饮食、劳倦、瘀血、痰饮等致病因素导致的病理状态，均通过气化环节来实现。气化的正常与否，是产生人体之象的基本原因和特定靶向。中医学的辨证论治，是外象表面和气化本质之间的循证表达。

三、脉理之象

脉理之象，简称脉象。脉象是反映人体阴阳气血、脏腑经络、生理病理，以及邪正对比、疾病预后等多方面的动态征兆，是中医望闻问切四诊中切诊的主要方法，也是对人体捕象的重要途径。

脉诊首载于《内经》，《素问·脉要精微论》云："诊法常以平旦，阴气未动，阳气未散，饮食未进，经脉未盛，络脉调匀，气血未乱，故乃可诊有过之脉。"并提出三部九候诊脉法。而《难经》则多方位阐述了脉诊，详细介绍了寸口诊脉法。汉代张仲景作为临床医学的大师，更从临床运用角度发展了脉诊、脉象，提出了多部位脉诊方法，诸如少阳脉和髎部位，位居耳角根之前，鬓发之后，耳门微前上方；阳明脉之趺阳动脉，位居足背趺阳胃脉；少阴脉，即是足部太溪肾脉；以及颈部的人迎脉，而运用最多最广的则是手腕寸口的太阴肺脉，形成了寸关尺三部和浮中沉九候之三部九候诊脉法。

1. 寸口脉象定位基础

《素问·五脏别论》曰："气口何为五脏主……是以五脏六腑之气味皆出于胃，变见于气口。"《难经·一难》曰："十二经皆有动脉，独取寸口，以决五脏六腑死生吉凶之法。""寸口者，五脏六腑之所始终，故法取于寸口也。"明代施沛《脉微》解释曰："寸口为脉之大会，凡三部九候，气口人迎悉诊于是，脏腑阴阳，各分表里俱有一定之位。"寸口位定三部，是源于天、地、人的三部分类。故《易传·说卦传》曰："立天之道曰阴与阳；立地之道曰柔与刚；立人之道曰仁与义；兼三才而两之，故《易》六画而成卦。"形成了以三定位的客观分析法。《素问·宝命全形论》曰："人生于此，悬命于天，天地合气，命之曰人。"形成天、地、人三分格局。结合到人体，又有三阴三阳手足经脉组合，上、中、下三焦定位，这是古代中医学认识脉象分类的基本依据和常用方法。

脉象根据不同的寸口定位和按取方法呈现相应不同的征象，故又将每一部再分天、地、人三候，从而获取相应脏腑部位的病理征象。故明代张介宾释曰："以天、地、人看上、中、下，谓之三才，以人身看上、中、下，谓之三才。予三部中而各分其三，谓之九候。三而三之，是谓三部九候。"《难经·十八难》按照天、地、人三才所构建的寸口脉诊系统，明确提出了诊脉部位与脏腑部位的对应性，"上部法天，主胸以上至头之有疾也；中部法人，主膈以下至脐之有疾也；下部法地，主脐之以下至足有疾也"，这与三焦五脏定位相一致。王叔和《脉经·两手之脉所主五脏六腑阴阳逆顺》详细论述了寸口脉与脏腑的配位，心、肝、肾分别对应于左手寸、关、尺三部，肺、脾、命门分别对应右手寸、关、尺三部，以此完成寸口三部九候获取藏象的框架构建。

寸口脉脏腑配位理论，也受易象的影响。吴崑《脉语》论脉位法天中指出："盖天之北为坎，南为离，东为巽，西为兑，包乎外者为干，居乎中者为坤，人生与天地相似，左手天之东也，巽位在焉。巽为木，故肝水居乎左关。左关之前为心者，法南之离也。左关之后为肾者，法北之坎也。右手天之西也。兑位在焉。兑为金，金者肺，《易》曰：干为天，为金，是肺为金，而有干象，故居右手，而位乎高。右关为脾者，脾为坤土，奠位乎中，以之而承乎肺下，此天高地下之义，乾坤象也。右手为命门，命门者，火也，以水位而位火，此一阳生于二阴之义，正所以成坎也。问诽与天地相似，圣人安得以是而重法哉。"同时，寸口脉脏腑配位也效法于阴阳配位，根据阴阳同气相求的理论，心、肺在上焦配位于寸部，心为阳中之阳，故对应左手寸部，肺为阳中之阴，对应于右手寸部，肝脾位居中焦而配位关部，肝为阴中之阳，对应于左手关部，脾为阴中之至阴，对应于右手关部，肾与命门在下焦配位于尺部，故两尺候肾，细分之则左尺候肾，右尺候命门。对于尺部与下焦的肾和命门之不对称性，周学海《脉义简摩》解释曰："盖命门为元阳与真精所聚，水火同居，浑一太极也。火之体阴，其在下也，动于右，水之体阳，其在下也，动于左，故《难经》曰为命门。"阴阳配位还体现在脏腑表里相配的属象区别中，明代张太素《太素脉秘诀》根据脉象的浮沉分阴阳，结合脏腑阴阳属性的划分，以两手寸、关、尺三部脉象之浮沉进一步确定病位，如"左手寸口二脉，沉见者心脉也，浮见者小肠脉也"，盖因心与小肠相表里，沉者阴，浮者阳；"左手关上二脉，沉者肝脉，浮者胆脉"，"左手尺上二脉，沉者肾脉也，浮者膀胱脉也"。然而根据阴阳的无限可分性原理，可再分阴阳配属，浮而有根者属脏脉之象，浮而无根者属腑脉之象。

2. 寸口脉象全息效应

《素问·脉要精微论》曰："微妙在脉，不可不察，察之有论，从阴阳始。"晋代王叔和是研究脉象的名家，其在《脉象·序》曰："脉理精微，其体难辨。"清代张福田《脉理宗经》曰："脉者神也，医者意也，医可会意，脉以道神。""神"和"意"均为高级精神思维形式和精神表露活动，具有产生道象的最高愿景，故《素问·经脉别论》曰："气口成寸，以决死生。"之所以寸口脉象的重要，是因为寸口脉象有多方面的形成机理。

一是阴阳脏腑聚焦寸口。《难经·二难》曰："从关至尺是尺内，阴之所至也；从关至鱼际，是寸口内，阳之所治也。"《难经·三难》曰"关之前者，阳之动也"及"关之后者，阴之动也"，此以关为界分别阴阳，既然由阴阳所主，则可以有阴阳盛衰之象，并且《难经》将寸、关、尺三部与三焦所藏内脏对应定位，分别候其五脏六腑变化之象。阴阳的定性又可从脉象来分类，《难经·四难》曰："浮者阳也，滑者阳也，长者阳也；沉者阴也，短者阴也，涩者阴也。所谓一阴一阳者，谓脉来沉而滑也，一阴二阳者，谓脉来沉滑而长也，一阴三阳者，谓脉来浮滑而长，时一沉也；所谓一阳一阴者，谓脉来浮而涩也；一阳二阴者，谓脉来长而沉涩也；一阳三阴者，谓脉来沉涩而短，时一浮也。"这些论述为阴阳八纲辨证提供了依据。

二是四时五行合脉寸口。人体是有机整体，与自然界息息相关，四季气候交替可体现于寸口脉象。这既反映了人体的生理病理，又可指导养生保健。《素问·玉机真脏论》指出："春脉者肝也，东方木也，万物之所以始生也，故其气来，软弱轻虚而滑，端直以长，故曰弦。""夏脉者心也，南方火也，万物之所以盛长也，故其气来盛去衰，故曰钩。""秋脉者肺也，西方金也，万物之所以收成也，故其气来，轻虚以浮，来急去散，故曰浮。""冬脉者肾也，北方水也，万物之所以合脏也，故其气来，沉以搏，故曰营。""脾脉者土也，孤脏以灌四傍者也。"《难经·十五难》对此更有详尽的论述："春脉弦者，肝东方木也，万物始生，未有枝叶，故其脉之来，濡弱而长，故曰弦……其气来实强，是谓太过，病在外；气来虚微，是谓不及，病在内。气来厌厌聂聂，如循榆叶曰平；益实而滑，如循长竿曰病；急而劲益强，如新张弓弦曰死。春脉微弦曰平；弦多胃气少曰病；但弦无胃气曰死。"不仅四时气候与五脏五行的密切关联反映于寸口脉象，五行之间的生克规律也能体现于寸口脉象，《灵枢·邪气脏腑病形》有生克相传的论述："见其色而不得其脉，反得其相胜之脉，则死矣；得具相生之脉，则病已矣。"

三是五运六气交变寸口。五运六气的运动变化及交通转化，亦属整体观的重要内容，寸口脉象应其变而变，随其动而动。《素问·至真要大论》曰："厥阴之至其脉弦，少阴之至其脉钩，太阳之至其脉沉，少阳之至大而浮，阳明之至短而涩，太阳之至大而长。至而甚则病，至而反者病，至而不至者病，未至而至者病，阴阳易者危。"《难经·七难》曰："少阳之至，乍小乍大，乍短乍长，阳明之至，浮大而短，太阳之至，洪大而长，太阴之至，紧大而长，少阴之至，紧细而微，厥阴之至，沉短而敦。"反映出寸口脉象的动态变化随着运势之旺而旺，运势之弱而弱，运势乱则脉象逆的天人相应规律。故《素问·脉要精微论》曰："是故冬至四十五日，阳气微上，阴气微下，夏至四十五日，阴气微上，阳气微下。阴阳有时，与脉为期。""如鱼之游在波；夏日在肤，泛泛乎万物有余；秋日下肤，蛰虫将去；冬日在骨，蛰虫周密，君子居室。"《素问·玉机真脏论》曰："所谓逆四时者，春得肺脉，夏得肾脉，秋得心脉，冬得脾脉，其至皆悬绝沉涩者，命曰逆。四时未有脏形，于春夏而脉沉涩，秋冬而脉浮大，名曰逆四时也。"

四是五脏六腑应象寸口。脉象有常有变，与脏腑生理病理相对应。《素问·宣明五气》曰："五脉应象，肝脉弦，心脉钩，脾脉代，肺脉毛，肾脉石，是谓五脏之脉。"其中有的脉象很难体会，然其在寸口与脏腑定位之规则却显而易见。不但是五脏应五脉，不同脉象类别还对应脏腑的寒热阴阳，《难经·九难》曰："数者腑也，迟者脏也。数则为热，迟则为寒。诸阳为热，诸阴为寒。故以别知脏腑之病也。"《难经·四难》曰："心肺俱浮，何以别之？然，浮而大散者心也，浮而短涩者肺也。肾肝俱沉，何以别之？然，牢而长者肝也，按之濡，举指来实者肾也。脾者中州，故其脉在中。是阴阳之法也。"寸口还能反映脏腑功能之衰竭，《难经·一难》曰："十二经皆有动脉，独取寸口，以决五脏六腑死生吉凶之法。""寸口者，五脏六腑之所始终，故法取于寸口也。"《难经·八难》明确提出，"寸口脉平而死""诸十二经脉者，皆系于生死之原。所谓生气之原者，谓十二经之根本也，谓肾间动气也。此五脏六腑之本，十二经脉之根，呼吸之门，三焦之原，一名守邪之神。故气者，人之根本也，根绝则茎叶枯矣。寸口脉平而死者，生气独绝于内也"。此"生气"即《内经》之"宗气"，积于胸中，通于心脉。心主血脉而藏神，宗气消散，则心不能主血脉，血之不存则神失所藏而逝之，故寸口脉平而死。再者，尚能以脉之节律定生死，《素问·平人气象论》曰："人一呼脉再动，一吸脉亦再动，呼吸定息脉五动，闰以太息，命曰平人。平人者不病也。""人一呼脉一动，一吸脉一动，曰少气。人一呼脉三动，一吸脉三动而躁，尺热曰病温；尺不热脉滑曰病风，脉涩曰痹。人一呼脉四动以上曰死；脉绝不至曰死；乍疏乍数曰死。"《难经·十四难》曰："至之脉，一呼再至曰平，三至曰离经，四至曰夺精，五至曰困，六至曰命绝。"

五是病证疑难定证寸口。脉象能多维度构建病证的证候，反映复杂的病变症状，成为辨证论治的主要依据。《难经·十六难》曰："假令得肝脉，其外证善洁，面青，善怒。""假令得心脉，其外证面赤，口干，喜笑。""假令得脾脉，其外证面黄善噫，善思，善味。""假令得肺脉，其外证面白，善嚏，悲愁不乐，欲哭。""假令得肾脉，其外证面黑，善恐欠。"有是证现是脉，这为脉证相从属常态，《素问·脉要精微论》曰："夫脉者，血之府也，长则气治，短则气病，数则烦心，大则病进，上盛则气高，下盛则气胀，代则气衰，细则气少，涩则心痛。"《难经·十六难》论述了五脏病与五脏脉的印证关系："假令得心脉，其外证面赤，口干，善笑。其内证脐上有动气，按之牢若痛。其病烦心，心痛，掌中热而哕。有是者心也，无是者非也。"若脉证违逆则属变态或危态，这也是一种反佐性脉象。《灵枢·玉版》曰："腹胀，身热，脉大，是一逆也；腹鸣而满，四肢清，泄，其脉大，是二逆也；衄而不止，脉大，是三逆也；咳且溲血脱形，其脉小劲，是四逆也；咳，脱形身热，脉小以疾，是谓五逆也。如是者，不过十五日而死矣。"《素问·玉机真脏论》曰："病热脉静，泄而脉大，脱血而脉实，病在中脉实坚，病在外脉不实坚者，皆难治。"《难经·十七难》论述了脉证相逆的反脉危象："病若闭目不欲见人者，脉当得肝脉强急而长，而反得肺脉浮短而涩者，死也。病若开目而渴，心下牢者，脉当得紧实而数，而反得沉涩而微者，死也。病若吐血，复鼽衄血者，脉当沉细，而反浮大而牢者，死也。病若谵言妄语，身当有热，脉当洪大，而反手足厥逆，脉沉细而微者，死也。病若大腹而泄者，脉当微细而涩，反紧大而滑者，死也。"形成脉证相逆的机理有五行乘侮、阴阳抗拒、虚实相错、回光返照等多种。故张景岳《景岳全书·脉神章》揭示了这一规律："凡内出不足之证，忌见阳脉，如浮洪紧数之类是也。外人有余之病，忌见阴脉，如沉细微弱之类是也。如此之脉，最不易治。凡有余之病，脉宜有力有神，如微涩细弱而不应手者，逆之兆也。凡不足之病，脉宜和缓柔软，若洪大搏击者，亦为逆也。凡暴病脉来浮洪数实者为顺，久病脉来微缓软弱者为顺。若新病而沉微细弱，久病而浮洪数实者，皆为逆也。凡脉证贵乎相合，设若证有余而脉不足，脉有余而证不足，轻者亦必延绵，重者即危亡之兆。"

六是胃气强弱彰显寸口。脾胃为后天之本，人有胃气则生，无胃气则死。寸口脉象能反映胃气之有无，是判断生命强弱的重要征象。脉来从容和缓有根，即为有胃气之脉。《素问·玉机真脏论》曰："脉弱以滑，是有胃气。"《灵枢·终始》曰："谷气来也徐而和。"凡患者饮食有味，进食适度，不厌食废食，与脉来柔和有力，来去节律整齐，有生机勃勃之象的脉象相结合，则是胃气尚存，康复有望。因而良好的饮食状态是脉象正常表达的重要环节。《景岳全书·脉神章》论曰："察之之法，如今日尚和缓，明日更弦急，知邪气之愈进，邪愈进则病愈甚矣；今日甚弦急，明日稍和缓，知胃气之渐至，胃气至则病渐轻矣。即如顷刻之间，初急后缓者，胃气之来也；初缓后急者，胃气之去也。此察邪正进退之法也。至于死生之兆，亦惟以胃气为主。"脉之胃气不但能凸显人体正气之强弱，更能显示人的神气之旺衰，涉及人体生理、病理、康复的全过程，并与四季养生相关联。《素问·平人气象论》阐述了四时有胃气之脉的联系和特点："春胃微弦曰平，弦多胃少曰肝病，但弦无胃曰死，胃而有毛曰秋病，毛甚曰今病。""夏胃微钩曰平，钩多胃少曰心病，但钩无胃曰死，胃而有石曰冬病，石甚曰今病。""秋胃微毛曰平，毛多胃少曰肺病，但毛无胃曰死，毛而有弦曰春病，弦甚曰今病。""冬胃微石曰平，石多胃少曰肾病，但石无胃曰死，石而有钩曰夏病，钩甚曰今病。"反复论述了四时之脉要有胃气，脉"无胃曰死"。

3. 寸口脉象分类命名

寸口脉象的种类名称有 40 余种，常用的也有 20 余种。这些脉象按照象思维方法原理，根据脉象的直观感受、宏观对证和比类取象、曲径应证，以及抽象隐喻、微观定位的差异可分为物象类脉象、比象类脉象、道象类脉象三大类，充分显示探究病因、预测病势、推理症状、鉴别诊断、提出治法、判断预后、指导养生的脉理效应。

（1）物象类

浮脉　脉象：举之有余，按之不足，浮在皮毛，如水浮木。

主病：表证，血虚阳浮。浮紧者伤寒；浮数者风热；浮芤失
血；浮洪者阳浮。

沉脉　脉象：重手按至筋骨才应指，如石投水，必极其底，按之有
余，举之不足。

主病：沉为阴脉，主病在里。沉滑者主痰饮积滞，沉迟者肾阳
不足。

迟脉　脉象：脉来迟缓，三至一息。

主病：阳虚寒凝，痰饮痛证、癥瘕、积聚。

长脉　脉象：长脉迢迢，首尾俱端，不大不小，直上直下，如循长竿。

主病：如揭长竿末梢，为平；如引绳，如循长竿，为病。长主
有余，气逆火盛。

短脉　脉象：短脉涩小，首尾俱缩，中间突起，应指而回，不能满部。

主病：短主不及，为气虚；主气寒难通，痰滞食积。

数脉　脉象：数脉属阳，象为太过，一息六至，往来越度。

主病：主腑病热病，遗浊淋癃，疮毒酿脓。

迟脉　脉象：迟脉属阴，象为不及，去来迟慢，一息三至。

主病：迟脉主脏主寒，主痰饮痼疾，癥瘕疝气。

（2）比象类

虚脉　脉象：虚合四形，浮大迟软，及手寻按，几不可见，隐指豁豁
然空。

主病：主血脉心悸，自汗气怯，腰膝痿痹。

实脉　脉象：实脉有力，浮沉皆得，长大而坚，应指愊愊，三候皆然。

主病：阳火郁结，食积便闭，咽痛气满。

缓脉　脉象：一息四至，往来和匀，如丝在经，不卷其轴，微风轻飐
初春杨柳。

主病：缓为胃气不主于病。若缓浮者主太阳中风，沉缓者主寒
湿内盛，缓细者湿痹，缓弱者主气虚。

紧脉　脉象：紧脉有力，左右弹指，如转索无常，数如切绳，如纫
　　　　　　箄线。

　　　　主病：紧脉主寒主痛，主咳喘痰阻，奔豚疝疼。

弦脉　脉象：弦如琴弦，端直以长，从中直过，挺然指下。

　　　　主病：弦为肝风，主痛，主疟，主中暍，主痰饮，主胸痹。

洪脉　脉象：指下极大，来盛去衰，状如洪水，滔滔满指。

　　　　主病：洪为盛满，气壅火亢，阳明热盛，温病气分证，消渴。

细脉　脉象：细直而软，若丝线之应指，累累萦萦。

　　　　主病：细主气虚，诸虚劳损，伤精泄汗，下焦湿证。

微脉　脉象：极细而软，若有若无，按之欲绝。

　　　　主病：微脉模糊，气血大衰，劳极诸虚，血证欲脱。

弱脉　脉象：脉体细小，按之应指，举之则无。

　　　　主病：弱为阳陷，真气衰弱，心悸怔忡，自汗短气，肢体
　　　　　　痿弱。

濡脉　脉象：濡脉极轻而浮细，如帛在水中，举之乃见，按之即无。

　　　　主病：主阴血不足，髓绝精伤；又主脾虚湿浸，阳虚自汗。

牢脉　脉象：实大而长，似沉似伏，浮中二候，了不可得。

　　　　主病：牢主病邪有余，阴寒痞癖，疝癞癥瘕，奔豚病证。

（3）道象类

动脉　脉象：动无头尾，其动如豆，厥厥动摇，见于关上。

　　　　主病：动脉主痛主惊，泄痢拘挛，男失精女血崩。

芤脉　脉象：浮大中空，按之中空，状如葱管。

　　　　主病：主失血，便血，呕血，血崩，失精。

革脉　脉象：弦而芤，如按鼓皮，浮取即得。

　　　　主病：革主表寒，主中虚，亡血失精，妇女半产崩漏。

伏脉　脉象：重按着骨应手，浮中取不应，脉行筋下。

　　　　主病：霍乱吐泻失津，绞痛宿食，痰饮积聚，内寒凝结。

涩脉　脉象：细而迟，往来难，短且散，如刀刮竹，如雨湿沙。

　　　　主病：涩为血少而瘀，亦主津伤，心悸血痹，跌打损伤，闭经。

滑脉　脉象：往来流利，如盘走珠，替替然如珠之应指。

　　　　主病：滑脉为阳，主痰涎、伤食、咳嗽、妇人有胎。

散脉　脉象：大而散，浮取应指，沉取不应，涣散不收，至数不齐，如杨花散漫之象。

　　　　主病：心阳不足怔忡，自汗，痰饮，水肿，气虚欲脱。

结脉　脉象：脉来迟缓，时一止复至，徐行而怠。

　　　　主病：结属阴寒，亦为凝积，主寒痰胸痹，心悸怔忡，胸阳不振，气血不足。

代脉　脉象：代为禅代，只有定数，动而中止，不能自还，因而复动。

　　　　主病：代主脉衰，为重之候。宗气衰弱，痰浊中阻，心悸怔忡，水肿尿少，腹胀纳差。

促脉　脉象：促为急促，数时一止，来去数时一止复来。

　　　　主病：促因火亢，亦因阴虚，主三焦火热内盛，气血痰饮食郁积，毒疽内侵，热毒入营，神志发狂，咳喘气逆。

第二节　象思维在气化太极球诊疗模式中的作用

一、象思维和气化太极球的关系

通过象思维的内涵以及象在人体的表现，并结合多年的临床经验，王晖老师将六经辨证、八纲辨证、脏腑辨证、三焦辨证、营卫气血辨证等各种辨证方法合而为一、化繁为简，提出了"气化太极球"中医诊疗模式，其中融合了"病机分层""五行体质""中药法象"及"靶方靶药"等理论，对中医诊疗的各个关键点有了清晰的认识，并用"经纬球"和"太极球"的模型来建象，从象思维角度出发阐述其理、法、方、药，从而形成一套行之有效的方法论，有助于提高辨证论治的精准性和规律性。

1. 经纬球

前面说过，"经纬球"模型运用经度和纬度的坐标原理，将集"象数观－形神观－元气观"于一体的"坐标圆球"，对应于中医诊疗"自然－生物－心理－社会"四维模式，是将中医整体观念、天人合一的理念实际运用到中医诊疗的体现。

"经纬球"模型中纬度的上部是天，包括发病年份、发病季节、发病时辰、气候特点等，在此定位中我们常用到的是五运六气理论，是以自然界各季节气候变化的正常节律及反常的气候变化给人类带来疾病灾难的规律。运气学说主要以天干纪运推算值年的岁运、主运和客运，以地支纪气认为每年的六气分为主气、客气以及客主加临的三种情况，并在主气的常序上结合客气来分析其气候变化对人体的影响，由此表现出亢害承制的生理、病理现象，为靶方靶药提供坐标靶点；其次对于时间特点不明显的疾病，在遣方用药时也需充分考虑到季节因素，应遵循春生、夏长、秋收、冬藏的春夏养阳、秋冬养阴等原则。如春季升发，宜多疏肝；夏季暑热，宜需清暑；长夏多湿，宜佐祛湿；秋季多燥，宜予辛润；冬季寒冷，宜多温补。

纬度的下部是地，包含地域、地势、水土环境等。我国幅员辽阔，位于亚欧大陆板块，大部分在温带，地形西高东低，呈阶梯状分布，山地、高原面积广大，占全国总面积的三分之二，地质形式丰富多变，不同的地域，具有不同的地势及水土环境。《素问·异法方宜论》云："东方之域，天地之所始生也，鱼盐之地，海滨傍水，其民食鱼而嗜咸，皆安其处，美其食，鱼者使人热中，盐者胜血，故其民皆黑色疏理，其病皆为痈疡，其治宜砭石，故砭石者，亦从东方来。西方者，金玉之域，沙石之处，天地之所收引也，其民陵居而多风，水土刚强，其民不衣而褐荐，其民华食而脂肥，故邪不能伤其形体，其病生于内，其治宜毒药，故毒药者，亦从西方来。北方者，天地所闭藏之域也，其地高陵居，风寒冰冽，其民乐野处而乳食，脏寒生满病，其治宜灸㷶，故灸㷶者，亦从北方来。南方者，天地所长养，阳之所盛处也，其地下，水土弱，雾露之所聚也，其民嗜酸而食胕，故其民皆致理而赤色，其病挛痹，其治宜微针，故九针者，亦从南方来。中央者，其地平以湿，天地所以生万物也众，其民食杂而不劳，故其病多痿厥寒热，其治宜导引按跷，故导引按跷者，亦从中央出也。"说明不同的地理环境，营造了当地人们不同的生活习惯、饮食结构，进而形成了有地域特色的体质类型和疾病特点，其适宜的治疗方法也各异。《素问·五常政大论》云："是以地有高下，气有温凉，高者气寒，下者气热，故适寒凉者胀之，温热者疮，下之则胀已，汗之则疮已。"《瘟疫论》云："西北高原之地，风高气燥，湿证希有；南方卑湿之地，更遇久雨淋漓，时有感湿者。"可见地域之不同，所患之病各异。而《吕氏春秋》载："轻水所，多秃与瘿人。重水所，多尰与躄人。甘水所，多好与美人。辛水所，多疽与痤人。苦水所，多尪与伛人。"古人虽不知水质成分，但早已了解水土之致病规律。

在治疗上，应当吸取古人的经验，需充分考虑到患者所处的自然地理环境，及不断变化的生态环境，辨证论治灵活思变，吸取南北方各地的临床辨证施治经验但不拘泥于此。临床所见各异，但需抓住其相对不变的"象"，则能抓住"异病同治"和"同病异治"的精髓，抓住纬度下部的坐标，进而推出相应的靶方靶药，提高临床治疗的准确性。

纬度的中部是人，包括五行分类体质、年龄性别、心理因素、职业性质等。中医治病，首先是看"病的人"，其次是看"人的病"，作为群居生活的人具有社会属性，家庭背景、社会地位、人际关系等皆可影响人的七情六欲，进而影响人的身心健康，治疗过程中亦需考虑到此类影响，进一步找出其致病因素，通过劝导、建议、心理疏导等方法让患者认识到某种心态或者生活习惯对健康的影响，从而改变之，从源头切断致病因素。

而人体错综复杂的临床症状、体征特点以及相关实验指标则是"经纬球"的经度坐标，与上、中、下各纬度相交，则汇聚成定位相对准确的坐标，以此为靶点，找到相对精准的靶方、靶药，以期达到最佳的临床疗效。

2. 太极球

在"经纬球"的大定位下，还需对纬度中部的人进一步定位其证候，充分利用各种辨证方法，在象思维的气化整体观指导下，分析其人的病位、病性等，从而找到气化太极球模型的坐标定位。

以《伤寒论》为主的传统辨证方法讲究"观其脉证，知犯何逆，随证治之"，更注重当下证候状态，以快刀直入之法解决主要矛盾。而"太极球"模型更注重人体气化过程的全息状态，即以当下状态为轴，兼顾其体质、病因、兼症、预后等三维立体定位，强调气化的整体观。太极球的定位则以象思维为指导，以过去与当下所表现出来的症状、证候等具象为参照，依据人体生理、病理、脉理之象的气化原理及病机分层、五行体质的判定模式，从而确定在太极球模型中的坐标。在临床运用中，气化太极球主要以病机分层为主线，遵循"牢牢把握基本病机，动态掌握阶段病机，精心梳理兼夹病机，细心挖掘潜伏病机，果断处理即时病机"的原则，将人体气化状态以病机的形式进行三维定位，从而做到辨人定体、辨病定位、辨证定性、据性析机、审机立治、组方用药、善后应变。

如图 1 所示，太极气化经纬球是由伏羲八卦图立体化而成，中心的第一个小球为中运人体，细分亦可分为内、中、外三层，而在中运之外所包围的则是天地，积阳为天，积阴为地，两球或因年龄变化，或因四时转变，皆在不停地旋转，对中运人体产生着千变万化的影响，从而显现出各种病理之象，我们将其总结为五类病机。这五类病机中基本病机对应着中运人体的内层，潜伏病机、阶段病机、兼夹病机则对应着中层，即时病机则对应着外层。

王师所提出的以气化太极球这种象思维为基础的诊疗模式，有利于临床辨证中重视天地万物对人体的影响，重视经典对临床的指导作用，从而更精准地得出治疗方案，而非简单的一方一药。这种中医诊疗的思维模式尚未形成完善的体系，各中理论节点还有待后人在实践中进一步完善，但期能对中医现代化进程尽一份绵薄之力。

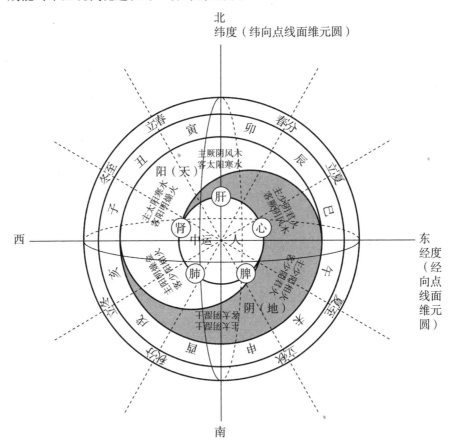

图1　太极气化经纬球示意图

二、象思维和病机分层的关系

病机是疾病发生、发展、转归动态变化的病理状态。根据疾病发展的连续性、动态性以及矛盾的主次原则，在病机类证基础上可将病机进一步划分为基本病机、阶段病机、兼夹病机、即时病机、潜伏病机等五大类，并在辨证论治中须强调"牢牢把握基本病机，动态掌握阶段病机，精心梳理兼夹病机，细心挖掘潜伏病机，果断处理即时病机"的原则。象思维有助于病机分层框架的构建。

1. 象思维有多种象分类

中医临床思维的特征是四诊八纲征象的收集和辨证论治的展开，而象思维是其典型代表，其植根于中国传统文化，始载于《黄帝内经》，其中以象取名的篇章就有 27 处，故而成了中医象思维肇始经典。它所体现的是中医学注重外在表观（捕象）、推演联系（辨证）、天地相应（整体观念）的学术特点和因象见素、化素为候、以候辨证、审证求因的思维模式，通过观物取象、取象比类、立象尽意、天地应象等方法建立系统的人体生理病理征象模式。

人体之象，根据其成象特征和方法不同，可以分为两大类，一类是指直观可知的客观表象，如人体外貌、形体、气色、舌象等；另一类是指客观表象中运用抽象思维，能反映共同属性和本质规律的意象，如阴阳学说、五行学说、藏象学说、运气学说等各类生理病理征象。在此基础上，根据建象属性的差异和运用对象的不同又能分为六小种类，这六小种类之象则是以多种类象符号为工具，通过归纳、演绎、推想、象征等多种方法，凸显各自特点的征象区分。

（1）"看山无山，看水无水"的元象

"元"的本义是头首，引申为开始、起端、根本等，表示天地人之本源，人命起源于宇宙混沌未分的"太虚元象"之中。《道德经》二十五章："有物混成，先天地生。寂兮寥兮，独立而不改，周行而不殆，可以为天地母。"《淮南子》："天地未形，冯冯翼翼，洞洞灟灟，故曰太昭。"《云笈七签·卷二》："《太始经》云：昔二仪未分之时，号曰洪源。溟涬蒙鸿，如鸡子状，名曰混沌。"由此说明太虚元象是一幅由气化构成的一切有形无形、有机无机物质之间关系的时空恒动整体动象，具有源头性、朦胧性、隐匿性等特点。引申到人体则揭示的是人体生命和疾病的起源，以及微观辨证中的微观指标如生理、生化、病理和免疫、微生物等客观征象。

（2）"看山是山，看水是水"的物象

物象是最基本的象信息和象符号，是从可观、可知、可感的事物中直接提取而成象的，并总结了象与象之间联系的方法。《周易·系辞上传》

曰："圣人有以见天下之赜，而拟诸其形容，象其物宜，是故谓之象。"《素问·五常政大论》曰："气始而生化，气散而有形，气布而蕃育，气终而象变，说明象由气生。"是气可察于人的反应，并随着气的运动变化而呈现各种物象，因而易被人们所接受。正如《正蒙·乾称》曰："凡可状者，皆有也；凡有，皆象也；凡象，皆气也。"物象是自然之象和人体之象的总和，自然之象有天文气象、地理物候等；人体之象有生理之象、病理之象、脉理之象等。故物象具有直观性、广谱性、"形""器"性等特点。

（3）"看山非山，看水非水"的比象

比象既是一种方法和过程，又指象产生的一种类别。《易经》的象思维以比象为核心，通过"易源于象，无象无易，归象为易，以明其意"的方式，着眼于两类事物或现象之间的功能与关系的相似，再上升到两者概念相似的层面，即认知科学中的概念隐喻层面。中医学的比象，借助"阴阳五行"之中介类比，建立了一个以五脏为中心的藏象学说，在《内经》中基本形成了一个完整的理论体系。比如五脏之一的"心"，通过阴阳－五行之象，将"心"象集成为"心为阳，五行属火，其色赤，五方为南方，四时为夏，日中时的系列比象。以此形成人体整体观的五脏系统，即肝系统（肝－胆－筋－目－爪）、心系统（心－小肠－脉－舌－面）、脾系统（脾－胃－肉－口－唇）、肺系统（肺－大肠－皮－鼻－毛）、肾系统（肾－膀胱－骨髓－耳－发），具有类比性、揣内性、意念性的特点。

（4）"看山还是山，看水还是水"的道象

道是规律和本质，事物具有气化交变、恒动不停的特性，道通过气的升降出入这一基本形式而实现。其所显示的征象，体现了流动和转化的动态规律，超越时间、空间的限制，是气一元观返璞归真之态。《素问·五运行大论》曰："是明道也，此天地之阴阳也。夫数之可数者，人中之阴阳也，然所合，数之可得者也。……天地阴阳者，不以数推，以象之谓也。"道象是通过概念、判断、推理等认知事物本质和规律来实现的，具有逻辑思维和形象思维的特征。在临床诊疗中，医者对患者的各类病情资料进行综合分析和推理，抓住反映疾病本质的主要症状，才能确定证的名称，体现病性病位病势。道象还能综合显示阴阳消长转化、五行相生相克的内在根源，五行之间气机联动的复杂关系，具有整体性、规律性、本源性的特点。

（5）"看山有水，看水有山"的具象

"具"字本义是器物，衍生为完备、详尽、详细之意，"太虚元象"中的真元之气通过阴阳二气的多维交动，运变无形而化物，最终形成可观测的"万物具象"，完成客观事物到主观意象的抽象概括全过程。运用于中医，包含"自然之象"，诸如天文气象、季节气候、地理物候、六淫之气、疠气毒气等；"人体之象"可概括为"生理之象"，如神、色、形、态、躯体、四肢、排泄物、舌苔舌质、脉象等，及"病理之象"，包括脏腑经络病态下的症状体征、实验室异常检验指标等；五行比象，即阴阳之道，化生出木、火、土、金、水五行，体现为天、地、人三气，形成以时间气象为特征的"五运"，以垂直气候为特征的"六气"，并演绎成"藏象学说"，从多功能、多信息、多视角把人的五脏、五官、五体、五液、五神、五脉、五色、五味分属于五行，构成巨幅的象素。具有广泛性、多元性、立体性的特点。

（6）"看山似山，看水似水"的维象

此为既繁杂又有序的意象，综合了上述"元象""物象""比象""道象""具象"五象。维是物理概念，是由线、面、方向等要素构成的空间。其所表现的征象具有时间、方位、主次的定格功能，建象方式是"两球"思路：一是整合点、线、面、维、元、圆多维气化交动的"太极球"模型，有阴阳鱼太极图平面图像转换成完整一体的阴阳环抱、恒动常变的圆球形，内涵阴阳学说、易经八卦、运气学说、子午流注等理义；二是展示区域时空万象的经纬球，运用经度和纬度的坐标原理聚焦要素维象而形成融"象数观－形神观－元气观"为一体的"坐标圆球"，对应于中医诊疗"自然－生物－心理－社会"四维模式。纬度上部是天，包括发病年份、季节、时辰、气候特点等；纬度下部是地，包含地域、地势、水土环境

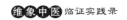

等；纬度中间是人，包括五行分类体质、年龄性别、心理因素、职业性质等。经度则是错综复杂的临床症状、体征特点以及相关实验室检查指标。对经纬交汇点的分析，结合气化整体观"太极球"模型，可以展开病因溯源、病位判定、病性辨析、病机分层、病证诊断，体现维象的时空性、整体性和多维性特点。

2. 病机分层与六象相应

病机，是指疾病发生、发展、变化和转归的机理，涉及发病因素、阴阳失衡、虚实变化、邪正交争、气血逆乱、脏腑失调、经络不畅等多个方面。因人体疾病往往存在一体多病、一病多证、一证多候的复杂性、疑难性，病机分层则有助于驭繁就简、抓住本质。病机分层的核心是将繁多的病理之象按照病机内容归类整理成病机类证，这是象思维的客观表象捕象和主观意象建象的过程。然后再将病机类证按照象组学的各象类相应确定为基本病机、阶段病机、兼夹病机、即时病机、潜伏病机 5 类。

根据病机理论将不同疾病但病机类似的"证"归为一类，称其为"病机类证"，这是中医特有的治病方法。所谓的"类"，即很多相似现象的综合；"证"，即病情的某一方面。"类证"，即很多相似病证的综合，引申为一类相似性很大的病证的概称。此处"证"的概念统领病、证、症、方、药、体的各个方面，是个广义的名词，因此，类证亦属广义范畴，无论《金匮要略》中以痉湿暍病、百合狐惑阴阳毒病、疟病、中风历节病、血痹虚劳病等以病归类的方法，还是《伤寒论》中桂枝汤类方、麻黄汤类方、白虎汤类方、大承气汤类方、小柴胡汤类方等以方归类的方法，还是黄芪体质、当归体质、大黄体质、桂枝体质、柴胡体质等以体归类的方法，皆不出于类证范畴。类证概念的提出，为中医"异病同治"的方法提供了依据，因此，通过对相同类证进行归类，对找出疾病本质并应用于临床将大有裨益。

病机类证是将不同疾病但类似病机的"证"归纳为一类。所谓"类"是多面性相似现象的综合，"证"即疾病过程中某一病情阶段的性状，是病机的综合反映。前者为象思维中的表象，后者为意象。"类证"即许多相似病证的综合，病机类证的形成过程属于六小种类象的"比象"思维，具有很强的方法论要求，经过逻辑推论、触类旁通、联想引用等系列方法，归纳为具有相同特征或属性以及联系密切的类别，是反映疾病根本矛盾的本质性联系过程，对临床很有指导意义。

基本病机是人体应对发病因子所产生的基本病理反应，体现病证发生发展的基本特征和规律，贯穿疾病的全过程，是"证"的核心内容，属于疾病动态过程的主要矛盾，影响着疾病的发展和转归。认定基本病机，是表象症状向具有意象特征的"证"的辨证过程，是按照建象主体的目的构建的道象。道象作为一种能动的理性征象，更能反映疾病的本质和规律及其运动变化，属于象思维的高级阶段即理性认识阶段，体现了基本病机的重要性和主导性。

阶段病机是疾病的基本病机在某一病程阶段，由于年龄原因、病程时长、饮食起居、情绪变化等因素，标本缓急发生改变，主要矛盾发生变化而出现的新病机，具有动态性，一旦新的影响因子消失则又会恢复到原有的基本病机。这是两个或多个病机的症状群，要运用物象的思维去把握，重点把握直观性、广谱性、"形""器"性的物象思维特点，要善于发现新症状采集新信息，让直观物象求得更多的联系和分类。比如慢性萎缩性胃炎基本病机为中虚气滞、毒结络损，其间因年龄、饮食、心情、病程等因素，会有肠上皮化生→不典型增生→胃癌的演变过程，出现基本病机和阶段病机主位交替的现象，这需要从物象思维精心观察、精准把握。

兼夹病机是指基础疾病发生发展过程中出现的相关性疾病的病机，一般比基本病机的病情轻、病程短，但对患者生活质量、基础疾病进展有深远影响，属多病兼杂，集寒热虚实于一体的征象。其证候多、关联度不高，与象思维中征象多、方位广、立体性强的具象相对应。如具备整个时空的征象，且在临床中不属一病一证而属混杂类的病候，应以具象思维去精细梳理，分清主次，充分掌握证候动态时空演化特征，待缓解后再回归基本病机。

即时病机是指疾病发展过程中延期或突发出现的与基本病机之主要矛

盾非直接相关，但对患者基础疾病或生活起居有一定影响的急发性病机，与疗效判定密切相关。符合象思维的维象特点，一是时空感强，二是征象繁杂而多，三是病机交叉多维度。用"太极球"和"经纬球"模型来建象，可以清晰反映出标本缓急、主次矛盾的特点。有利于急则治标、果断处理，待非基本病机的症状清除，再以基本病机论治。

潜伏病机是指临床虽无相应症状及体征的出现，但确实隐匿存在于疾病发生、发展中，对主证的形成和发展有重要影响的病理环节，具有潜在性、或然性和隐匿性的特点，适宜"元象"思维。元象具有源头性、朦胧性、隐匿性的征象特点，用元象思维推论可能存在的微观辨证中的证素构件，显示未来的疾病趋向和对基本病机的冲击，建立起关联性思维。如脾浊证（高脂血症）的基本病机是水谷浊邪阻脾，然其隐匿着伤脉（动脉硬化）、伤心（冠心病）、伤肝（肝硬化）、致消（糖尿病）的潜伏病机，宜用元象思维建立二级预防方案。

3. 临床常见的十一种病机类证

比象思维推理病机类证，按照脏腑辨证的象素信息要求和临床常见的病因病机，可以归纳演绎为以下十一种病机类证。

一是将失眠多梦、心悸健忘、头晕目眩、目糊干涩、肢体麻木、震颤拘挛、月经延期及量少色淡、面白无华、爪甲不荣、舌白脉细等病理之象，归为心肝血虚证，多见于不寐、郁证、眩晕、癫狂、心悸、燥证、痹证等病。

二是将面肤垢亮、发落稀疏、遍体疮疖、脚丫湿气、口舌糜烂、烦热汗出、脘腹痞闷、胸胁胀痛、尿黄浊臭、便黏不畅、会阴瘙痒、带黄味腥、舌质偏红、舌苔黄腻、脉细濡滑等病理之象，归为阴虚湿热证，多见于口疮、郁证、阳痿、尿浊、眩晕、痹证、不寐、盗汗、咳嗽、泄泻等病。

三是将神疲乏力、气短懒言、咽干口渴、心悸多汗、舌红少苔、脉细虚数等病理之象，归为气阴（血）两虚证，多见于肺岩、肝岩、瘰疬、肺胀、喘证、心悸、消渴、痹证等病。

四是将神疲乏力、气短懒言、腹胀便溏、纳差肢肿、久咳不止、痰多稀薄、鼻咽瘙痒、嚏涕时作、舌淡苔滑、脉虚而细等病理之象，归为肺脾两虚证，多见于鼻鼽、喉痹、冻疮、咳嗽、痰饮等病。

五是将神疲畏寒、四肢不温、泄痢不止、尿量异常、面浮身肿、腹胀如鼓、面色㿠白、舌淡苔滑、脉沉细虚等病理之象，归为脾肾两虚证，多见于泄泻、眩晕、子痛、不寐、腹痛等病。

六是将头晕目眩、耳鸣健忘、口咽干燥、失眠多梦、腰膝酸软、五心烦热、盗汗颧红、遗精经少、舌红少苔、脉细而数等病理之象，归为肝肾阴虚证，多见于石淋、劳淋、尿浊、便秘、瘿病、耳鸣、眩晕、心悸、痹证等病。

七是将胸胁闷胀、郁而烦怒、腹痛便溏、肠鸣矢气、苔白脉弦等病理之象，归为肝脾失调证，多见于便秘、泄泻、不寐、郁证、腹痛、乳岩、粉刺、劳淋等病。

八是将神疲乏力、少气肢倦、脘痞隐痛、纳呆嗳气、大便稀薄、面色萎黄、舌淡苔白、脉缓细弱等病理之象，归为脾胃不和证，多见于胃痛、痞满、腹痛、泄泻、郁证、肝风、劳淋等病。

九是将神疲短气、肢体不仁、肚腹胀大、舌质淡胖、舌下经脉蓝紫、脉滑或涩等病理之象，归为气虚血瘀证，多见于鼾证、眩晕、水肿、便秘、不寐、肥胖、胸痹心痛等病。

十是将月经紊乱、神疲健忘、头晕烦热、迎风畏寒、语言謇涩、肢废不用等病理之象，归为阴阳两虚证，多见于眩晕、月经后期、闭经、痴呆、中风、鼓胀等病。

十一是将畏寒怕冷、丑寅卯时烦热失眠等病理之象，归为阴阳不交证，多见于不寐、郁证、口糜等病。

因此，将具有相同基本病机，不同阶段病机、兼夹病机、即时病机、潜伏病机和或有或无的各种病理之象，在比象思维推演下，归为同一病机类证，这常见的十一种病机类证，验之于临床，切实有用。

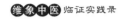

三、象思维和五行体质的关系

《灵枢·阴阳二十五人》云："先立五形，金、木、水、火、土，别其五色，异其五形之人，而二十五人具矣。"此为首次提出"五形人"的概念。在此基础上，谨遵《内经》"有诸内，必形诸外""以常衡变"的宗旨，历经50余载的理论分析和临床研究，并结合王琦教授等制定的体质分类标准，将体质学说、阴阳五行、易理洛书等引入五行体质，形成了五行体质观，使察形观色辨体之法成为明察疾病发生、发展、转归的关键点、敏感点和靶向点，赋予其极为重要的临床意义。而五行体质的判定，更是直接以生理、病理之象为依据，取象比类，分属于五行。

1. 木形体质

一般而言，木形体质之人形体细瘦或高长，头小面长，肤白带苍，肩背阔达，长身而立，曲直如木。东木为肝，《洛书》后天八卦位属震卦（☳），肝为刚脏，将军之官，内寄相火，刚强躁动，势如雷震，为阴中之阳。木形体质者，多惠于木，故精力充沛，手足灵活，自信热情，聪慧有才，勤劳负责；亦常伤于木，其病位多在心、肝、肾。

幼年时期，体属纯阳，稚阳初生，肝常有余，易从热化，故以肝阳偏旺、肝风易动之证者多见，临床表现为面红目赤、烦躁易怒、夜啼不安、惊惕抽搐等病理之象，方多选龙胆泻肝汤、泻青丸等泻肝清热、定惊安神之剂；成年时期，忧思劳心，阴液亏损，肝失疏泄，气机郁滞，故以心肝阴虚，气机怫郁之证多见，临床表现为两颧潮红、五心烦热、情志抑郁、喜长太息、两胁胀满、头痛阵发、肩颈酸痛、夜寐多梦等病理之象，方多选柴胡疏肝散、越鞠丸、逍遥散等养血宁心、疏肝达郁之剂；老年时期，天癸衰竭，熬伤阴液，肝失濡养，阴不制阳，虚热内扰，故以肝肾阴虚之证多见，临床表现为视物昏花、发疏稀落、爪甲不荣、肌肉痉挛、肢体震颤、夜寐易醒等病理之象，方多选滋水清肝饮等滋阴清热、补益肝肾之剂。

2. 火形体质

一般而言，火形体质之人形体精壮，锐面小头，肤色偏赤，肌肉丰厚，肩背宽广，髀腹匀称，手足偏小，大步流星，性如炎火。南火为心，《洛书》后天八卦位属离卦（☲），心为阳脏，而主通明，为阳中之阳。火形体质者，多惠于火，故才思敏捷，善学易受，注重细节，认知清晰；亦常伤于火，其病位多在心、肝、肾。

幼年时期，知觉未开，见闻易动，心常有余，故以心火亢盛，热扰心神之证多见，临床表现为面红好动、易喜易惊、心神怯弱、悸动不安、舌破生疮、溲黄便干等病理之象，方多选白虎汤、导赤清心汤等清心导赤、宁心安神之剂；成年时期，重义轻财，心直性躁，内炽于心，子病及母，循经灼肝，故以心肝火旺之证多见，临床表现为烦躁易怒、失眠心悸、关节酸痛、头痛头胀、牙痛便秘等病理之象，方多选竹叶石膏汤、导赤散等清心泻肝、平心定志之剂；老年时期，肾阴亏虚，水不济火，虚阳妄动，故以心肾阴虚之证多见，临床表现为视物不清、头晕耳鸣、心慌惊悸、腰酸腿软、夜寐多梦、五心烦热、潮热盗汗等病理之象，方多选天王补心丹、地黄饮子、交泰丸等育阴潜阳、交通心肾之剂。

3. 土形体质

一般而言，土形体质之人形体敦实，面圆头大，肤色偏黄，肩背丰满，手足多肉，腹壁肥厚，两腿壮实，步履稳重，性静利人，如土稼穑。中土为脾，《洛书》后天八卦位属正中（☷），脾为孤脏，中央土以灌四傍，为阴中之至阴。土形体质者，多惠于土，故内心安定，待人真诚，善助喜朋，不喜权势，行事专注，想象力丰富；亦常伤于土，其病位多在脾、胃、心。

幼年时期，五脏六腑，成而未全，全而未壮，谷气未充，脾常不足，易伤乳食，故以脾胃虚弱，气化失运之证多见，临床表现为恶心呕吐、胃纳不香、腹痛便溏、完谷不化等病理之象，方多选保和丸、参苓白术散、七味白术散、小建中汤等健脾消食、和胃温中之剂；成年时期，一则性达体胖，形厚气虚，周流难行，升降失司则水湿潴留，久而化火生痰，故以脾气虚弱，湿热痰瘀之证多见，临床表现为胃纳不香、脘腹痞满、困重肢肿，甚则面肤垢亮、皮肤湿疹、脚丫湿气、溲黄异臭等病理之象，方多选降浊合剂、三仁汤等健脾化湿、清热化瘀之剂；二则脾虚失运，输布失常，后天失养，化源不足，故以气血两虚之证多见，临床表现为神疲乏力、面色少泽、肌肉松弛等病理之象，方多选八珍汤、十全大补汤等益气养血、滋养化源之剂；老年时期，化源亏乏，心失所养，脾气衰弱，升举无力，清阳不升，气坠于下，故以心脾两虚、中气下陷之证多见，临床表现为头目失华、气短懒言、神倦肢困、脘腹坠胀、失眠心慌、大便溏薄等病理之象，方多选归脾汤、补中益气汤、人参养荣丸等补益心脾、补中益气之剂。

4. 金形体质

一般而言，金形体质之人形体瘦小，面方鼻直，唇薄口阔，肤色偏白，肩背较宽，四肢清瘦，腹小足小，金性坚硬，亦可从革。西金为肺，《洛书》后天八卦位属兑卦（☱），肺主行水，输布水泽，通调水道，若雾露之溉，为阳中之阴。金形体质者，多惠于金，故人多机智，动作敏捷，富有远见，善于表达，行事谨慎，条理清晰，乐观好奇，接受力强；亦常伤于金，其病位多在肺、脾、肾。

幼年时期，肺脏娇嫩，腠理未固，易感外邪，故以肺卫不固、外感时邪之证多见，临床表现为鼻塞流涕、咽干涩痛、咳嗽咯痰、自汗畏寒等病理之象，方多选桑菊饮、银翘散、补肺汤、玉屏风散、加味苍耳子散等补肺益气、祛邪固表之剂；成年时期，工作投入，行事谨慎，忧思伤脾，母病及子，肺气亏少，故以肺脾气虚之证多见，临床表现为易感时邪、胸闷喘咳、短气乏力、食欲不振、面白无华、皮肤风疹等病理之象，方多选六君子汤、参苓白术散等健脾助运、补土生金之剂；老年时期，呼吸功能衰退，肺为气之主，肾为气之根，肺气亏虚，影响肾气，不主摄纳，气不归元，故以肺肾两虚之证多见，临床表现为咳嗽无力、呼多吸少，动则尤甚，腰膝酸软、下肢浮肿等病理之象，方多选肾气丸、金水六君煎、生脉散合六味地黄丸等补肾益肺、纳气归元之剂。

5. 水形体质

一般而言，水形体质之人形体矮胖，头大腮宽，肤色偏黑，小肩大腹，腰臀稍大，指短发密，喜动多变，若水润下。北水为肾，《洛书》后天八卦位属坎卦（☵），肾者水脏，主津液，为阴中之阴。水形体质者，多惠于水，故机智灵巧，善辩好动，富有灵感，酷爱自由；亦常伤于水，病位多在肾、肝、脾、肺。

幼年时期，气血未充，肾气未固，筋骨难成，故以肾精不足、肾气不固之证多见，临床表现为毛发枯黄、稀疏易脱、齿久不固、肌瘦形瘠、夜间遗尿等病理之象，方多选六味地黄丸、菟丝子散、缩泉丸等补肾益精、填精壮髓之剂；成年时期，一水不胜二火，阴液亏虚，虚热内扰，故以肝肾阴虚之证多见，临床表现为头晕目眩、腰酸耳鸣、五心烦热、口渴咽干等病理之象，方多选酸甘宁心汤加减、一贯煎、三甲复脉汤等酸甘化阴、滋水涵木之剂；老年时期，年老肾亏，温煦无力，气化失常，虚寒内生，故以肺脾气虚、脾肾阳虚之证多见，临床表现为畏寒怕冷、腰膝冷痛、久泻久痢、全身水肿、小便不利等病理之象，方多选右归丸、金匮肾气丸、济生肾气丸等健脾益肾、温阳益气之剂。

人体是具有一定形态、结构、生理功能的巨系统，具有强大的稳定性和变异性，临床上单一型体质较为少见，复杂型体质较为多见，即包括两种甚至两种以上的体质类型。详者穿凿难尽，简者阙略极疏，法如太极，其大无外，其小无内，故体质辨识是宏观把握健康状况，主观性较强，当遵循"自然-生物-心理-社会"四维医学模式，结合现代医学检查，综合辨识，防误杜漏，把握方向。实际应用中，我们以五行体质为基础，结合具体病情证候，提炼出更具实用价值的几大常见特殊体质，对临床诊疗起到了指导性作用，如基于木土形体质的阴虚湿热质，基于土水形体质的气虚痰浊质，基于木火形体质的血虚气郁质，基于金形体质的营卫失和质等。病机分层与五行体质的具体内容已在《全国名老中医王晖病机类证方验》一书中详叙。

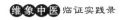

四、象思维与中药的关系

中药是指在中医理论指导下，用于预防、治疗、诊断疾病并具有康复与保健作用的物质，其主要源于天然药物及其加工品，来源丰富，包括植物、动物、矿物以及部分化学、生物制品，再经过各种炮制，形成了临床使用的药物。中医对药物的认识在几千年的探索实践中不断地丰富和完善，近代以来，随着科技的发展，对中药材的产地、种植、采集、炮制以及对药物的化学及微观认识得到了飞速的发展，这也促进了中药学的全方位发展，为临床使用中药提供了更多的依据。

1. 中药学的主流理论

中药在现代临床使用中主要的理论依据有以下几种。

一是现代药理学。依靠现代科技，对药物进行微观研究，探索其主要包含的化学成分及其药理作用，在西医学体系中，研究其对人体生理、病理的作用，进而应用于临床，如黄连中提取的黄连素能够止泻、甘草片止咳、青蒿素治疟疾、银杏叶片活血、三七片止血消炎、桑枝总生物碱片降血糖等。

二是中药的功效与应用。这是历代先贤们在临床实践中对中药的总结，凝聚了劳动人民的智慧，这也是在临床中使用最广泛的理论依据，如麻黄发汗解表能治风寒感冒，宣肺平喘能治咳嗽气喘，利水消肿能治风水水肿等。

三是中药的寒、热、温、凉四气理论。通过对中药寒热温凉的认识，根据《黄帝内经》"寒者热之、热者寒之"的原则遣方用药，如寒凉药具有清热泻火、凉血解毒、清化热痰、滋阴除蒸、清心开窍、凉肝息风、泻热通便等作用；温热药具有温里散寒、温阳利水、温经通络、暖肝散结、补火助阳、引火归元、回阳救逆等作用。

四是中药酸、苦、甘、辛、咸五味理论。《素问·脏气法时论》谓"辛散、酸收、甘缓、苦坚、咸软"，认为辛味能行能散，具有发散、行气行血的作用；酸味能收能涩，具有收敛、固涩之作用；甘味能补能和能缓，具有补益、和中、缓急止痛之效；苦味能泄能燥能坚，具有泄热燥湿、通泄大便、泻火存阴等功效；咸味药能下能软，具有泻下通便、软坚散结的作用；淡味药能渗能利，具有渗利小便的作用。

五是升、降、浮、沉的药势理论。四气五味不仅是药物本身的性能，又影响着药物升降浮沉的势能，如升浮药，味属辛、甘、淡，性主温热，其作用趋向多主上升向外，具有解表透疹、宣肺止咳、温经通脉、升阳举陷、行气开郁、开窍醒神等作用；沉降药味属酸、苦、咸，性主寒凉，其作用多趋下行向内，具有清热泻火、泻下通便、重镇安神、利水通淋、平肝潜阳、降逆止呕、收敛止血、涩肠止泻等作用。

六是药物的归经理论。归经其实就是中医理论体系下药物的靶点，对某些脏腑经络有特殊的亲和力，对这些部位的病变起主要或者特殊作用，如同样的功效，归经不同其作用点亦不同，如黄芩、黄连、黄柏都有清热燥湿之功效，但分别作用于上、中、下三焦，有着较明确的空间性靶点。

以上这些理论在临床中使用广泛，各医家对药物的认识也较为统一，疗效也相对稳定。

2. 法象药理学

法象药理学是以象思维去认识、研究、使用药物的，宋代《圣济经》明确提出了"法象"一词，并较为系统地阐述了法象药理理论，认为"天之所赋，不离阴阳，形色自然，皆有法象"，并上承《易经》，将世间万物的生成始于阴阳，故曰："观其演易说卦，推阴阳之，究物性之宜，大或及于牛马，微或及于果蓏，潜或及于龟蟹，盖以谓禀气而生，不离阴阳，惟其不离阴阳，故无一不协于理，而时有可用者矣。"如此便将世间万物联系在一起，而万物又有各自的存在方式，这种存在方式即为"象"，《左传·僖公十五年》云："物生而后有象，象而后有滋，滋而后有数。"阴阳化气，而成万物，物生而有象，故通过气，各种物、象便有了联系。在中医学中，古代先贤们效法自然，通过象思维原理，把世间万物的"表象"和"意象"再具体分为元象、物象、比象、道象、具象、维象六种象，因此可将宇宙、自然、社会的各种象运用到医学中，结合天人合一的观念，通过自然界的"比象"认识人体，再通过人体的生理、病理反过来去认识大自然，这种"捕象""释象"的方法正是传统中医学理论的主要思维方式，在此基础上，对各种药物的认识和理解即所谓的"法象药理"。

《本草纲目》云："天地赋形，不离阴阳，形色自然，皆有法象。"古人通过药物视之可见，触之可及，嗅之可知，尝之可得的客观表象，及其特征、习性、环境等的"物象"和"具象"，与人体生理、病理之象进行类比，从而概括成"比象""元象""道象"，进而总结出药物疗效的"维象"，再通过在临床中反复的实践验证、积累总结，形成了比较成熟的法象药理学。结合河图洛书、易经易理、阴阳五行、藏象学说、五运六气、气化论等理论，法象药理学又派生出了中药的四气五味、性味归经等理论，可以说法象药理是传统药理学的鼻祖，它包罗万象，通过象与象之间的联系，探索药物的性味、功效，及其背后的潜在功效，这大大扩展了中药的使用范围。在象思维的指导下，结合人体气化，药物的"维象"中也蕴含着时空观。

3. 中药的时间观

人生于大自然，禀自然之气而生，历经亿万年的氤氲变化，人与自然之气密切相关、息息相通，二者的关联性早已烙在了每一个细胞、基因之中，影响着人体的生理病理活动。正如海水受月球等天体运动之影响，潮汐变化涨落有时；在人体的表现，最明显的莫过于女子的月经，健康适龄女性的平均月经周期为 28 天，正好与月球绕地球一圈所需的 27.32 天高度重合，这便是天人相应的最好体现。非独人类，自然界中的动植物乃至世间万物皆受自然规律所影响，动物繁衍、迁徙，植物的开花结果、生长枯荣，无一不受大自然的影响，而中药便取之其中。如大自然春温、夏热、秋凉、冬寒的四季变化，亦影响着中药的药性，《神农本草经疏》曰："夫物之生也，必禀乎天；其成也，必资乎地。天布令，主发生，寒热温凉，四时之气行焉，阳也；地凝质，主成物，酸苦辛咸甘淡，五行之味滋焉，阴也。故知微寒微温者，春之气也；大温热者，夏之气也；大热者，长夏之气也；凉者，秋之气也；大寒者，冬之气也。凡言微寒者，禀春之气以生，春气升而生；言温热者，盛夏之气以生，夏气散而长；言大热者，感长夏之气以生，长夏之气而化；言平者，感秋之气以生，平即凉也，秋气降而收；言大寒者，感冬之气以生，冬气沉而藏。此物之气得乎天者也。"故中药的四气五味皆取法乎天地，而作用于人体，"药性之温者，于时为春，所以生万物者也；药性之热者，于时为夏，所以长万物者也；药性之凉者，于时为秋，所以肃万物者也；药性之寒者，于时为冬，所以杀万物者也"（《医宗必读》）。如附子冬至一阳生时栽种，夏至阳尽之时采收，秉天地一岁全阳之气，故其为补阳之最；夏枯草冬至生，夏至枯，半夏则于夏至日夜各半时节生苗，二药相配，能交通阴阳疗不寐。

4. 中药的空间观

四气取法于天，可感知而无具象，而五味者取法于地，可感知而尝之有味，故有"神农尝百草，日遇七十二毒"之传说，通过感知药物的味来探索其作用，并以其味解释其功效，这是借助象思维，从药象推知药效的过程，也是一个从捕象到释象再到用象的过程。在释象过程中，结合中医理论，援物比类，将中药的味象与生理病理相结合，如《素问·五运行大论》所言："东方生风，风生木，木生酸，酸生肝，肝生筋，筋生心，肝主目。……南方生热，热生火，火生苦，苦生心，心生血，血生脾，心主舌。……中央生湿，湿生土，土生甘，甘生脾，脾生肉，肉生肺，脾主口。……西方生燥，燥生金，金生辛，辛生肺，肺生皮毛，皮毛生肾，肺主鼻。……北方生寒，寒生水，水生咸，咸生肾，肾生骨髓，髓生肝，肾主耳。"在《内经》体系中，酸苦甘辛咸五味已与五行、五方等相对应，并取类比象，将五味与人之五脏、五体、五官、五志、五声等相联系，形成了以五脏为中心的藏象学说。心、肺位属上焦，脾胃居中焦，肝、肾居下焦，三焦一体，形成了人体的纬度空间。中药靶向于人体，因四气五味、升降浮沉归经之不同而各行其道，各有其势，如"辛甘发散为阳"，此类药物在空间层面上的势能是向上、向外的；"淡味渗泄为阳"，味淡者其药势多为向下渗泄的；"酸苦涌泄为阴，咸味涌泄为阴"，此言酸苦咸味

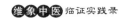

者具有催吐、泻下作用，然味酸者如五味子、诃子肉等具有向内收敛的势能，能止咳、止泻、止汗等。这是中药五味与空间势能的关系。

除了将五味分属五脏，具有相应的空间势能，亦将望之所得的五色也分属五脏体系，如《素问·五脏生成》曰："色味当五脏：白当肺、辛，赤当心、苦，青当肝、酸，黄当脾、甘，黑当肾、咸。故白当皮，赤当脉，青当筋，黄当肉，黑当骨。"这也是后世"归经"理论的雏形。

由此可见，中药的质地、生长环境、结构特点等药象也决定着药物的空间走向。如质地较轻的花叶类大多清轻上浮，味多辛甘而性属温热，故其功效多升浮、发散而入上焦、走表；植物的根茎，其势趋下，质地相对沉重，故其性多沉降而入里归五脏；植物的枝干、表皮，有开枝散叶、吸取营养、保护枝干等功能，故作用于人体有相似之功效，大多走表、入六腑；而果实、种子类药材是植物以繁殖为目的将所有养分都集中于此，故其功效多能入里而补益精气；矿物类质地沉重，亿万年来深埋于地底，介类药潜于水底，不随波逐流，行动缓慢，故多为沉降之品。生长环境如水生植物一般利水能力较强，菌类、寄生植物如胎儿寄生于母体，往往具有补益、安胎功效；喜光喜热植物多能益火助阳；生于阴暗潮湿环境者性多凉燥；生于中原厚土之地者功善补益中焦。形态与结构如藤蔓类细长弯曲，缠绕蔓延，或匍匐或攀援，纵横交错，状如网络，无所不至，形同络脉，故能舒筋活络、散结消积，走而不守，能通行人体各维度；而中空者多有通利之功，芒刺者多具息风止痒之效，光亮者多能明目，黏滑者多可通闭利窍，黏涩者多缩尿止泻，等等。

这一体系将可视可尝的形、色、味等"物象"与药物的空间观相联系，分归于三焦、五脏、六腑、十二经络等各个维度空间，并结合四气五味，各具其势。后世医家通过临床实践验证，归纳总结出了"五味""五色""归经"等药理体系，涵盖了人体各个空间维度，极大地方便了临床。然而在临床使用中不可机械地照搬这些理论条框，应考虑到象的灵活性和复杂性，须跳出理论体系的"具象"，通过"元象""维象"的思维去解决各种问题，这就是象思维的根和魂。

5. 中药的法象释义

古人有谚诀流传于世："大地生草木，性用各不同，前人相传授，意在概括中。生毛能消风，黏泥拔毒功，中空消水肿，有刺能排脓，茎方善发散，骨圆退火红，叶缺能止痛，肿节治跌打，有毛能止血，有刺善驱风，藤茎祛风湿，质重能镇静。色红主攻瘀，色白清肺宫，花叶能升散，子实专下行，味苦能泻火，味甘补气雄，酸敛涩止血，辛散咸润融，咸味软坚好，辛辣善温中，麻辣治蛇咬，芳香功止痛，最是辨形色，妙用自无穷。采药贵时节，根薯应入冬；茎叶宜盛夏，花在含苞中，果实熟未老，核熟方有功。"中药的外形、颜色、味道、形态、部位、环境等"物象"，都提示了其功效，释义如下。

（1）解表药

解表之药多以质地较轻的嫩枝、花叶为主，其外形多呈针形、锯齿状，或具芒刺，均为风芒之象，或质地疏松、体轻味辛者，性善升浮而走表发散，具有解表发汗的作用。如麻黄生于山西、河北、内蒙古等北方干燥高地、多沙地带，外形呈细长条形，表面淡绿色至黄绿色，髓部红棕色，"立秋采茎，阴干令青"，其"气温，禀天春和之木气，入足厥阴肝经；味苦无毒，得地南方之火味，入手少阴心经。气味轻升，阳也"（《本草经解》）。《本草正义》言其"质轻而空疏，气味俱薄"，能入肺与膀胱经，善行皮毛、开腠理、透毛窍而利尿。《本草正义》曰："麻黄轻清上浮，专疏肺郁，宣泄气机，为治外感第一要药"。其显微性状可见多个纤维管及气孔，髓部宽广，均为通达肺气、下输膀胱之象；上皮下密布气孔，状若皮腠，是为开腠理发汗之象；而其红棕色髓质为兼入血分之象，故能"通九窍，调血脉"。

防风生于东北、内蒙古等草原、丘陵、山坡土壤深厚、排水良好的砂质土地，且喜光照，其根入药，体轻、质松，根头有明显密集环纹，俗称"蚯蚓头"，表面灰棕色，粗糙，有纵皱纹、多数横长皮孔及点状突起的细根痕，断面不平坦，有裂隙，其镜下木质部导管呈放射状排列，射线多弯曲，习称"菊花心"，气味辛甘微温，故能趋上走表，长于祛风，《本草经解》言:"气温,禀天春和风木之气,入足厥阴肝经;味甘无毒,得地中正之土味,入足太阴脾经。气味俱升,阳也。"又因其质松粗糙、有裂纹易折等燥象,又能胜湿,其木部饱含丰富的黄棕色油点,又不失其润,故为"风中之润药"。

白芷喜温暖湿润气候且耐寒,其色白味辛,故能入肺经而散风寒;其断片散在棕色油点,气香浓烈,能芳香入脾、化湿开窍;环纹棕色,兼走血分,芳香开窍,辛而能散,通则不痛。"上行头目,下抵肠胃,中达肢体",作用部位广泛,头痛、身痛、脘腹疼痛等皆可治之。且粉性足,薄壁细胞含淀粉粒和草酸钙簇晶,多有油管,可除湿排脓,善治鼻渊、疮痈、带下,且疏散中有润泽之效。

苍耳子色绿质轻,全体钩刺,具"风芒"之象,入肝、肺之经,其性温而味辛甘苦,长于通行发散,上通鼻窍,外祛风湿。

辛夷生于南方温暖地带,早春花蕾未放时采摘,花苞外布绒毛,禀春阳之气而生,得春气之先,气清而香,味薄而散,味辛气温,故入肺经,功能升浮,善通头目五官。

荆芥气味辛香,质疏而轻,故走肺经,有祛风解表之象,而香味浓烈,尤善祛头面之风;其色呈黄绿或紫棕色,故又入肝胆经而走血分,能行血止血。

细辛禀天春升之气,其根甚细,轻清柔劲,端直修长,其味甚辛,性温而气厚,功善上行升散。

薄荷质轻色绿,辛香浓郁,善入肺经,其叶片小而披针,故可疏风清热,清利头目,而其梗色紫,又可入肝经血分,故能疏肝解郁。

桑叶质地较轻,叶脉丰富,其形若肺,边缘为锯齿状,亦是"风芒"之象,故入肺经,能疏散风热,清肺润燥,而霜降后或冬至采摘者,"禀天冬寒之水气,苦能清,甘能和,故除寒热"(《本草经解》),金能克木,故又能清热肃肺而平肝。

菊花气味清香,味甘微苦,质地轻,善于走表,功能疏散风热。其花期正值金秋,"禀天秋平之金气,入手太阴肺经;味苦无毒,得地南方之火味，入手少阴心经。气味俱降"（《本草经解》），其色黄绿，或褐绿，且头状花序倒圆锥形或圆筒形，多呈扭曲而内卷，主入肺、肝经，故可益肺金、平肝木，并长于平肝阳，疗眩晕。

解表之药非独花叶，葛根虽为根茎，但质地疏松，粗壮质韧，纤维性强，与肌肉纤维相似，故有升浮疏散之性，能解肌退热透疹；其粉性十足，入脾、胃经，有升浮之性，故能生津止渴，升发脾阳而止泻；其藤蔓蜿蜒细长，如人之经络，能通经活络，舒筋止痛。蝉蜕乃蝉科昆虫黑蚱若虫羽化时脱落的皮壳，气微质轻，药性寒凉，有升浮之性，故能上达头目五官而清散风热；其虫形弯似痉，腹部环纹，是为风象，有息风之效，既能宣散外风，又能息内风而止痉；其虫善鸣音亮，入暮则止，能利咽开音及小儿夜啼；又因其乃黑蚱所脱之皮，能退翳明目又能疗诸痘疹。

（2）清热药

清热药大多质量较重且具有苦寒之象，因其质重而能沉降入里，味苦而能泄火，性寒而可清热，故能清泄里热。其中，颜色偏于白色或黄白色者，如石膏、寒水石、知母、天花粉、竹茹、芦根等，主入肺、胃气分，主治温热病邪在气分之高热烦渴等证；色偏于红色或黑褐色者，如玄参、生地黄、紫草、丹皮、赤芍等，主入心、肝血分，主治温热病热入营血、高热神昏、斑疹隐隐等证；颜色偏于黄色者，如黄芩、黄连、黄柏、龙胆草、苦参、秦皮等，主入中焦脾胃，质燥苦寒，功能清热燥湿，主治脾胃湿热、痢疾、黄疸等；青绿色如蒲公英、马齿苋、紫花地丁、青黛、大青叶、败酱草等，性味苦寒，主入肝经，可增强肝脏解毒作用，主治疮疡肿毒、咽喉肿痛、痄腮等局部热毒病证；苦寒药中尚有兼芳香、质轻者，如青蒿、银柴胡、葎草、白薇等，其功效除清泄里热外兼有透热外出之功，主要用治热病后期、余热未清之虚热证。

如石膏秉金石质重沉降之性，以清降火热之邪，甘寒而质润，兼具除烦止渴之效。淡竹叶生于潮湿之地，其色淡绿，质轻而疏松，其茎中空，具有清利之象，《本经逢原》言其"性专淡渗下降，故能去烦热，清心利小便"。黄连"其根连珠而色黄故名"（《本草纲目》），"黄取其色，连象其形，凌冬不凋，气寒味苦，合得太阳寒水化气"，其生长喜阴冷湿润而荫蔽，不耐高温、日照，其色以黄为主，黄中兼红，其味极苦，质地粗糙且坚实，断面有裂隙，为大苦大寒性燥之品。黄芩有"中空者为枯芩，入肺；细实者为子芩，入大肠"，其色黄或带绿色，兼少许黄棕色，故兼入肝胆，其味苦性寒，质地脆硬易折或中空质糙，有枯燥之性，能清热燥湿，泻火解毒。黄柏皮厚而色黄，兼黄褐色，故可入大肠、肾、膀胱经，其喜深厚肥沃土壤，且喜潮湿环境，质地坚硬而易折断，苦寒沉阴，《本草崇原》曰："黄柏气味苦寒，冬不落叶，禀太阳寒水之精。皮厚色黄，质润稠黏，得太阴中土之化。盖水在地之下，水由地中行，故主治五脏肠胃中之结热、黄疸、肠痔。治结热者，寒能清热也。治黄疸、肠痔者，苦能胜湿也。止泻痢者，先热泻而后下痢，黄柏苦寒，能止之也。女子漏下赤白，阴伤蚀疮，皆湿热下注之病。苦胜湿而寒清热，故黄柏皆能治之也。以上主治，热者寒之，强者泻之，各安其气，必清必静，则病气衰去，归其所宗，此黄柏之治皆有余之病也。"黄柏"以皮治皮"，其清热燥湿之功可入皮肤，疗湿热之邪外泛肌肤所致的皮肤湿疹。金银花两花一蒂，两瓣一花，乃一阳始于二阴下，具震卦之象；又名忍冬，乃能凌冬而不凋之性，芳香甘寒，质地轻扬，具疏散风热，清热解毒之效。其黄、白同花，又名双花，白入肺、胃气分，黄绿入心、肝血分，气血并清而清热解毒之功尤显；加之轻扬升清而发散，既可治风热感冒、温病发热等气分证，又能用治热毒血痢、疮痈丹毒等血分热毒之证。连翘质轻气薄，微寒升浮，故走肺卫气分，疗上焦诸热，其色红棕，又入心经，能行血而散结；其茎中空，青翘皮色青绿，故又可入胆经，清郁火，利湿热；其果中空，其形象心，故又能清心利尿。

生地黄表面黄红，其内肉质黑褐，故能入心、肝、肾经，味甘苦质润性寒，其苦寒能清热凉血，甘寒质润能养阴生津；镜下有放射状稀疏之导管，乃"疏通"之象，又能入血分而逐血痹。丹皮外色红紫，内色粉白，苦辛微寒而芳香，主入心肝血分，故清热凉血兼有活血之性；且牡丹为花中之王，木气最荣，芳香清透，借其性凉入血，能疗虚热，疏肝气，活血通经。青蒿生于低洼、湿润的河岸砂地，"得至阴之气者多"（《本草新编》），故其气寒凉；初春发苗，茎叶黄绿，得春木少阳之令，具东方升发之象，入肝胆经；气味芳香，有透散之性，借其寒凉之性，能清热除蒸、清泻肝胆，乃退虚热、疗虚热之要药。茵陈嗅之气香，食之味苦，固有辛行苦泄之性，且其经冬不死，来春又生，得天冬寒凉，又得春季生发之气，故入肝、胆经；又因其质嫩绵软、芳香微苦而兼入脾胃，故能清利肝胆湿热而无伤脾胃之弊，乃治黄疸之要药。

（3）泻下药

泻下药性味多为苦咸性寒，质地较重，颜色多为黄或黄绿色，主入胃肠经，如大黄、番泻叶、火麻仁、郁李仁、巴豆等；质地亦多黏滑，能滑利大肠、泻下通便，如大黄、番泻叶、芦荟、芒硝等；种子类药富含油脂，可润滑大肠甚至峻下逐水，如郁李仁、火麻仁、牵牛子、巴豆等。如大黄色黄，主入脾、胃、大肠经，《神农本草经百种录》言："大黄色正黄而气香，得土之正气正色，故专主脾胃之疾。"大黄质重下沉，嚼之黏牙，性寒苦降，故能滑利大肠，涤荡肠胃，《药品化义》云："大黄气味重浊，直降下行，走而不守，有斩关夺门之力，故号将军。"

（4）利水渗湿药

利水渗湿药性味甘淡，主入三焦、膀胱经。多孔或茎空之品，甘淡渗利，能利水消肿，如茯苓、猪苓、泽泻等；质地滑利之类，有玲珑透彻之象，故可利尿通淋，如滑石、车前子、瞿麦、冬葵子，以及木通、通草等；色黄或黄绿者，善入肝胆、脾胃经，又有茎孔之形，能清利肝胆湿热而除黄疸，如茵陈蒿、虎杖等。茯苓味淡，其质多具裂隙或有细小蜂窝样、多角形孔洞，故能利水渗湿；其性喜干燥，多生于向阳坡地，且其质如面，嚼之黏牙，固有健脾止泻之功；茯苓之抱根者曰茯神，犹抱物而眠，所抱之根色红似心，茯苓围而护之，故有宁心安神之效。泽泻生于泽地，禀甘寒淡渗之性，其块茎有较多细孔，以通气疏利，故能下趋入肾而走膀胱，利水道、渗湿浊，泄利下焦湿热；其表面具有较明显的横向环纹，是为风象，且味淡多孔，粉性足，故于利水化浊之中兼具祛风之功，为治"痰眩"之要药。车前草喜湿耐寒，禀寒润之性；车前子皮色棕褐或黑紫，其仁则色白，入肝、肾、肺、小肠经，嚼之多黏液，煎汁多黏滑，呈现滑利之象，故于渗湿利尿之中兼有通淋滑窍之能，为治热淋涩痛之要药；种仁色白而入肺经，借其寒润之性能清利祛痰、清肺止咳；其形扁椭圆或长圆，一边有种脐，略似肾型，其色又近肝、肾之色，故有清肝明目、利水消肿之能。通草色白质轻上能入肺，孔节相通而能下行，能"引热下降而利小便"，"通气上达而下乳汁"。木通生于凉爽湿润遮阴之地，其性苦寒，能清心而利膀胱；其茎有细孔，两头皆通，状如经络，能通经下乳。瞿麦生于庇荫之处，故性亦寒，其茎髓中空，贯通上下，触之性滑，嚼之味苦，叶色淡绿，花色红紫，既清热通淋走水道，又通利血脉入心肝。滑石质软性滑味淡，滑能利窍，凉能清热，故能利尿通淋，清热解暑。

（5）温里药

温里药味辛性温热而质重，善沉降入里以消散阴寒，功能温里祛寒、温经止痛、补火回阳等。其色偏于黄色或黄褐色者，主入脾胃经，长于温中散寒止痛，如干姜、高良姜等；绿色或绿褐色者，主入肝经，长于暖肝散寒，如吴茱萸、小茴香等；偏于红褐色或黑褐色者，偏入心、肾经，功善温经散寒、温肾助阳、回阳救逆，如肉桂、附子等。附子喜生温暖湿润、光照充足之地，冬至一阳生时栽种，夏至阳尽之时采收，秉天地一岁全阳之气，食之味辛麻舌，属大辛大热之品，辛热走窜，无经不达；其皮色灰黑，内面灰褐，故主入心、肾、脾经；其形多具支根和瘤状突起，质重而坚硬，兼其辛热行散之性，能攻坚散结。川乌为附子母根，既需外荫茎叶吸收日月精华，又要供其子根养分，质地疏松而善走经络，长于祛风散邪；而附子收母根之精髓，质地坚硬沉着，偏于入里，长于回阳。干姜色黄白相兼，色黄主入脾、胃，能散脾胃之寒；色白入肺，气香温燥，能化肺中之寒饮；其表皱纹和环布，有蠕动之象，切面有较多纤维，且其气香辛温，故有温阳通脉、温中止痛之功。肉桂生于南方离火之位，禀温热纯阳之气，气香浓郁，尝之辛辣，取近根部之灰褐色树皮入药，质地厚重油性足，故主入里，行肝、肾经，能补火助阳，散寒止痛，引火归元；而桂枝乃其嫩枝，故其走表，以调和营卫、温经通脉见长。

（6）理气药

理气药多辛苦温而芳香，味辛能行散，味苦能疏泄，芳香能走窜，性温能通行，故有疏理气机之功，以疗气滞、气逆之证。其色偏于橘黄色或黄褐色者，入脾胃经，善于理气健脾，如陈皮、木香等；偏于青绿色或绿褐色者，善入肝胆经，能疏肝解郁，如香附、陈皮等；偏于白色者，主入肺经，长于理气宽胸散结，如薤白等；而色黄白与黑褐兼具者，能入肺、脾、胃、肾多经，能畅达胸腹、通行上下、行气止痛。如陈皮生于南方，喜温而不耐寒，色黄带红，一派暖色，故其性温，主入脾经，且芳香味苦，辛香行气，苦温燥湿，能健运脾胃，理气燥湿；其内表色白，能入肺经，且密布筋络，似肺之纹理，故能理肺气而化肺中痰饮。而青皮色青，为未成熟之果实，入主肝经，功能破气。木香以黄色为主，故入脾、胃，其断面有放射状纹理，具有"通"象，加之气香特异，故能通行上下、梳理气机、健脾消食。

（7）止血药

止血药味多苦、涩，主入肝经血分，有止血之功。止血药多炒炭用，因炒炭后苦涩之性增强，止血之力尤增，如血余炭、地黄炭、地榆炭等。发为血之余，能入血分，将头发烧至炭化，有止血之功。植物药如小蓟，"生平泽低洼处"，秉阴凉之气，性寒而能清热凉血，味微苦兼酸涩，其叶皱缩，花序紧凑，有收敛之象，且叶色绿、茎色带紫红，善入心肝血分而能止血；其茎中空而利水，亦善治下焦热结之血淋；其叶披芒带刺，乃秉风之象，故凉血止血中尚有疏通破泄之功，能"止血而不留瘀，祛瘀而不动血"。三七味微苦，表面褶皱，断面灰绿，能入肝胃、血分，有收敛与行散兼具之象，故有化瘀止血之功；且其质硬，主根有瘤状突起，有攻坚散结之象；其质又黏，又名山漆，如胶似漆，又善生肌敛疮。

（8）活血化瘀药

活血化瘀药多辛苦而性温，其色多为红色，主入心、肝及血分。其色偏黄褐者，多为血中之气药，功善活血行气，如川芎、延胡索、郁金、姜黄、乳香、没药等；色偏深红者，专入血分，功善活血调经，如丹参、桃仁、红花等；尚有虫类药色偏深红，乃血肉有情之品，其性攻逐走窜，搜剔疏利，通达经络，无所不至，如水蛭、虻虫、蜣螂虫、全蝎、蜈蚣、地龙、土鳖虫、穿山甲（现用代用品，下同）等。川芎色外黄褐、内黄白，多色相兼，故能活血亦能行气，其气辛香浓郁，有明显的波状或多角形环纹，如头脑之象，故能上达颠顶，《神农本草经》谓其"主中风入脑，头痛"。鸡血藤其藤汁殷红似鸡血，且其藤茎蔓延可长达数十米，象人之筋，故能入血分，活血补血，疏通经络。

（9）重镇安神药

重镇安神药多为质地沉重的矿石类或介类药，重则镇怯，其色多黑、红色，赤而归心，如朱砂、磁石、琥珀、龙骨、牡蛎等；养心安神药多为种实类或藤根类药物，质地油润，以红、黑色为佳，善养心滋肝安神，如酸枣仁、柏子仁、合欢花、远志、夜交藤等。如朱砂色红，专入心经血分，产于岩中，秉金石阴寒之气，善清心解毒，其质重而善沉降，故为镇静安神之要药；龙骨乃动物骨骼之化石，亿万年长埋于地底，其质沉重，其性沉降，故能重镇安神；牡蛎静居于海底，海浪翻滚而不为所动，亦能安神定志。酸枣仁其形扁圆而似心，其色紫红而入心，其味酸甘而滋肝，故能养血安神；远志形如管状，外布褶皱环纹，其色棕黄，有贯通之象，能交通心肾、安神定惊。

（10）平肝潜阳药

平肝潜阳药多为介类药物，质地较重，色多青绿，喜潜藏于海下，有重镇之象，而石决明内壳光泽如珍珠，壳缘有孔内外相通，其形似目，故能清肝明目；牡蛎外表粗糙，有风化消磨之象，故兼软坚散结之功；珍珠母表面浅粉红色，兼入心经，且附有白粉，其质脆，可层层剥离，有阻断之象，故兼能入血分而止血。虫类药如全蝎、蜈蚣、僵蚕、地龙、羚羊角、蝉蜕、蛇蜕等，其表皆有环状结构，故有息风之象；植物药如刺蒺藜匍匐于地面生长，有匍匐潜藏之象，故亦能平肝潜阳；钩藤为钩刺形结构,乃风芒之象,故能息风。

(11) 补虚药

补虚药多有味甘质润之特点,补气药色偏黄白,如"禀天宿之光华,钟地土之广浓,久久而成人形,三才具备"之人参,还有黄芪、甘草、白术、山药、扁豆等;补阳药色偏黑褐,如外形似肾之补骨脂、似阳器之肉苁蓉,还有鹿茸、蛤蚧、淫羊藿、仙茅、菟丝子、锁阳、巴戟天、狗脊、续断、阳起石等;补血药色多偏于红,如九蒸九晒之熟地黄、何首乌,及阿胶、桑椹、桂圆肉、当归、白芍等;补阴药色较丰富,如善滋阴润肺、养胃生津之沙参、麦冬、百合、玉竹等偏于黄白色,善益气健脾之黄精、石斛等偏于黄褐色,善于补肝肾滋阴之枸杞子、女贞子、墨旱莲、鳖甲、龟甲等偏于红色或黑褐色。

各种药材皆秉天地之气而生,故有其性,必显其象,取象比类,应象于人,故有其效。这也是象思维在中药上的广泛应用,中药之象与人体生理、病理之象相对应,在人体气化之象上找到敏感点、作用点,二者以象类比,从而找到相应的靶方、靶药,从而提高临床疗效。

五、象思维和靶方、靶药的关系

近代以来,随着西学东渐,中西医的理念从冲突、摩擦到慢慢借鉴、融合,形成了具有中国特色的医学体系。在这个大背景下,中医学继承了以象思维为代表,以整体观、个性化为特点的宏观辨证施治体系,又不断吸取西医学对疾病的认识,以及在现代科学技术的帮助下,借助实验室指标、影像学检查等手段,成为中医的四诊的延伸,从而逐渐发展了"微观辨证"体系。基于此,更进一步借用西医学"靶点"的概念,在宏观、微观两个层面上,利用中药的药象、药性、药理等作用,根据病机分层与五行体质等理论找到疾病的作用点,经过临床上不断地摸索与实践,逐渐归纳出对应的靶方与靶药,丰富中医学辨证施治体系。象思维和靶方、靶药的关系实际上就是宏观与微观辨证施治相结合。

中医靶方靶药的运用,无论是针对疾病的"病靶"、针对临床症状的

"症靶"，还是针对理化指标、影像学检查等的"标靶"，都需将这个"靶象"放在人体气化的大环境中去看，通过人体的病理之象司外揣内，判断是气化的哪个环节出了问题，根据这个环节的生理、病理特点，找出其失常的关键点，对症下药。需要注意的是某些环节的靶点可以用单纯靶药解决，此类药物作用相对单一，疗效相对稳定，可单刀直入，不必考虑配伍关系。而大多数情况下，人体是一个复杂的环境，且须考虑到天、地、人之间的关系及气化太极球等多维度之间的影响，以及病机分层的关系等，处方遣药必须考虑配伍关系。我们发现，在临床实践中某些"病靶""症靶""标靶"等靶点具有相对不变的病机关系，并针对这些靶点的病机关系总结了一些靶方与靶药，能提高临床的治疗效率。

王晖老师在50余年的临床实践中不断实践、摸索，并借鉴仝小林院士的"态靶因果"理论，根据人体生理、病理、脉理之象，以疾病在气化过程中的异常点为靶，逐渐总结了一套靶方靶药体系框架，以待后人不断充实、完善。

1. 上焦——肺为气之主

外邪侵袭，首先犯肺，肺气宣肃不利，易影响全身气机之正常运转。风温之邪犯肺，常以发热、咽痛、口渴等上焦热象为主，则桑菊饮、银翘散等温病方次第为用；若高热不退，乃热郁肺卫，气机闭塞，气化不利之象，自拟退热八味投之，方用麻黄、杏仁、石膏、甘草、柴胡、黄芩、金银花、连翘，麻黄发汗平喘达毛窍，与杏仁相伍宣肃肺气，石膏色白入肺而清热，佐以柴芩清利少阳枢机，则上下内外气机调畅，再添银翘清卫、气之热，又防热入营血；若兼肢体酸重，身热不扬等湿象，可予甘露消毒饮加味（白蔻仁、藿香、茵陈、滑石、甘草、通草、石菖蒲、苍术、黄芩、连翘、浙贝母、射干、薄荷、三叶青）；咽痛为甚，乃肺热上灼咽喉，热盛伤津，则予靶方利咽开结汤（黄芩、连翘、三叶青、浙贝母、射干、薄荷、蝉蜕、白僵蚕、玄参、麦冬、桔梗、生甘草），其中芩、翘、青、贝合力清肺中之热，亦无伤津之弊，射干、薄荷清热利咽以治其标，蝉蜕、僵蚕疏风热而开音，再兼玄麦桔甘滋阴润肺以治其本；肺热而兼咽痛者，可以金荞麦、鱼腥草、黄芩三斧头清上焦肺热；咽痛不甚，木火刑金者，投以青黛、射干，清泄肝木而利咽；咽痛日久，舌红苔黄者，乃气机郁闭，三焦之火熏灼咽喉之象，则投升降散调畅三焦气机、清泄郁火；其他如肺炎、肺脓肿、肺癌等见咽痛者，乃毒犯咽喉之象，可投靶药三叶青、蚤休。

风寒之邪犯肺，常显以恶寒、发热、身痛等寒阻之象，故投之以麻、桂等伤寒方治之，若见以咳、喘、痰等为主症，乃气主失利之象，则投自拟靶方止咳平喘十二味，方用炙麻黄、杏仁、枳壳、地龙、甘草、黄芩、芦根、桑白皮、三叶青、苏子、白芥子、莱菔子，麻、杏、枳、地以通利肺气，调畅气机，止咳平喘，芩、芦、桑、青则泄肺中郁热，热清而气自顺，佐以三子养亲汤化痰降气；若以喘为主，见痰气互阻之象者，可予射干定喘汤、苏子降气汤、三拗汤、三子养亲汤、定喘白果汤，或酌加紫菀、款冬花、旋覆花等；寒饮郁肺，喉中痰鸣者，射干麻黄汤主之；见痰多而稀，不得平卧等水饮内停之象者，则加干姜、细辛、五味子温化寒饮；兼项强者加羌活、葛根、片姜黄以通太阳、少阳、督脉，骨碎补强筋健骨；兼头痛者加羌活、细辛或川芎茶调散；兼心烦者加丹栀逍遥散。

若以咳嗽为主，寒热之象不明显者，则投止嗽散加减（白前、甘草、桔梗、紫菀、荆芥、蜜百部、陈皮），祛风化痰，宣肺止咳；若他病兼见咳嗽，可予靶药前胡、白前宣肃肺气以止咳，或以小青龙汤、三子养亲汤、荆芥、防风、苏子、桔梗、枳壳、三叶青酌情而用；气上冲而无痰者，紫菀、款冬花为靶；咳血者，沙参麦冬汤、泻白散、黛蛤散轮次投之；咳嗽日久，兼见便溏，为肺脾两虚之象，可用参苓白术散培土生金；若呼多吸少，气不能续，甚则张口抬肩等肾不纳气之象，可予金匮肾气丸，可加巴戟天、淫羊藿、补骨脂、菟丝子、蛤蚧粉等；间质性肺炎多见痰瘀之象，宜化瘀解毒，活血通络，可予苓桂术甘汤、葶苈大枣泻肺汤、泽泻汤。

肺气易虚，阴虚津亏，宜用温法，温润、温养为要，素体肺虚，五味子、乌梅、白芍、山茱萸补之；若兼潮热冷汗，肺阴亏虚之象，投以知母、黄柏、鳖甲、功劳叶，若有畏寒，以龟易鳖；若形寒饮冷伤肺，肺气郁结，肺用不畅，气机闭塞，宣降失司，外寒内饮者，苓桂术甘汤、小青龙汤主之；体虚易感，营卫不和者，以三和汤（柴胡、黄芩、太子参、姜半夏、桂枝、炒白芍、生黄芪、生白术、防风、大枣、清甘草、生姜）为靶；肺气不宣，腠理失司，宜升肺卫，升、柴、参、附可御。

鼻窍不通喷嚏者，则靶方苍耳子散主之（苍耳子、蒲公英、鱼腥草、辛夷、白芷），见痰涕不绝，合黄连温胆汤为用，见咳嗽气急，合止咳平喘十二味为用；若咳嗽气急，痰多肺炎者，酌加贯众为靶；黏膜水肿者，麻桂各半汤、木瓜、薏苡仁为靶；水肿见阴虚之象，则猪苓、白芍为靶；肺中结节，羊乳、重楼为靶；肺有寒痰，三子（紫苏子、白芥子、莱菔子）为靶；肺有热痰，肃降不及，葶苈子为靶；肺燥者，桑叶润之；痰稠难咳者，麦冬、百合润之。

心病之象，多以胸痛胸闷、心悸怔忡为症，故施以靶方振宗强心汤（党参、麦冬、五味子、当归、黄芪、桂枝、龙骨、炙甘草、丹参、瓜蒌皮、降香），方中生脉散益气养阴，心主血脉，则以当归补血汤补足心血，炙甘草补心气，生龙骨敛心阳，气血阴阳兼顾，再佐丹参、瓜蒌皮、降香活血开胸降气，标本兼治；若见形寒肢冷，神疲乏力，则为心阳不振、心血不足之象，以参归姜枣草、黄芪生脉饮，添丹参、瓜蒌皮、降香、川芎为靶；若胸痛为甚，痛有定处，舌暗有斑，则为瘀象，血府逐瘀汤主之；心胸满闷，时欲太息，为气郁之象，柴胡疏肝散加石菖蒲、远志、郁金以开心窍。然炙甘草补气，需防水气闭塞，可佐茯苓利水；黄连、苦参强心，当虑苦寒伤胃，可佐姜枣护胃；靶药甘松，理气宽胸而抗心律失常，以治胸闷憋气。

不寐之症，乃阳不入阴之象，心肝血虚者十之七八，皆可用靶方酸甘宁心汤，方用酸枣仁、云茯苓、野百合、辰麦冬、淮小麦、青龙齿。酸枣仁养血宁心安神，取酸枣仁汤之意，为君药；茯苓抱松而生，乃寄生之菌，如小儿安卧于怀，有依附之象，卦象属离火，能入心，故安神；百合取《金匮》百合病之意，淮小麦取甘麦大枣汤之意，均能疗神志疾患，故亦能安神定志；麦冬滋养心阴，阴足而阳自入；青龙齿潜于地底数亿年，重镇安神之功甚妙。然心藏神，肝藏魂，可添丹参、白芍入心肝以敛神魂；不寐兼气机怫郁而津未伤者合越鞠丸；脘腹胀满，耗气伤津者合五花汤（玫瑰花、绿梅花、代代花、川朴花、合欢花）；水火不济，上热下寒者合交泰丸；狂静无时，痰蒙神窍者合生铁落饮；嗳气反酸，痰热内扰者合黄连温胆汤；身材消瘦、鼻梁青黄、畏寒怕冷者，乃营卫不和之象，合三和汤加龙牡；神疲乏力，胃脘痞满者合补中益气汤；月经不调、肝郁血热者合丹栀逍遥散，兼乳房胀痛者，投青皮、橘叶为靶；若目涩肤燥、心烦便干，燥热内盛者合当归润燥汤（生地黄、熟地黄、当归、白芍、川芎、桃仁、火麻仁）；若咳嗽咽干、肺阴亏损者合麦门冬汤；若颈项拘紧、关节不利，筋脉失养、阳虚湿阻者，合当归四逆汤，风湿痹阻者合三藤一仙汤（夜交藤、鸡血藤、络石藤、威灵仙）。

不寐之人，症状万千，不易入睡、寐而易醒、睡而不实、多梦、噩梦、早醒，甚或彻夜不得眠等皆可见，况于兼症。若失眠多梦，梦境亢奋，目赤口苦，乃心火亢盛之象，朱砂安神丸为靶；若虚烦不宁，嘈杂似饥，乃余热扰心之象，竹叶石膏合栀子豉汤为靶；若心烦易怒，头痛目赤，乃肝火上炎之象，龙胆泻肝汤为靶；若多梦易醒，口苦脘痞，痰多欲呕，乃痰热扰心之象，栀子豉合黄连温胆汤为靶；若脘痞嗳气者，乃食滞胃脘之象，越鞠丸为靶；失眠日久，诸药乏效，面色暗滞者，乃瘀血阻滞之象，血府逐瘀汤加丹参、白芍为靶。若心悸健忘而烦，潮热盗汗，口燥咽干者，乃心阴亏虚之象，黄连阿胶汤主之；若心悸健忘，纳少便溏者，乃心脾两虚之象，归脾汤主之；若胆怯易惊，乃心胆气虚之象，安神定志丸主之；若精神抑郁，喜叹息者，乃肝郁血虚之象，逍遥散主之；若彻夜不眠，腰膝酸软者，乃心肾不交之象，大补阴丸合交泰丸主之。

2. 中焦——脾为气之枢

脾居中焦，斡旋气机，交通上下，乃人体气机运转的交通枢纽，故脾胃一伤，百病丛生。脾胃之病，多以升降失司为象，症见脘痞胀闷，食少便溏，四肢困重，常以六君子汤为靶，或佐升、柴助脾阳，旋、赭降胃气，升降司职，燥湿相宜；若痞满、嗳气，矢气频频，或以香砂六君子汤、平胃散为靶；若见嗳腐吞酸、腹胀纳差、便闭不畅等食滞胃脘之象，则施以保和丸为靶；若见胃脘灼热、返酸嘈杂、舌苔黄腻等胆胃郁热之象，则以黄连温胆汤为靶；但见反酸，常靶以浙贝母、海螵蛸，煅瓦楞子，蒲公英，黄连、吴茱萸，次第为用；若心下痞满，肠鸣呕利，见寒热错杂之象，则以半夏泻心汤辛开苦降，平调寒热；若胃脘疼痛时作，嗳气腹胀，乃肝胃失和之象，当以五花和胃汤（旋覆花、玫瑰花、绿梅花、代代花、川朴花、合欢花、佛手花、苏梗、北秫米、淮小麦、清甘草、太子参、甘松）为靶；若胃脘疼痛见有瘀象，则施以九香虫、刺猬皮、郁金、延胡索等。若见泄泻，肠鸣腹痛便泻，遇冷即作，泻后痛减，鼻梁青黄，寒热虚实互兼肝脾胃肠失和之象，则投调肝理脾汤（四逆散＋异功散＋痛泻要方）为靶；若中寒腹痛，下利清谷，四肢不温，乃脾肾阳虚之象，当属附子理中丸（党参、炒白术、茯苓、甘草、干姜、补骨脂、荜澄茄）为靶；若暴注下迫，手足心热等湿热之象者，葛根芩连汤加炒金银花、石榴皮主之。

肝病多见胁痛，常以四逆散、柴胡疏肝散、小柴胡汤疏肝解郁，佐延胡索、川楝子止痛；若兼阴虚之象，则以一贯煎或丹栀逍遥散加生地黄、鳖甲为靶；若兼眩晕、头痛等风动之象，则投以养血平肝汤（枸杞子、菊花、炒白芍、钩藤、生黄芪、当归、女贞子、墨旱莲、槲寄生、牛膝）为靶，养肝血，平肝阳，体用兼顾；若眩晕益甚，定眩汤（白芍、甘草、钩藤、远志、石菖蒲、郁金、天麻、水蛭、全蝎、龙齿）主之，补肝、平肝、息风、化痰、开窍、通络多管齐下；若肝功能异常见肝阴不足，痰瘀阻络之象，虎杖汤（虎杖、丹参、赤芍、白芍、红藤、败酱草、夏枯草、半枝莲、蛇舌草、藤梨根、生山楂、泽泻、丹皮）主之。若胆囊炎见胁痛者，柴栀清胆加四金（柴胡、黄芩、生枳壳、厚朴、大黄、郁金、延胡索、川楝子、金钱草、生鸡内金、焦栀子）主之。

3. 下焦——肾为气之根

肾病多虚，常以腰膝酸软为态，阴虚多兼潮热盗汗等阳旺之象，常以六味类为靶，阳虚兼见恶寒怕冷等阴寒之象，常以肾气丸主之。年老肾精亏虚，神窍失养，症见步履蹒跚、痴呆流涎之喑痱者，投之以地黄饮子加红景天、龟甲、鹿角片阴阳双补；甚或大骨枯槁，大肉陷下，腰脊酸重，言语不利之骨痹骨痿者，当补肝肾、壮筋骨，补气血、调阴阳，化痰开窍，补肾壮骨汤（补骨脂、骨碎补、鹿角片、龟甲、鳖甲、枸杞子、肉苁蓉、黄芪、当归、远志、石菖蒲、郁金）主之。

尚有以病为靶，多施以主方加减，如更年期综合征以烘热汗出、不耐寒温为多见，气血失和者黑丹栀逍遥散、左归丸为靶，营卫失和者三和汤为靶，阴阳失和者复方二仙汤（仙茅、淫羊藿、甘草、生地黄、知母、黄柏、当归、黄芪）为靶。糖尿病属肺胃津燥，气阴两虚者，消渴降糖饮（玄参、生地黄、知母、石膏、苍术、黄芩、黄连、桑叶、人中白）主之；气阴两虚者，芪归玉精汤（生黄芪、当归、制玉竹、制黄精）主之；阴虚血热者，清营汤加羚羊角、穿山甲主之；肥胖者，化气减肥汤（生黄芪、怀山药、茯苓、生山楂、荷叶、橘络）主之；血糖、血脂、血压三高者，可以三降汤（蒲黄、茵陈、绞股蓝、决明子、桑寄生、葛根、茶树根、天麻、石决明、夏枯草）为靶；尿酸高者，降尿酸方（知母、黄柏、川牛膝、苍术、土茯苓、生黄芪、威灵仙、赤芍、生地黄、生甘草、龙胆草）为靶。甲状腺结节者可予丹栀逍遥散合软坚散结汤（玄参、浙贝母、夏枯草、羊乳、山慈菇、猫爪草、半枝莲、蛇舌草、北沙参、麦冬）；口腔溃疡者可予口糜十三味（藿香、防风、石膏、焦山栀、知母、丹皮、升麻、黄连、当归、生地黄、太子参、淡竹叶、甘草）；黄疸者可予茵陈四苓汤（茵陈、茯苓、猪苓、生白术、泽泻）；关节痹痛者可予蠲痹汤（片姜黄、当归、羌活、生黄芪、生白芍、防风、细辛、徐长卿）。

第三章
象数文化的研究与探索

在系统梳理了天、地、人不同纬度的"象"之后，我们必须探索多维的"象"与无数事物的关联。由于每个人对它的理解都有主观的偏差，要想把"象"的概念以客观明晰的形式表达出来，我们需要用到"数"。如果说"象"是对世界信息表象的描述，那么"数"就是对世界物质规律的测量，由此产生的"象数文化"具有格外的说服力和影响力。

第一节　古代朴素唯物观和象数文化的关系

悠悠历史长河，唯物主义的发展经历了三个阶段：古代朴素唯物主义、近代形而上学唯物主义、现代辩证唯物主义。其中古代朴素唯物主义作为最初形态，它否认世界是神创造的，肯定了世界的物质本原性和统一性，试图在某些具体的有形物体中或某些特殊的东西中，寻找具有无限多样性的自然现象的统一。在这个过程中，为了方便对现象描述、归类和概括，"数"应运而生，当不停地记录和修正之后，人们惊讶地发现，感性的物质世界竟然体现着有规律的数字联系，从此象与数的交互作用，以其普遍性和普适性一直影响至今。诚如文德尔班在《历史与自然科学》中提出："自然研究的出发点尽管也是很富有直观性的，它的认识目的却是理论，归根到底是一些关于运动规律的数学公式；它以严格的柏拉图方式把有生有灭的个别事物当作空虚无实的假象抛开，力求认识合乎规律的、无始无终、长住不变的、支配一切现象的必然性。它从有声有色的感性世界中布置出一个秩序井然的概念体系，要求在其中把握真正的、藏在各种现象背后的万物的本质……这是思维对感觉的胜利。"虽然文德尔班的话评论的是近代科学，却同样适用于用"数"来统一不同"象"元素的古代朴素唯物观。

恩格斯说过："在希腊哲学的多种多样的形式中，差不多可以找到以后各种观点的胚胎、萌芽。"如果我们要追溯古代朴素唯物观与象数文化的渊源，我们不得不回到希腊文化。"希腊哲学之父、希腊科学之父"的泰勒斯创立了爱奥尼亚学派，他们抛弃了古老的神话传说，试图用人类的理智面对宇宙，找出千变万化的表面现象背后始终不变的东西，如泰勒斯认为万物生于水，又复归于水，因此万物的本原是"水"；又如发明了"日晷"和"世界地图"的阿那克西曼德认为"阿派朗"（无限定，即无固定限界、形式和性质的物质）在运动中分裂出冷和热、干和湿等对立面，从而产生万物，因此万物的本原是"阿派朗"；学派最后一位代表阿那克西美尼则认为万物的本原是"气"。

与此同时，古希腊毕达哥拉斯学派则认为宇宙可以用单独一个主要原理加以说明，这就是数，科学的世界和美的世界都是按照数和谐统一的，因此数即万物，万物皆数。柏拉图深受毕达哥拉斯学派的影响，他把算术和几何作为培养哲学家最初的两门预备课程，在《柏拉图全集》中提出"数的性质似乎能导向对真理的理解。……学习几何能把灵魂引向真理，能使哲学家的心灵转向上方"，甚至有记载，柏拉图学园的入口处写着：不懂数学者不得入内。柏拉图学园培养出古希腊最杰出的思想家和科学家亚里士多德，恩格斯称其为"古代的黑格尔"，他提出数学对象不可能分离独立存在于可感事物之外，认为物质世界是由水、气、火、土四种元素组成，并创立了以三段论为中心的古典形式逻辑体系。

我们勾画了象数文化在古希腊朴素唯物观的基本轮廓，现在我们回到远隔重洋的中国。象数思维深植中国传统文化，《管子·七法》有云："刚柔也、轻重也、大小也、实虚也、远近也、多少也，谓之计数。"被贬官流放的范仲淹看尽岳阳楼风光后写道："天高地迥，觉宇宙之无穷，兴尽悲来，识盈虚之有数。"参加宴席的虞集在谈论蜀汉事后感慨："天数盈虚，造物乘除。"……凡此种种，对于中国人来说，"数"不仅仅是用作计数、标记或用作量度的系列符号，更是对于"天、地、人"三纬之象发展规律的构建和运用。

回顾中国古代朴素唯物观，早在先秦时期已初见端倪，《周书·君奭》云"天不可信"，《周书·康诰》云"惟命不于常"，《诗经·大雅·文王》云"天命靡常"等，都反映了至高无上的"天命观"产生了动摇。遥想楚大夫在《天问》中所询："遂古之初，谁传道之？上下未形，何由考之？冥昭瞢暗，谁能极之？冯翼惟象，何以识之？明明暗暗，惟时何为？阴阳三合，何本何化？……隅隈多有，谁知其数？……"他从天地离分、阴阳变化、日月星辰等自然现象，到月中玉兔、女岐、伯强、鲧禹治水等神话传说，乃至圣贤凶顽、治乱兴衰等历史故事，在对天、对地、对神、对人事的怀疑和不平中，展现了波澜壮阔的唯物宇宙观。

我国先民正是在对"天命"的质疑和批判中，不断思索、寻找着世界万物的起源和多样性的统一，象数结合的"五行"学说应运而生。为何将"五"作为建制基本单位呢？郭沫若先生在《甲骨文字研究·释五十》中提出："数生于手，故一二三四作 ━ ニ 三 亖，此手指之象形也。手指何以横书，曰请以手作数，于无心之间，必先出右掌，倒其拇指为一，次指为二，中指为三，无名指四，一拳为五。"该说法得到人类学、民族学界相当多的支持。"五行"一词最早出自《尚书》。《尚书·甘誓》有云："有扈氏威侮五行，怠弃三正，天用剿绝其命。"五行在此专指天象的术语，即辰星、太白、荧惑、岁星、填星等五行星。而《尚书·洪范》又云："五行：一曰水，二曰火，三曰木，四曰金，五曰土。水曰润下，火曰炎上，木曰曲直，金曰从革，土爰稼穑。润下作咸，炎上作苦，曲直作酸，从革作辛，稼穑作甘。""五行"首次明确指代"水、火、木、金、土"五种物质材料，又将"五行"与"五味"组合，根据事物间内部相关特性分门别类，"五行"连类比物的象数文化开始萌芽。

　　此后，我国最早的国别体史书《国语》中亦有"五行"的记载，《国语·展禽论祭爰居非政之宜》曰："及天之三辰，民所以瞻仰也；及地之五行，所以生殖也。"先秦《孔子家语》也说道："天有五行，木火金水土，分时化育，以成万物。"明确指出世界万物的起源于"五行"。及至编年体史书《左传》，"五行"的连类比物初具雏形，如《左传·昭公二十五年》曰："则天之明，因地之性，生其六气，用其五行。气为五味，发为五色，章为五声。……为六畜、五牲、三牺，以奉五味；为九文、六采、五章，以奉五色；为九歌、八风、七音、六律，以奉五声。"《左传·昭公三十二年》曰"故天有三辰，地有五行"等，甚至在《左传·昭公三十一年》有记载"火胜金，故弗克"，以及《左传·哀公九年》有"水胜火，伐姜则可"等五行相胜的说法。直到战国末期，著名的阴阳五行家邹衍继承了齐人的数术文化，提出"五德始终，循环相胜"的观点，五行相胜理论进一步完善，并大为流行。其中《管子》《礼记·月令》《吕氏春秋》等经典著作逐步将精气、阴阳、五行结合，全面阐述与之相对应的天象、历法、物候，以及应时起居、应时寄政的象数思想，为五行学说的成熟奠定了基础。

　　及至西汉，《淮南子》的成书标志着集"精气、阴阳、五行"于一体的天、地、人三纬全景象数图的生成。其一，《淮南子》对五行生克关系首次做出明确表述，《淮南子·天文训》曰："水生木，木生火，火生土，土生金，金生水。子生母曰义，母生子曰保，子母相得曰专，母胜子曰制，子胜母曰困。"《淮南子·地形训》曰："木胜土，土胜水，水胜火，火胜金，金胜木。"其二，提出一系列完整的五行生克关系，如"五行"生克与量的关系，《淮南子·说林训》曰："金胜木者，非以一刀残林也；土胜水者，非以一璞塞江也。"等等；对于"五行"互藏的关系，《淮南子·说林训》曰："水中有火，火中有水。"等等。其三，《淮南子》首次将"五行"与地支相关联，与五星相关联。其四，对五方、五色、五脏、五体、五窍提出新的配对方式，基本与《黄帝内经》相一致。时至西汉中期，董仲舒所著《春秋繁露》首次将"五行"与人的情志相配对，重视天人感应，提出"五行"生克当以整体为中心，互相制约，为"五行"学说的内容和外延进行补充。

借助三纬全景象数图，"中医五行学"也在迅速发展，《黄帝内经》建立了一个以五脏为中心的整体宏观模型，即"藏象学说"，我们在"象彰气化"及"象在人体的表现"部分已有完整叙述，不予赘笔，在此，我们着重来看《黄帝内经》中的数。其一，变化生化之数，如《素问·阴阳离合论》云："阴阳者，数之可十，推之可百，数之可千，推之可万，万之大不可胜数，然其要一也。"其二，天地运行之数，如《素问·天元纪大论》云："天以六为节，地以五为制。周天气者，六期为一备；终地纪者，五岁为一周。君火以明，相火以位。五六相合，而七百二十气为一纪，凡三十岁，千四百四十气，凡六十岁，而为一周，不及太过，斯皆见矣。"其三，河图洛书之数，如《素问·六元正纪大论》云："甲子、甲午岁，上少阴火，中太宫土运，下阳明金。热化二，雨化五，燥化四，所谓正化日也……癸巳、癸亥，上厥阴木，中少徵火运，下少阳相火，寒化雨化胜负同，邪气化度也。灾九宫，风化八，火化二，正化度也。其化上辛凉，中咸和，下咸寒，药食宜也。"等等。我们将在下一节"五运六气和象数文化的关系"中进行详细讲解。

象数文化体现了我国古代朴素唯物观，除"五行"之外，还有集大成者，即为《周易》，杨力在《周易与中医学》中指出："一部《周易》全在一部象数，象数是易理的瑰宝，没有象数便没易理。"兴南子亦曰："宇宙虽大，不离其数，万物虽多，不离其象。明象数者，知宇宙万化，通天下万变。"具体内容我们将在"《周易》易理和象数文化的关系"一节细细道来。

时至今日，我们反观中外古代朴素唯物观和象数文化的关系，不难发现许多共通之处，除了希腊和中国，古印度的斫婆伽派认为世界本原是地、水、风、火；埃及人认为一切生命来源于冷水等，不同地区的先民们都在努力挣脱"天神"的枷锁，积极探寻构成物质世界的真谛，然而由于先民们认知有限，缺乏全面牢固的自然科学基础，他们重视经验累积的同时，习惯采用简单直观的方式，对无法解释的现象掺杂许多虚妄的猜测，导致其发展前路坎坷，屡受质疑。

第二节　五运六气和象数文化的关系

"五运六气"又称"运气"，它是以自然界的气候变化和人体对其变化的应对性反应之象来研究生命现象，以寻求自然界一年五个季节的气象运动变化对人体发病、养生的影响的动态规律，这是中医整体观念和天人合一的主要理论基础。运气学说的基本内容是以数字化的形式集"元象""具象"于一体的"象"宇宙，其中"六气"是根据各地域所属的气候区域、特征，探索各季节气候变化的正常节律及反常的气候变化给人类带来疾病灾难的规律。这就是以朴素唯物观为哲学基础的五行、六气、三阴三阳的核心内容，在《素问》"六节藏象论""天元纪""五运行""六微旨""气交变""五常政""六元正纪""至真要"等大论中有充分的阐述，因而促成了五运六气与象数文化的有机融合。其中五运是指木、火、土、金、水五行五方的运动；六气是指存在于空间中的风、寒、暑、湿、燥、火六种气候变化要素。《素问·五运行大论》译之曰："燥以干之，暑以蒸之，风以动之，湿以润之，寒以坚之，火以温之。故风寒在下，燥热在上，湿气在中，火游行其间，寒暑六入，故令虚而生化也。故燥胜则地干，暑胜则地热，风胜则地动，湿胜则地泥，寒胜则地裂，火胜则地固矣。"这些自然之象引申到人体，成为解释人体生理病理变化的基础。

运气学说将看得见的有形之象与看不见的无形之气高度统一，认为气充盈于天地上下四方之间，一切事物的形成、发展和消亡的本质即是气的运动变化。《素问·天元纪大论》曰："神，在天为风，在地为木；在天为热，在地为火；在天为湿，在地为土；在天为燥，在地为金；在天为寒，在地为水。故在天为气，在地成形，形气相感，而化生万物矣。"其中"神"即为阴阳，阴阳变化之象神奇莫测，说明了象数的主导性、系统性、多元性和复杂性。

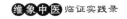

在数的表述上，运气学说包含天干地支，即甲、乙、丙、丁、戊、己、庚、辛、壬、癸十干，以及子、丑、寅、卯、辰、巳、午、未、申、酉、戌、亥十二支的物候符号。五行之气的特性决定着天干的五行所属，如肝气应春季，木气生发，万物萌芽，甲乙为万物初生，破甲乙屈之貌，故在日为甲乙。地支的五行属性由方位与月建决定：木是东方之气，寅、卯建于正月、二月，位于东方；火是南方之气，巳、午建于四月、五月，位于南方。其他依次类推。天干地支既各有五行所属，又各有阴阳分属；五行中偶有阴阳，而阴阳中包含五行，阴阳五行的不断运动变化形成生生不息之机，这也是气机变化的最高形式。

五运六气还包括天干纪运和地支纪气。天干纪运根据纪年的天干及其阴阳属性推算值年的岁运、主运和客运，地支纪气认为每年的六气分为主气、客气及客主加临三种情况，应在观察主气的常序上结合客气来分析气候变化对人体的影响。由此表现出亢害承制的生理病理现象和司天在泉的天人合一观。

运气与象数的交融为中医预防、诊疗、康复提供了理论基础和操作遵循，中医运用平气、太过、不及、胜复、郁发等概念研判各类疾病发生、发展和转归。历代名家如王冰、刘完素、李东垣等充分挖掘并传承发展了运气学说，嫁接于象数文化中，李东垣运用运气学说而创新形成的"阴火学说""甘温除大热"即为典型。现代学者推断的2003年"非典"发病流行季节与实际发病时段十分相近，近年新型冠状病毒感染依据暴发地的异常气候判定为燥、湿、寒、热邪气复合之寒湿疫，由此指导中医诊疗方有较好疗效，充分说明五运六气与象数文化整合的实用价值。

第三节　《周易》易理和象数文化的关系

《周易》中的象数文化丰富而系统，其象数思维植根于天人合一的哲学基础，由一阴一阳两种符号组成八种卦象，由卦象悟卦德，由卦德知天道，由天道明人事，论证天人合一。《周易》的象数文化是真善美的融合，感悟卦象的抽象属性是参悟天道真相的必经之路，推天道以明人事是引导人事向善，用具体卦象表达抽象易理的感悟方式显现着独特的美感，也由此引领中医学走向"大医精诚"的医道仁术。

象数思维，指通过直观、形象、感性的图像、符号、数字等形式探知自然界的运变规律，自然、社会、人体的运变规律是统一的、系统的、感应的，其构建的太极图、阴阳五行、八卦、六十四卦、河图洛书、天干地支等象数符号与图形，涵括了自然之道，具有鲜明的整体性和全息性。

象与数的统一是象数思维的重要特征，象中含数，数中蕴象，《周易》六十四卦中阴爻称六，阳爻称九，爻象中蕴含着数；八卦布列八方，乾一兑二离三震四巽五坎六艮七坤八，八卦以数排列；《周易》中的天数为奇属阳，地数为偶属阴，又将数与阴阳太极之图像相联系；而《尚书·洪范》则将"一曰水，二曰火，三曰木，四曰金，五曰土"之五行之数与五行之象得以联系。

《周易》产生的时代是崇拜生殖的年代，以人类繁殖为核心。而生生不息的繁殖之道在于阴阳和合，《周易·系辞上》认为形而上之道由阴、阳构成，即"一阴一阳之谓道"，阴阳在《周易》中分别用乾卦、坤卦成象，《系辞上》阐述"夫乾，其静也专，其动也直，是以大生焉。夫坤，其静也翕，其动也辟，是以广生焉"。以人类生殖的现象和规律与天地自然的现象和规律互证演绎。故《易传·系辞下》有谓"天地氤氲，万物化醇。男女构精，万物化生""生生谓之易"，《周易》的终极目的是使种族与家业生生不息，这样的文化基因就成为象数文化和中医药学的源头。

医易相通，其桥梁是象数文化，《帝王世纪》说："伏羲画卦，所以六气，六腑，五脏，五行，阴阳，四时，水火升降，得以有象；百病之理，得以有类。"《素问·针解》借洛书九宫图，表为九针，《灵枢》前九篇，亦借九宫图标示九法。《针解》谓："夫一天、二地、三人、四时、五音、六律、七星、八风、九野，身形亦应之，针各有所宜，故曰九针。"这些象数文化对中国古代自然科学、生命科学，尤其是对中医药学产生了极为深远的影响，中医的哲学思维和辩证思维都渊源于象数思维，以此框定了中医学整体、中和、变易、直观、虚静、顺势、功用等认知方式。

象数思维孕育了象数文化，从象数文化催生了象数疗法。中国医学历经巫术、祝由、游医、道医、易医、堂医等进化演变、迭代升级，其中以八卦象数为基础的象数疗法是易医的核心技能，将易、医、气三者紧密结合，融为一体。以八卦类象定位，对应于人体五行脏腑之数，以药调之，以气行之，达到平衡阴阳气血的常态。并且在中药方剂的剂量配制上更突出数的玄机，例如小柴胡汤用药七味，按河图洛书之图是火数，与相火相应。柴胡位属第一，是君药，黄芩位数第二，是臣药，柴胡用量八两，黄芩三两，三、八是东方之数，也是寅、卯、辰之数，这是少阳的性用，并和少阳病欲解时刻相对应，也是靶方靶药中象数思维的一种方式，更是"医者意也"的智慧运用。

第四节　0－1－9－0生命论

中国古代朴素的唯物观孕育了象数文化，而中医学的生命观渊源于象数文化，包含着象的隐性和显性、象的动态和静态、象的整体与个体、象的消亡和再生，由此指导生命认知、疾病预防、辨证论治、方药运用、康复养生等全生命周期的理论和实践。其中对生命的认知可概括为0－1－9－0生命论。

一、生命起源于无——"0"

宇宙最初虚空而浑然一体，其精微静默不生自我，因而使宇宙处于"恒无"的恍惚状态。《道德经·十四章》论述："其上不皦，其下不昧，绳绳兮不可名，复归于无物。是谓无状之状，无物之象，是谓惚恍。"《素问·天元纪大论》也认同宇宙从虚无中化生万物："太虚寥廓，肇基化元，万物资始，五运终天，布气真灵，揔统坤元，九星悬朗，七曜周旋，曰阴曰阳，曰柔曰刚，幽显既位。"现代研究认为，宇宙的诞生源于一个"奇点"的量子涨落，导致该"奇点"发生大爆炸，"炸"出了时间、空间和构成万物的基本粒子。最初宇宙中只有氢和氦两种元素，在引力作用下集聚在一起，形成第一代恒星，恒星在一代又一代核聚变的爆炸过程中逐渐形成碳、氧、铁等各种更重的元素，才有了形成行星和生命的物质的基础。终使在大约 45 亿年前形成了地球。再经过几十亿年的进化才有了人类，人体的每一个原子，都源于某些恒星爆炸所产生的宇宙尘埃。世间有形无形皆是量子不断振动的存在，这就是宇宙和人类的本源。

中国古代将宇宙和人的生命存在称为道，道是探索生命的逻辑起点和最高范畴，认为道是有"妙"与"徼"两种状态，"妙"意为看不见、看不清楚；"徼"即"皎"之意，意为看得清楚，其哲学内涵与《内经》的"幽显既位"相一致，即道有不可感知及可感知两种状态。《庄子·大宗师》曰："夫道有情有信，无为无形；可传而不可受，可得而不可见；自本自根，未有天地，自古以固存。"《庄子·知北游》认为："视之无形，听之无声，于人之论者，谓之冥冥，所以论道而非道也。"道的有无观说明有的道处于幽而不显的状态，未能通过感官来认知，故可得而不可见，有实而无形，必须运用象思维来求得。《道德经·二十一章》曰："道之为物，惟恍惟惚。惚兮恍兮，其中有象；恍兮惚兮，其中有物；窈兮冥兮，其中有精。"

道具有规律性和物质性。道的规律性是指万物随天体运动变化的规律，天地万物皆遵循宇宙天体周期性自然运动的演化规律，宇宙依次把无序的宇宙尘埃演化为有序的生命运动，这也是生命状态的"无"存在，宇宙天体运动与人体生命活动的联系，是通过量子纠缠现象与人体神经中枢系统建立联系的，天体的量子与人体大脑神经中枢细胞蛋白质小管分子中的电子存在着量子纠缠现象，促使神经中枢电子能发生周期性跳跃运动，其所释放的周期性电磁波能量变化便在神经中枢产生初始的周期性调节信息，以此决定着人体生命的优胜劣汰。中医认为"天人合一"，其调节机制是阴阳五行和五运六气。

道的物质性是气，气是宇宙固有之存在，是万物化生的起始。《恒先》载："有或焉有气，有气焉有有，有有焉有始，有始焉有往者。未有天地，未有作、行、出、生。虚静为一，若寂梦梦、静同而未或明，未或滋生。气是自生，恒莫生气。气是自生自作。"气存在的基本状态为无形和有形，无形是气处在弥散状态，无形之气可以凝聚成有形之物，有形之物消散又会还原为无形之气，相互进行着永不停息的交换活动，《素问·气交变大论》曰："善言气者，必彰于物。"这是气化之道，宇宙运动受气化的催化，气化是物化的基础，生命产生于气化，气化是无形无觉和恒动不停的。

生命起源和演化的"0"意识和"有无"观，是对宇宙生命有形无形、有名无名状态的哲学命题，这种"有无"状态的本质是气机运动变化。在气化交动的作用下，"有无"可以"相生"，即在"有无"之间转化，"有"可复归于"无"而处于似"无"而"有"、若"有"若"无"的恍惚状态，这是"可见"层面把握"不可见"层面的方法论。该方法论有助于让医者理解和运用藏象理论、取象比类、司外揣内、见微知著、运气司天、疾病预防及养生保健的象思维成果。

二、生命生长于气——"1"

"0"是宇宙本质，是混沌之气，是万物之始。宇宙生命的诞生和生长的物质基础是"元气"，这是生命哲学观的核心之"1"。《论衡·自然篇》说："天地合气，万物自生听。"《庄子·知北游》曰："人之生，气之聚也。"《管子·心术下》说："气者，身之充也。"《素问·宝命全形论》谓："人以天地之气生。"西汉时期的学者把气称为元或元气，如《春秋繁露》曰："元者，万物之本。"《论衡》曰："元气，天地之精微也。"说明元气为本始之气，是化生天地万物的本源。《素问·气交变大论》所谓"善言气者，必彰于物"，意即气通过其效应表现出来，而由元气化生的元阴、元阳通过交感而成为化生宇宙万物包括人类的内在动力。

人类由气而生，《灵枢·天年》中黄帝问于岐伯曰："愿闻人之始生，何气筑为基？何立而为楯？何失而死？何得而生？"岐伯曰："以母为基，以父为楯。"意为父母各禀阴阳之气合而为元气而形成生命，生命既成，其生长依赖于气，黄帝曰："其气之盛衰，以至其死，可得闻乎？"岐伯认为是五脏之气，决定着生老衰病死，"气聚则生，气散则死"。

先秦的《庄子·知北游》谓："通天下一气耳"，其"气一元论"指示了事物的本源运动。中医整体观认为天人合一，五行六气将整个生命可持续运动的状态统一起来，揭示生命的本质是元气的气化交动，气化交动的基本形式是升降出入，调控原则是整体气化的太极球圆动稳态，捕象方式是点、线、面、维、元、圆多维交动之象思维，而气又是促进人体整体联系的原动力。一是人体是一个完整的有机整体，构成人体的器官、经络、脏腑、气血等有赖于气的调控，才能在结构上密切联系，功能上协调为用。二是人与自然环境密切联系，彼此同源、同构、同态，《灵枢·岁露论》曰"人与天地相参也，与日月相应也"，这也依赖于气的调节，所谓"正气存内，邪不可干"，包含有人与自然共生之意。宇宙从势能高的时空向势能低的时空运动，势能高的时空为阳，势能低的时空为阴，这是气分阴阳的气化观，其运动有五种基本的形态，是天体维持可持续周期性运动所遵循的基本规律，古代常把这规律比象为自然界中的木、火、土、金、水五种物质的基本运动，由此产生了五行学说。五行学说运用到人体，也成为人体整体观的理论基础，人体五脏生克的生命运动机制，是五脏六腑十二经络之气的生克交叉，控制克己脏腑经络之气的盛衰，决定克己脏腑功能系统的气化交动。三是人与社会环境的适应性。生命是运动与资源互为转换循环的过程。人体内在生命在气血资源有限条件下，人的心念太强烈则会消耗过多的气血资源，更会影响天体运动对人体生命气血运动的调节能力，进而影响人与社会的和谐相处。故《内经》提倡"志闲而少欲"，道家提倡"无为而治"的清心寡欲的心理状态，由此说明整体观体现了气为中介的物质性，以五脏为中心的系统性，以时空为轴线的恒动性的天人合一哲学观。

三、生命表达于象——"9"

中医生命哲学观的核心要义在于元气、阴阳二气、五行六气。这九气

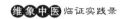

叠加，构成人体生理病理的气化运变系统。其中五行之木火土金水，火有君火、相火二气，故称为六气。各气相加为九，呈现纷繁万千的元象、比象、道象，形成表达生命的象思维数控机制。

九，在中华传统文化中是最大的数字，河图数理中描述，五行之数，水一、火二、木三、金四、土五，一、三、五为阳数，其和为九，故九为阳极之数。数字是人类在远古时期就已经发明的计数规律，数字是无穷无尽的，在这些无数的数字中，冥冥之中有着潜在的神奇联系，这就是九。圆有360°，将这个度数各个数位上的数字相加，就是3＋6＋0＝9，将圆对开分割就是180°，而1＋8＋0＝9，再分割就是90°，相加还是9，再分割为45°，相加依然是9，再对半分割为22.5°，虽然出现小数点，而单把数字相加2＋2＋5＝9，再对半分割后相加还是9，这9就是圆对分奥秘。而多边形的内角和的数值，也凸显了9的神奇。三角形的内角和180°，数字相加为9，四边形的内角和360°，五边形内角之和为540°，六边形内角之和720°，数字相加都是9。再往后之七边形、八边形，等等，内角之和的数字相加均为9。在自然数中还有规律令人惊奇，从1加到8是36，将3和6相加，还是9。并且任何一个个位数与9相加都会回到原样，1＋9＝10，将1和0相加就是1，2＋9＝11，1＋1就会回到2，一直如此类推，8＋9是17，那么1＋7又变成8，还是回到原位，由此可见，9在数字中的强大和神奇。这一数字文化引入生命哲学，9成为图形之象的最佳数基，表达出生命的千姿百态、千变万化和千人一面的特征。而传统的中医象思维的元气、阴阳二气、五行六气之九气与此相吻合，说明9所表达的是多而广、规律性强、关联度大。

用"九气"解释"天人合一"和人体生理病理，是象数文化的延伸。元气是万物之本，由此化生的阴阳二气合而成人，五行六气控制生理循环和病理纠错。故借助人体阴阳气机的升降浮沉，五行之气调节着人体五脏的相生相克，从而实现气机运动的常态和稳态。

四、生命回归于无——"0"

宇宙是恒动的，生命万物也是恒动的，其动力是气化交动，其特点是循环往复、互相转化、非无尽而非有尽、时空共存、大道归一，更以元气为本原，阴阳为圆动，五行六气为循环平衡，一切生命皆源于无，无又诞生一切生命，既是生命的归宿，又是生命的开始，这是唯物论辩证法的生命哲学观。无即"0"，"0"即无，不但要重视从无到有的生长，更要总结从有到无的老死，故阴阳圆动有序，则生老病死有序；阴阳圆动无序，则百病丛生。

要守住阴阳圆动有序常态，首要是固本培元，资充元气，不繁劳过"用"，不违逆泄"精"，不食伤"后天"，不耗神消志，始终保持太虚状态，守护一气贯通，恒动气化、天地人神、元象具象共俱的宏观蓝图。其次要固护阴阳，保持阴阳平衡，天地阴阳交济周而复始而有生命循环。"阴平阳秘，精神乃治"，"阴在内，阳之守也；阳在外，阴之使也"。要注重阴阳的消长转化，气化不休，善于阴中求阳，阳中求阴。故《素问·阴阳离合论》有谓："天覆地载，万物方生，未出地者，命曰阴处，名曰阴中之阴；则出地者，命曰阴中之阳。阳予之正，阴为之主。故生因春，长因夏，收因秋，藏因冬，失常则天地四塞。阴阳之变，其在人者，亦数之可数。"要维护阴阳整体性，"阴阳离决，精气乃绝"，按照四时变化，春夏重在护阳，秋冬重在养阴。知其七损八益而益寿。

要统筹五行之气的循环周流，生克乘侮的调节机制。人体生命运动的根本在于宇宙依照五行规律演化人体五脏气血循环而达到生克平衡，人身分上、下、左、右、中五部。上焦心肺，中焦脾胃，下焦肝肾。上部之气，由肺金下降，生化津液，下部之气，由左肝木上升而化生气血；中焦脾胃之气，以升降斡旋得以运化。五脏气机运动按照五行特性而体现中正、清透、流动、均衡、圆融的特征。而各脏所主之气与大自然风、寒、暑、湿、燥、火相呼应，形成了生命和大自然气候循环相应及从无到有、从有到无的循环往复过程，而这一调节机制也能主导生命的延续和再生，指导中医学的生理病理、预防保健，让"0"的生命哲学观延续到医学的创新发展。

第四章
象思维是桥梁和钥匙

第一节　象思维是沟通精神世界和
实质平台的重要桥梁

　　象的含义和捕象方式从原始到进化，历经了漫长的历史过程，迄今已融入现代科技。然其基本认知还是不离三种含义：一是看山是山，看水是水的"物象"，属于客观、唯物的实质平台；二是看山不是山，看水不是水的"比象"，属于象思维指导下而产生的"观物取象""立象尽意"的哲学理念；三是看山还是山，看水还是水的"道象"，属于精神世界的规律探索，属于微观、唯心的动态无觉存在，其中的象思维以"比象"为枢纽，贯穿"物象"和"道象"两极，是沟通精神世界和实质平台的重要桥梁。这启迪于老子"道生一，一生二，二生三，万物负阴而抱阳，冲气以为和"的阴阳三分法哲学思想。

　　科学研究依靠哲学的引领，物理学是研究物质运动基本规律和基本结构的自然科学，物理学认识客观世界和微观世界是象思维的愿景探索，从牛顿研究天体运动规律的客观世界捕象到微观无形感悟的经典力学；从有形的指南针到无形的电磁场运动规律，促使人类进入电气化时代；从直观热能蒸汽发展为内燃机，提高了燃气的温度和压力，发现分子运动越快，温度越高，密度越大，压力越大，则内燃机的效率越高；从宏观到微观，再从微观到无限性，将分子分为原子，将原子分为中子、质子、电子及基本粒子，认为最基本的粒子仅是波动的反映，许多波叠加在一起，形成一个高能量的波包，就形成了物质，也就类似本书前面叙述过的"经纬球"，两个电极相反，波峰等值的波叠加在一起就会相互抵消，物质就消失了，这称之真空涨落，由此推论世界的本源是真空，从而产生了量子物理学。这些与老子的哲学观"无，名天地之始；有，名万物之母。故常无，欲以观其妙。常有，欲以观其徼。此两者同出而异名，同谓之玄，玄之又玄，众妙之门。"其中的玄是古人对波的描述，即天籁之音。《黄帝内经》论说"其在天为玄，在人为道，在地为化"。繁体字"藥"，意味着草木是大自然和谐的天籁之音，这些表述印证了虚与实、精神与物质通过象思维的哲学桥梁相贯通。

象思维的桥梁作用还体现在精神世界和实质平台的整体性。科学研究不断纵深于微观世界探索事物运动规律，但缺乏认识事物间相互联系的方法，未能有效地把各种微观实体联系起来，构成大整体、大系统。而各行业之间，研究传统文化的行业对现代自然科学缺乏认识，研究现代自然科学的行业又缺乏对传统文化的认识，人类为了自身的生命健康，该怎样适应周边环境，物理学对物质结构研究已深入到了量子生物学，对生命研究已到了基因层次，但都解决不了大物质的构造问题和人类的慢性病问题。面对这些问题，有科学家提出了耗散结构理论，即整个世界是个动态开放的复杂系统，而这个系统不适宜拆分进行研究，尤其对生命体，这就需要开放式的复杂生命系统。著名物理学家李政道提出："21世纪的方向是整体统一，微观的基本粒子要跟宏观的真空构造、大型的量子态结合起来。"科学家钱学森认为："系统的理论是现代科学理论里的一个非常重要的部分，是现代科学的一个重要组成部分，而中医理论又恰恰与系统科学完全融合在一起。不仅因为有中医在中国这块土地上的几千年和这么多人民的实践证明，而且另一方面，中医的看法又跟现代科学中最先进、最尖端的系统科学的看法是一致的。"科学研究的方法之一是切割还原法，科学自身也在切割还原中不断优化，而且其方法借助于象思维。

象思维还是贯通新兴科技构想和科技创新实践的桥梁。爱因斯坦的老

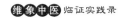

师、量子理论之父普朗克认为，原子研究让人感觉到世界上根本没有物质，物质是由快速振动的波即量子形成。无形的意识与有形的实体之间的差异仅是波，即量子振动频率的不同。振动频率高的量子形成了无形的感觉、意识，振动频率低的量子形成了有形的山水、动植物，有形事物的差异是量子低频率振动的差异，这与本书前述的气化变动存在于一切事物的观点是一致的，没有任何事物是静止的，一切都在振动运动，人同时存在于两种不同世界，头上是量子高频振动的灵性世界，足下是量子低频率振动的实体平台。但科学家尚未研究清楚量子纠缠内在的能量机制，只是在思索产生量子纠缠可能存在的超级能量场，这或许是暗物质、暗能量。人们已知的明物质世界在宇宙中只占可推算世界的5%左右，而对其的科学认知只有5%左右，远远超过明物质的暗物质和暗能量会通过量子纠缠影响着人类，这需要科学构想的创新和实践的推进。其方法应借助于象思维。量子振动的五种形式与中医五行学说相类似。五行有五种基本运动特点，木气上升疏泄，火气宣通炎上，金气收敛下降，水气润降趋下，土气运化万物。五者之间相生相克，构成整体系统性的循环运动，阴阳则是运动的本源。五行相生相克把宇宙间不同体系的实质世界横向联系起来；五行运动的每一行再一分为五，把客观世界与微观世界联系起来，这其中也存在暗能量与明物质的相互作用问题，而中医的阴阳五行学说已从哲学层面予以解释。

在象思维指导科学实践上，21世纪初有科学家尝试利用全息全基因组信息重构生命之树以解释生物起源和演化途径。构建物种关系树是系统思维，是现代化的"比象"，它既能还原物种多样性起源的"物象"，又能展示物种多样形态和健全的生理功能；这其中综合运用了医学、基因组学、古生物学、生态学、材料学、计算科学等多种前沿技术，对达尔文《物种起源》赋予创造性发展，这是古老经典的象思维激发的当代科技活力。中医学自身更应该将象思维挖掘好、发展好、运用好，使其成为文化与科学、西医与中医融合共通的桥梁。

第二节　象思维是中医药走向现代化
多元道路的关键钥匙

　　象思维是一种浓缩的、简约化的认识论，其将宇宙天体周期性运动演化为阴阳五行运动规律，将万物由无序的运动状态演化为有序的运动状态，构成了简便实用的认识天地万物有形世界和无形世界的整体观认识体系。作为中医经典医著的《黄帝内经》对此有充分的论述，如"天地万物者，不以数推，以象之谓也"。象思维孕育了中医、推动了中医，在当今中医药走向现代化多元道路之时，它又是一把关键性钥匙。

　　习近平同志指出："中医药学凝聚着深邃的哲学智慧和中华民族几千年的健康养生理念及其实践经验，是中国古代科学的瑰宝，也是打开中华文明宝库的钥匙。深入研究和科学总结中医药学对丰富世界医学事业、推进生命科学研究具有积极意义。"当今的科学突飞猛进，但尚未真正认识中医药的作用机理和对人类的贡献：如在学科定位上还在质疑是科学还是哲学，是医学还是经验；在研究方法上还在套用西方医学的数字化、标准化、实验室、大样本，不认可中医药的整体观、辨证法、象思维等中医特有的理论体系和思维方法。科学在推动发展中医药学科方面尚处于探索论证的阶段，而中医药走向现代化势在必行，其道路则是多元的，而充分运用好象思维是其中最具中医特色的开门钥匙。

　　科学进入量子时代以来，科学家已经体会到科学从认识微观世界到回归宏观世界是 21 世纪科学发展的方向，世界前沿学术研究思维方法正在朝着中医药学的整体系统方法靠近，中医象思维的哲学思想将引领科学从认识微观世界回归宏观世界的发展之路。

　　科学是在不断进化中才称为科学的。爱因斯坦在研究两个都在运动的物体之间的运动关系时发现，时间和空间都不是绝对的，其取决于观测者的运动状态，速度快则时间就会慢，时空都不是绝对静止的，由此产生了物理学的相对论。德国物理学家海森堡在测量粒子运动速度时发现，速度越准确，其测出的位置精度越差，由此提出测不准原理。科学界在认识量子运动前，象思维被认定是唯心主义。其后才认识到事物运动需要客观因素和主观因素同时存在。科学用粒子的观点去研究微观粒子，就会呈现粒子的特性；用波的观点去研究微观粒子，就会呈现波的特性。或许，中医学的象思维能校正科学研究方法的偏差。

象思维植根于中国传统文化，是古代哲学的具体运用，它既是一种系统理论，又是指导临床实践的基本方法。在中医药走向现代化的道路上，首先要克服语言表述难度。西方医学在传入中国时，全部沿用了中医的脏腑器官名称如心肝脾肺肾胃大小肠等，国人很快接纳了西医的理论体系。目前西医在当代科技激发下成为主流医学，人们反而质疑中医的五脏六腑名称的非解剖概念。故当务之急是将象思维的中医术语运用当代科技语言进行表述，让更多的科技工作者理解、共享。近几年来，以数字孪生为代表的新技术正逐步改变人类发现、认识和改造世界的方式。数字孪生以其"虚实"结合，系统与人体结合的特性，成为医学研究领域的新路径和新范式。数字孪生又称数字映射、数字镜像，是指在信息化平台内模拟物理实体、流程或者系统，类似实体系统在信息化平台中的双胞胎。借助数字孪生，可以在信息化平台上了解物理实体的状态，并对物理实体进行控制和监控运营，是在大数据、人工智能、物联网和深度学习等新兴发展背景下，在传统仿真技术基础上孕育而生的新技术。但其缺乏理论的系统性和微观的创新性。中医的象思维和象数文化可以成为它的理论基础和创新引领，而其技术又可推广运用于中医药领域，成为全流程智慧医疗体系，将每个个体孪生成为系统整体，这也是象思维语言科技化的一条途径。

其次要坚持守正创新、传承发展。象思维是中医药学主要的理论基础和应用方法，必须做到基因不变，组织优化。其哲学原理、象数要件、动态演绎、应用愿景、主观能动等核心精华的基因要守正传承，而对一些文化狭隘、虚无不实的不良组织进行切割分离，从而做到中医根脉不断、中医思维不乱、中医精华不变、中医发展不停。不仅如此，更要对象思维不断创新发展。中医药的优势在于整体观、功能性，它高度呈现人体的健康感受，对功能状态的捕象超越对结构状态的实象，治疗上呈现调节平衡而少于对抗拮抗，以动员人体的正气防御外界邪气为治疗着眼点，所以中医学又称"健康医学""动员医学"，而象思维是实施这一医学理念的方法学基础，对中医药学现代化有方向性引领作用。

再则是象思维不但可以领引当代科技发展，更能提高医学的预防、治疗、康复的效果。它不但能在"治未病"方面提供思路方法，更对临床治疗起到实实在在的指导效果，尤其能对急性传染病防治发挥独特优势。深入研究中医药为何能抗疫，源于七种学术基因：哲学思维、整体观念、辨证论治、生态药性、大医人文、民族独创、内外兼治，而象思维贯穿始终。现代化的防疫缺乏时间上的现代，一般从发病到病因寻找、机理研究、疫苗研发、药物研制需要一段比较漫长的时间，而中医药则能快速应对，就地取药，这是中医药古老又现代的双重特点，也成为现代社会的必然选择。

象思维代表着当代科技发展方法论的方向，也是当代中西医学融合发展的桥梁和钥匙，但也存在"先天不足"和"后天失养"的难题和短处：一是象思维发源于古代文化，后引进医学，在文化与医学的精准适配上还需提高精准度；二是象思维的领域过于宽泛庞大，在整体系统的紧密性上还不够紧密有序；三是捕象者个体素养要求比较高，非智性、灵性、悟性、韧性者难以综合运用，等等。以上这些问题将在中医药现代化的多元道路上予以优化和创新。

第三节　象思维是文化模式的大数据

象思维的形成和发展历经了数千年的悠久历史，经过无数次的迭代升级，历久弥新，至《易经》的成书而初显成果。《黄帝内经》将象思维运用于中医药学，开启了医学实践的大门。至此，象思维既是传统文化，又是实践方法，更是科技成果。与当今爆炸式发展的大数据相联系，存在着理论上的基础性，思维上的引领性，方法上的借鉴性，运用上的创新性。

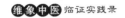

而大数据的成功运用，更为中医象思维带来进化、优化、现代化的好机遇。因为象思维是文化模式的大数据，它所内含的物象、比象、道象宏大而复杂，蕴含大数据的原理。

2008年，英国数据科学领域的权威研究者维克托·迈尔出版专著《大数据时代》，首次将大数据定义为一种高级的数据处理及利用的思维和方式，不用随机分析法（抽样调查）这样的捷径分析事物，而是采用可能的技术手段对所有数据进行处理分析。也就是说，凭借特殊技术手段收集和处理巨量乃至所有的信息。其"特殊技术手段"主要是以云计算为核心的现代化信息技术手段。

大数据在世界范围内引发广泛关注并迅速发展，体现出自身特有的特点：一是数据体量巨大。一般在10TB规模左右，在实际应用中是把多个数据集放在一起，形成PB级的数据量。"百度"资料显示，新首页导航每天需要提供的数据超过1.5PB（1PB＝1024TB），将这些数据打印出来将超过5000亿张A4纸。二是数据类别大和类型多样。数据来自多种数据源，数据种类和格式日渐丰富，已冲破了以前所限定的结构化数据范畴，囊括了半结构化和非结构化数据。其数据类型不仅是文本形式，更多的是图片、视频、音频、地理位置信息等多类型的数据，个性化数据占绝对多数。三是处理速度快。在数据量非常庞大时，能够完成实时处理，遵循"1秒定律"，可以从各种有效数据中快速获得高价值的信息。四是价值真实性高和密度低。随着社交数据、企业内容、交易与应用数据等新数据源的兴起，传统数据源的局限被打破，人们愈发需要有效的信息源以确保其真实性和安全性。以视频为例，一小时的视频，在不间断的监控过程中，可能有用的数据仅有一两秒。

大数据是信息技术发展的必然产物，更是信息化进程的新阶段。当今世界，正在进入以数据深度挖掘和融合应用为主要特征的大数据时代。其功能作用主要有：一是对大数据的处理分析正成为新一代信息技术融合应用的结点。移动互联网、物联网、社交网络、数字家庭、电子商务等是新一代信息技术的应用形态，由此产生新的大数据。云计算为这些海量化、多样性的大数据提供存储和运算平台。通过对不同来源数据的管理、处理、分析与优化，将结果反馈到信息应用中。二是大数据是信息产业持续高速增长的新引擎。面向大数据市场的新技术、新产品、新服务、新业态会不断涌现。三是大数据利用将成为提高核心竞争力的重要因素。人们的决策行为正在从"业务驱动"转型升级为"数据驱动"。运用到医疗领域，正在提高诊断准确性和诊疗有效性。四是大数据时代科学研究的方法手段将发生重大改变。样本调查可通过实时检测，跟踪研究对象在互联网上产生的海量行为数据进行挖掘分析，揭示规律和问题，提出研究结论和对策。五是大数据对人类生活带来革命性改变。"大数据"可以对人类群体进行细分，瞄准特定群体进行生活习惯和生活规律的观察，掌握某些个人嗜好和隐私；可以模拟实验，进行数字孪生，模拟旅游；个性化精准服务，运用关联算法，文本摘要抽取，情感分析等智能分析方法给予社会服务；数据搜索，实时性、全范围搜索需求让生活精彩丰富，轻松有序。

大数据对经济社会带来巨大影响，对社会管理、科技进步具有重大推动作用，但大数据必须借助于高性能的分析工具，否则其价值得不到释放和体现。但目前的大数据有其局限性。由于各种原因所分析处理的数据对象中不可避免地出现各种错误数据和无用数据，加之作为大数据技术核心的数据分析，人工智能等技术尚未完全成熟，所以对计算机完成的大数据分析处理的结果，无法要求其完全准确。在此前提下，必须充分肯定大数据作用与价值的重点在于能够引导和启发大数据应用者的创新思维，辅助决策。简言之，若是处理一个问题，通常人能够想到一种方法，而大数据能够提供十种参考方法，如果其中只有三种可行，也将解决问题的思路扩展了三倍。

综上所述，大数据的发展历程经历了1980～2008年的萌芽期，2009～2012年的成长期，2013～2015年的爆发期，2016年以来的大规模应用期，其年份短暂，但其技术积累时期较长，发展条件优越，科技动力强盛。与象思维比较，是几十年与几千年的距离，但有许多相同相通之处：一是两者都有海量信息特性。象思维捕象对象从宇宙到地球，从自然界到人体，运用阴阳五行、运气学说、太极八卦等方法，通过物象、比象、道象等场景，提供众多数据信息，而大数据之大是无法统计。二是两者都有系统性个体化特性。象思维讲求系统性和个体性，天人合一，道法自然，人与自然整体相合。人体是一个有机整体，而整体即为系统联系，在系统框架内，要突出个体，体现医学的精准性，即辨证论治。而大数据的数据类别中既讲究系统归属，又在分类中突出个性化数据占绝对多数，这在哲学理念上是相通的。三是两者都有动态特征。象思维的道象揭示气机气化交动之恒动观，认为宇宙事物和人体都在不断运动变化，生命是生生不息之体，物象、比象均在不断变化中，而大数据的动态性特征非常明显，数据集聚、交换、变更、处理等动而不静。四是两者都有多样性特征。象思维的捕象类型多样，服从于八纲辨证、脏腑辨证、六经辨证、三焦辨证、卫气营血辨证等多种辨证信息数据。而大数据的数据形式类别以及新技术、新产品、新服务、新业态不断涌现。五是两者都有人体研究性特征。象思维从哲学起源、文化整合，而后运用人体医学，成为中医学重要理论基础和实践方法，而大数据不但推动经济社会发展，且在医学领域大显身手，配合人工智能，在远程医疗、智能开发、医学研究、医院管理等领域发挥作用。象思维和大数据的融合将在医学领域取得革命性的成果。象思维可以发挥哲学思想优势，引导大数据的进一步创新发展；象思维可以发挥传统文化优势，缔织大数据的文化基因；象思维可以发挥系统理论优势，充实大数据的理论内涵，使大数据成为最大的学科门类。但象思维要克服人脑劣势、科技劣势、表述劣势，借助大数据电脑优势、科技优势、数字优势，将其智能化、集成化、数字化、现代化，把象思维的文化模式转换成数字模式，获取海量的高像素图像，提高展示人体藏象的微观精准度。

下篇　临证验案撷英

第五章

外感时病

1. 发热（退热六味）

朱某，女，20 岁，学生。初诊：2019 年 8 月 8 日。

主诉：发热 2 天。

现病史：昨晚受凉之后出现体温升高（最高体温 39.0℃），伴见恶风，渍渍汗出，鼻流黄涕，无咳嗽，无腹泻。平素神疲乏力，经行量少，夜寐欠香，胃纳一般，大便尚调。末次月经 7 月 24 日。

既往史：有窦性心动过缓伴窦性心律不齐史。

查体：形体瘦削，两颧泛红，呈水木形体质。

苔薄白腻，质稍红，脉细数，偶歇止。

辅助检查：暂缺。

中医诊断：发热。

西医诊断：急性上呼吸道感染。

辨证：精血不足为基本病机；风温夹湿为即时病机。目前即时病机趋于主位。

治法：疏风清热化湿。

方用：退热六味（自拟方）加减。

药用：柴胡 12g，黄芩 12g，甘草 5g，藿香 10g，佩兰 10g，金银花 15g，连翘 15g，淡竹叶 12g，焦山栀 12g。3 剂，水煎服。

按语：本案患者偏土金形体质，易患"肾""肝"之病。肾为先天之本，女子又以肝为先天，因此，土金形体质者易见先天禀赋不足之患。本案患者精血不足，无以荣养周身，故见神疲乏力，无以充养血海，故又经行量少，无以濡养心神，则见夜寐欠香。本次由于感染风温夹湿之邪，袭于肌表，遂见恶风发热，渍渍汗出，犯于鼻窍，则又鼻流黄涕。

综上所述，本案患者的"气化太极球"系精血不足为基本病机，风温夹湿为即时病机，初诊时即时病机趋于主位，遂取靶方退热六味（自拟方）加减。本方由柴胡、黄芩、金银花、连翘、淡竹叶、焦山栀组成。其中，柴胡辛、苦，微寒，入肝、胆、肺经，可表可里，既入少阳，又入厥阴，和解少阳，疏调气机；黄芩苦、寒，入肺、胆、脾、大肠、小肠经，主入少阳，走于三焦，清泻相火，二药一升一降，一和一清，使邪热从少阳而解，疏散之中而无助火升阳之弊，为靶向对药。金银花甘、寒，入肺、心、胃经，既入气分，又入血分，既能清解，又能宣散；连翘苦、微寒，入肺、心、小肠经，既入气分，亦入血分，既能清解，又能消散，二药通治肺表，清散为主，使邪热从皮毛而出，清散之中而无留邪败胃之弊，亦属靶向对药。淡竹叶甘、淡、寒，入心、胃、小肠经，上清心火而除烦，中清胃热而止渴，下利小便而渗湿；焦山栀苦、寒，入心、肺、三焦经，生者独走气分，泻三焦之郁火，使从小便而解，焦者外达气分，内入血分，凉血止血，气血两清，二药通治三焦，清利为主，使邪热从小溲而出，清利之中而无伤津竭液之弊，亦为靶向对药。

2. 发热（羌活胜湿汤）

赵某，男，14岁，学生。初诊：2019年12月26日。

主诉：低热1天。

现病史：昨日下午受风后于入暮时分出现发热（体温约37.9℃），伴见无汗恶风，肌肉酸痛，前额重痛，鼻流清涕，但不咳嗽，亦不呕吐，自服泰诺后，诸症无进退。平素神疲乏力，昏昏欲眠。

既往史：否认其他急慢性疾病史。

查体：颈项粗大，肚腹肥厚，呈土形体质。

苔偏白腻，质淡红，边齿痕，脉浮紧。

辅助检查：暂缺。

中医诊断：发热。

西医诊断：急性上呼吸道感染。

辨证：脾气不足，痰浊内蕴为基本病机；风寒夹湿，痹阻经脉为即时病机。目前基本病机、即时病机均趋主位。

治法：祛风散寒，胜湿止痛。

方用：羌活胜湿汤（《内外伤辨惑论》）加减。

药用：羌活 10g，细辛 3g，独活 10g，川芎 10g，蔓荆子 20g，防风 10g，桑叶 15g，菊花 15g，藁本 10g，白芷 10g，钩藤 20g（后入）。3 剂，水煎服。

二诊：2020 年 1 月 2 日。服药 1 剂，即见身热汗出，鼻涕减少，低热退却；再服 1 剂，肌痛缓解，头痛轻浅，鼻涕消失；又服 1 剂，肌痛、头痛次第见瘥，遂以化气减肥汤善后，并嘱其节饮食，多运动。

按语：本案患者呈土形体质，常易罹患脾病，脾为后天之本，以运化水湿（谷）为职，如因饮食不节、缺乏运动，可致水湿（谷）不化，聚而成浊，流于皮下，则颈项粗大、肚腹肥厚；碍于气化，则神疲乏力，昏昏欲眠。舌苔偏腻，质淡，边齿痕为常见舌象。阴雨绵绵，患者不慎感染风寒湿邪，袭于肌表，外湿引动内湿，以致太阳经脉不利，故见无汗恶风，前额重痛；太阴经表不畅，故又肌肉酸痛，鼻流清涕；正邪相搏，阳气亢争，本因高热，然因湿邪阻遏，遂见热度不高。脉象浮紧亦为主要脉象。

综上所述，本案患者的"气化太极球"系以脾气不足，痰浊内蕴为基本病机，风寒夹湿，痹阻经脉为即时病机，初诊时基本病机、即时病机均趋主位，遂取靶方羌活胜湿汤加味。本方羌活行上焦而理上，《日华子本草》谓其"治一切风并气，筋骨拳挛，四肢羸劣，头旋眼目赤疼及伏梁水气，五劳七伤，虚损冷气，骨节酸疼，通利五脏"，独活行下焦而理下，《本草经集注》谓之"治诸风，百节痛风无久新者"，二药伍用，一上一下，直通足太阳膀胱经，共奏疏风散寒，宣痹化湿，通络止痛之功。另外，细辛入少阴，蔓荆子入太阳，防风入太阴，藁本入厥阴，白芷入阳明，诸药相合，疏散之中兼具止痛之用，故于患者有利。同时，桑叶、菊花、钩藤均入厥阴，皆有平肝潜阳息风之效。药证合拍，故能一剂知，三剂已。此后脾气不足，痰浊内蕴独居主位，遂以化气减肥之法善后。

3. 发热（暑湿气化汤）

刘某，男，27岁，从事快递工作。初诊：2016年6月22日。

主诉：低热1周。

现病史：1周前淋雨后出现低热（最高体温37.6℃），常发于入暮后，次日晨起多可消失，待于室内空调房间汗收而冷，外出烈日暴晒之下反见舒畅，头昏沉重，肢体困倦，神疲乏力，小溲浑浊，大便黏滞，下而不畅，偶觉恶心，但不呕吐。

既往史：否认其他急慢性疾病史。

查体：形体偏胖，偏土形体质。

　　　　苔薄白，质稍红，脉细濡。

辅助检查：无。

中医诊断：发热。

西医诊断：胃肠型感冒。

辨证：肺脾两虚，湿热内蕴为基本病机；风湿外袭，郁遏肌肤为即时病机。目前基本病机、即时病机趋于主位。

治法：芳化解表，淡渗利湿，甘寒生津，苦泄散热。

方用：暑湿气化汤（自拟方）加减。

药用：藿香10g，厚朴15g，半夏15g，茯苓15g，淡竹叶15g，焦栀子12g，芦根30g，滑石粉10g（包煎），生甘草6g，苦杏仁10g，木香10g，黄连7g。3剂，水煎服。

二诊：2016年6月25日。服药1剂，头昏沉重减，肢体困重少；再服1剂，入暮低热消失，恶心未作；服完3剂，神振，小溲通畅，唯独大便黏滞依然。舌色较前转淡，脉象稍觉应指。故予上方3剂巩固疗效。

按语：我国长江中下游地区每年6~7月进入持续天阴有雨时期，正是江南梅子的成熟期，故谓之梅雨季节。此时空气湿度大、气温高，稍有调摄不慎即易罹患"湿温"。本案患者偏土形体质，多见脾病，且又从事快递工作，常年栉风沐雨，易伤肺（皮毛）脾（肌肉），肺主通调水道，脾主运化水湿，脾肺两伤，水道不利，水湿不化，多见湿遏三焦之证。今因淋雨而感时令之邪，郁遏肌肤，内湿不得从表而解，反从热化，故见低热，入暮后、空调间气温更低，表滞为甚，其症易见，晨起后、烈日下气温较高，表滞暂解，其症消失，但因表证不除，故呈反复发热。风湿困于肌肤，则肢体困倦，神疲乏力，湿热壅于中焦，则偶觉恶心，但不呕吐，清阳不升，则头昏沉重，湿流膀胱，则小溲浑浊，湿注大肠，则大便黏滞，下而不畅。总之，本案以肺脾两虚，湿热内蕴为基本病机，风湿外袭，郁遏肌肤为即时病机，由于基本病机、即时病机相互胶结成病，所以治当表里兼顾，取靶方暑湿气化汤（藿香、厚朴、半夏、茯苓、淡竹叶、焦栀子、芦根、滑石、生甘草、芦根）加减。本方藿香辛温，芳香达表，茯苓甘平，淡渗下行，配以杏仁斡旋气机，可收气化湿去之功；半夏辛开，升举清阳，厚朴苦降，泄利浊阴，配以杏仁宣肃肺气，可达和畅三焦之效。以上五药均为藿朴夏苓汤（《医原》）的主药。此外，淡竹叶上能清心火而除烦，中能清胃热而止渴，下能利小便而渗湿，栀子生者独走气分，泻三焦之郁火，使从小便而解，焦者外达气分，内入血分，凉血止血，气血两清，二药相伍，通治三焦，清热为主，使邪热从小溲而出，清热之中而无伤津竭液之弊。芦根可主"消渴客热，止小便利"，功兼清解、生津之用，配以六一散其效更著矣。另外，根据患者大便情况又入木香、黄连而达清利肠络之职。药证合拍，故达药后"一剂知，二剂已，三剂服后瘥"之效。

4. 感冒（柴胡桂枝汤）

郑某，女，46 岁，公司职员。初诊：2017 年 12 月 20 日。

主诉：体虚外感反复发作 6 年，再发 1 周。

现病史：近 6 年来，反复感冒，每于气候变化、他人传染皆可发作。近 1 周来，时觉鼻塞流清涕，咽中瘙痒，头昏欲寐，恶风怕冷。平素大便溏薄，迎风受冷则泄，胃纳一般，夜寐欠香。育 1 流 4，断经 2 年。

既往史：有慢性直肠炎及霉菌性阴道炎史。

查体：面色不华，鼻唇、口腔糜烂，偏土金形体质。

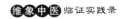

苔薄白，质淡红，脉沉细缓。

辅助检查：血常规示白细胞 7.8×10^9/L，中性粒细胞53%（2017年12月20日，宁波市中医院）。

中医诊断：①感冒；②泄泻。

西医诊断：①上呼吸道感染；②慢性直肠炎；③霉菌性阴道炎。

辨证：肺脾两虚，营卫失和为基本病机；风寒外袭，卫表不固为即时病机。目前基本病机、即时病机均趋主位。

治法：健脾益肺，疏风散寒，调和营卫。

方用：柴胡桂枝汤（《伤寒论》）加减。

药用：柴胡12g，制半夏15g，党参20g，生甘草6g，黄芩15g，红枣6枚，桂枝6枚，炒白芍15g，干姜6g，蒲公英30g。7剂，水煎服。

二诊（2017年12月27日）：服药1剂，头昏欲寐失；再服1剂，鼻塞清涕消；又服1剂，咽中不舒罢；连进5剂，畏寒怕冷少。本周大便偏软，肚腹未感怕冷。鼻唇、口腔溃烂未净，饮酒之后偶觉胃脘不舒。苔薄白，质淡红，脉弦细缓。药证合拍，原法再进，上方去蒲公英，加黄连9g，7剂。

按语：本案患者偏土金形体质，易患"脾""肺"之病。脾主运化，肺主气、司呼吸；脾主肌肉，肺主皮毛；"脾气散津，上归于肺"，"营出中焦"，"卫出上焦"。本案患者常年调摄不慎，渐见肺脾两虚之象，脾气不足，运化失职，既见营气化生不足，又见清阳直趋下泄，故有面色不华，夜寐不香，大便溏薄，受冷则泄诸症；肺气不足，卫外失固，风寒外袭，流滞不解，袭于头部则头昏欲寐，犯于肌表则恶风怕冷，困于鼻窍则鼻流清涕，流于咽喉则咽中瘙痒；偶因风寒闭热，故又鼻唇、口腔糜烂。

综上所述，本案患者的"气化太极球"系肺脾两虚，营卫失和为基本病机，风寒外袭，卫表不固为即时病机，初诊、二诊基本病机、即时病机均趋主位，遂取靶方柴胡桂枝汤加味。柴胡桂枝汤系小柴胡汤、桂枝汤合方，前者主少阳枢机不利，后者主太阳营卫不和，但二者均以姜、枣、草为辅。其中，生姜辛，微温，入肺、脾、胃经，《珍珠囊》谓之"益脾胃，散风寒"；大枣甘温，入脾、胃经，《本经》谓其"主心腹邪气，安中养脾，助十二经，平胃气，通九窍，补少气，少津液，身中不足，大惊，四肢重，和百药"；甘草甘平，入心、肺、脾、胃经，《珍珠囊》曰其"补血，养胃"，三药均具调养脾胃之功。小柴胡汤以柴胡透半表之寒，黄芩清半里之热；桂枝汤以桂枝散卫中之寒，芍药收营中之血，伍以姜、枣、草而收扶正祛邪之效。药证合拍，故能服药 2 周而收良效。

5. 咳嗽（桑菊饮）

尤某，女，32 岁，会计。初诊：2016 年 1 月 20 日。

主诉：咳嗽 2 天。

现病史：2 天前因调摄不慎而致咳嗽，痰黏难出，口咽干燥，鼻涕色黄，后滴而出，纳便无殊。平素常觉神疲乏力，月经量少，心中悸动，夜寐欠佳。本次月经方净 2 天。

既往史：素有甲亢病史。

查体：形体消瘦，呈木形体质。

　　　　苔薄白，质尖红，脉细滑数。

辅助检查：血常规提示白细胞 5.4×10^9/L，中性粒细胞 51%（2016年 1 月 20 日，宁波市中医院）。

中医诊断：①咳嗽；②瘿气。

西医诊断：①急性支气管炎；②甲状腺功能亢进症。

辨证：气阴两虚，虚火内扰为基本病机；风热外袭，肺失宣肃为即时病机。目前即时病机趋于主位。

治法：疏风清热，宣肺止咳。

方用：桑菊饮（《温病条辨》）加减。

药用：桑叶 15g，菊花 12g，桔梗 5g，苦杏仁 10g，连翘 20g，芦根20g，生甘草 5g，薄荷 6g（后入），金银花 15g，鱼腥草 30g（后入）。5剂，水煎服。

按语：甲状腺功能亢进症简称"甲亢"，是甲状腺激素分泌过多导致机体兴奋性增高和代谢亢进为主要表现的一组临床综合征，属于中医学的

"瘿病""瘿气"范畴。本病以阴虚为本,相火妄盛为标,气滞、痰凝、血瘀为基本病理因素,初期以肝失疏泄,肝郁气滞,或气郁化火,阴虚阳亢为主;中期以阴虚阳亢,气阴两虚为多;后期以痰气交阻,痰凝血瘀多见。

本案患者偏木形体质,常易罹患肝病,且又从事会计工作,平素思虑过多,暗耗营血,肝阴常年不足,阴虚则又火旺,日久阴损及气,故见神疲乏力,月经量少,心中悸动,夜寐欠佳。本次感受时令之邪,理当从寒化为寒水,然其素体火盛,故从阳化火而见咳嗽,痰黏难出,口咽干燥,鼻涕色黄等一派热象,舌尖红、脉滑数为其舌脉表现。

综上所述,本案患者的"气化太极球"系气阴两虚,虚火内扰为基本病机,风热外袭,肺失宣肃为即时病机,目前即时病机趋于主位,遂取"辛凉轻剂"之靶方桑菊饮加味,此即吴鞠通"治上焦如羽,非轻不举"之谓。由于患者表证亦较突出,鼻涕色黄,口咽干燥明显,故入金银花一味,伍以连翘,又有"辛凉平剂"银翘散之意。鱼腥草辛、微寒,入肺经,《本草纲目》曰其"散热毒痈肿,疮痔脱肛,断痁疾(疟疾),解硇毒",在此用之以增清热解毒之功,谓之靶向单药。本案用药虽少而专,所以服药5剂外感诸症皆除。

6. 咳嗽(止咳平喘十二味)

孟某,女,48岁,职工。初诊:2018年6月7日。

主诉:反复咽痒咳嗽3年余,再作半月。

现病史:近3年来,每于气候失常、调摄不慎即见咽痒咳嗽之疾,且于入冬之后常呈迁延状态,需服中药月余方可改善症状。半月前因天气骤冷,未能及时加服外衣,以致前症复作。目前咽痒咳嗽呈阵发性发作,昼日为剧,痰出黄稠而黏,夜能平卧,无发热,无气喘。平日迎风鼻塞,嚏涕清稀,遇冷咽痛、皮肤疹痒,夜寐浅短,胃纳可,大便调。

既往史:有慢性肺炎、慢性咽炎、乳腺小叶增生、子宫肌瘤及慢性荨麻疹史,并行甲状腺结节手术5年。

查体:形体略胖,偏土金形体质。

苔薄白，质淡红，脉细滑数。

辅助检查：胸部 CT 示右肺中叶内侧段、左肺上叶下舌段少许慢性炎症考虑；与 2017 年 4 月 11 日结果相仿，余两肺及纵隔未见明显异常（2018 年 5 月 31 日，宁波市第二医院）。

中医诊断：咳嗽。

西医诊断：①慢性肺炎；②慢性咽炎；③慢性荨麻疹；④乳腺小叶增生；⑤子宫肌瘤；⑥甲状腺结节术后。

辨证：肺脾两虚，营卫失和为基本病机；肺经痰热，宣降失常为即时病机。目前即时病机趋于主位。

治法：清热宣肺，止咳化痰。

方用：止咳平喘十二味（自拟方）加减。

药用：炙麻黄 6g，杏仁 10g，甘草 6g，黄芩 15g，桑白皮 15g，芦根 30g，三叶青 20g，枳壳 15g，地龙 12g，苏子 10g，白芥子 10g，莱菔子 30g，羊乳 30g，蝉蜕 6g，僵蚕 7g。7 剂，水煎服。

二诊（2018 年 6 月 14 日）：服药 3 剂，咽痒减轻，咳嗽频次明显减少，鼻塞嚏涕亦有改善。前日进食杨梅之后，咳嗽复又增多，尤以昼日为主。苔脉同前。药已中机，当守原意，并嘱避风寒，节饮食。上方 7 剂。

按语：本案患者偏土金形体质，易患"脾""肺"之病。脾为生痰之源，肺为贮痰之器，脾主运化水湿，肺主通调水道，"营出中焦"，"卫出上焦"，脾主肌肉，肺主皮毛。肺脾两虚，脾不运化水湿，肺失通调水道，水津聚而为痰，贮于肺体，流于清窍，常因外风引动而见咳嗽、嚏涕。风善行而数变，故咳嗽呈间歇发作，且伴咽痒，多见皮肤疹痒。冬季风势强劲，其症尤多发作。本次发病又见肺胃蕴热之势，故见痰出黄稠。

综上所述，本案患者的"气化太极球"系以肺脾两虚，营卫失和为基本病机，肺经痰热，宣降失常为即时病机，初诊、二诊即时病机趋于主位，遂取靶方止咳平喘十二味（炙麻黄、杏仁、生甘草、黄芩、桑白皮、芦根、苏子、白芥子、莱菔子、三叶青、枳壳、地龙）加味。本方乃三拗汤（《太平惠民和剂局方》）、三子养亲汤（《太平惠民和剂局方》）加味而成。方中炙麻黄辛、微苦，温，入肺、膀胱经，以升宣为主，杏仁苦、微温，入肺、大肠经，以肃降为多，二药相伍，一升一降，肺气畅而咳喘自已，属靶向对药；黄芩苦、寒，入肺、胆、脾、大肠、小肠经，以清泻为主，桑白皮甘、寒，入肺经，以清利为多，芦根甘、寒，入肺、胃经，以清润为佳，三药相合，清而不伤阳，利而不竭阴，润而不助湿，为靶向角药；苏子辛、温，入肺经，以降气为主，白芥子辛、温，入肺经，以豁痰为多，莱菔子辛、甘、平，入肺、脾、胃经，以化痰为佳，三药相合，气降痰消，亦为靶向角药；此外，三叶青清热解毒，枳壳理气宽中，地龙清热平喘。诸药相伍，共奏清热宣肺，止咳化痰之功。由于患者自觉咽痒，皮肤疹痒，此为风动之候，故加蝉蜕、僵蚕祛风利咽。药证合拍，遂能药后诸症次第缓解。

7. 喉痹（利咽开结汤）

任某，男，45岁，企业中层干部。初诊：2016年12月28日。

主诉：咽痛1周，加重伴声嘶1天。

现病史：1周前因受风冷致咽痛，吞咽之时甚剧，时有咳嗽，但不气急，偶出黄痰，鼻流黏涕，量少，自服头孢克洛、止咳糖浆之后，咽痛反见加重，伴见声音嘶哑。平素夜尿3~4次，大便如常。

既往史：罹患高血压病3年，另有声带息肉及慢性前列腺炎史。平素喜好烟酒，已有20余年。

查体：形体略胖，肚腹肥厚，面肤油垢，发落稀疏，偏土形体质。咽红，扁桃体不大，两肺呼吸音略粗，未闻及干湿性啰音。

苔薄黄腻，质偏红，脉浮滑数。

辅助检查：血常规示白细胞5.8×10^9/L，中性粒细胞48%（2016年12月28日，宁波市中医院）。

中医诊断：①喉痹；②眩晕；③精浊。

西医诊断：①急性咽炎；②高血压病；③慢性前列腺炎。

辨证：肺脾两虚，湿热内蕴为基本病机；风寒外袭，郁闭清窍为即时病机。目前基本病机、即时病机均趋主位。

治法：清热利湿，疏风散寒。

方用：利咽开结汤（自拟方）加减。

药用：黄芩 15g，连翘 15g，浙贝母 10g，射干 6g，薄荷 6g，苏叶 12g，杏仁 10g，蝉蜕 6g，僵蚕 10g，桔梗 6g，生甘草 6g，北沙参 15g。7 剂，水煎服。

二诊（2017 年 1 月 4 日）：服药 7 剂，咽痛少，咳嗽止，声音转亮，但见口干，时而清嗓。药证合拍，原法继进，上方加芦根 30g，7 剂。

按语：本案患者偏土形体质，常易罹患脾病，平素却又不加调摄，喜好烟酒，烟毒易耗肺津，酒湿易伤脾气，日久肺脾俱损，湿毒内聚化热而成湿热之象，犯于肌腠，则形体略胖，肚腹肥厚，侵于头面，则面肤油垢，发落稀疏，滞于清窍，则咽中不利，流于下焦，则夜尿频数。本次偶感风寒之后，寒气未得及时化解，遏于皮毛、肌腠，肺脾二经滞于清窍之邪凝而不解，形成闭阻之势，且致肺失宣发、肃降之职，故见咽痛，吞咽之时甚剧，咳嗽痰黄，鼻流黏涕。咳嗽糖浆乃甘甜之品，主润主肃降，服后反滞其气，因此咽痛加重，并见声音嘶哑。

综上所述，本案患者的"气化太极球"系以肺脾两虚，湿热内蕴为基本病机，风寒外袭，郁闭清窍为即时病机，初诊、二诊基本病机、即时病机均趋主位，遂取靶方利咽开结汤（黄芩、连翘、浙贝母、射干、薄荷、玄参、麦冬、桔梗、甘草、三叶青）加减。本方乃甘露消毒丹（《温热经纬》）化裁而得，彼方由清热之品黄芩、连翘、浙贝母、射干、薄荷和祛湿之药豆蔻、藿香、茵陈、滑石、木通、石菖蒲相伍而成，主治湿热胶结，湿重于热之温疫、暑温、湿温，病多在气分，利咽开结汤去祛湿之剂，却入玄参、麦冬等味，为热重于湿，且兼伤阴、入血之故，因此，治法稍有差别。本案病由外风所致，舌苔薄腻而不厚腻，脉象浮滑而不弦涩，为热重于湿之象，遂入苏叶予以疏透，并入蝉蜕、僵蚕增其利咽宣窍之功，以沙参易麦冬为减滋腻之故，药证合拍，服药 1 周渐取佳效，服药 2 周咽痛止、声嘶除而达满意疗效。

第六章
内科杂病

第一节　消渴（附：糖尿病肾病）

1. 消渴（宁心舒情汤加减）

郑某，男，40 岁，行政管理人员。初诊：2013 年 1 月 9 日。

主诉：口干多饮多尿 1 年余，伴乏力失眠 1 个月。

现病史：患者 1 年前无明显诱因情况下出现口渴欲饮，继则渴饮加剧，且出现小便次数增多等症，于当地医院就诊，查空腹血糖 15.0mmol/L，诊断为"2 型糖尿病"，口服降糖药物效果不佳（具体药物不详），半年前予以胰岛素治疗，目前予"门冬胰岛素 30 笔芯早 18U 晚 16U 餐时皮下注射"控制血糖，患者空腹血糖控制在 8～9mmol/L，餐后 2 小时血糖控制在 10～15mmol/L。1 个月前，患者出现神疲乏力、失眠、性欲冷淡、情志抑郁等不适。刻下：神疲乏力，少寐健忘，口干口苦，心烦心悸，多思善虑，脘腹痞胀，二便尚调。

查体：眼圈发黑，苔薄白微黄，质暗红，中裂，脉弦细。

辅助检查：糖化血红蛋白 7.8%，甲状腺功能检查未见异常。

中医诊断：①消渴病；②郁证。

西医诊断：2 型糖尿病。

辨证：心肝血虚为基本病机，肝气郁滞为阶段病机。

治则：养血宁心，疏气达郁。基本病机、阶段病机标本兼顾。

方用：宁心舒情汤（自拟方）加减。

药用：酸枣仁 20g，淮小麦 30g，茯苓 15g，麦冬 15g，百合 30g，川芎 12g，苍术 15g，香附 10g，焦栀子 12g，青龙齿 30g（先煎）。7 剂，水煎服。

二诊（2013 年 1 月 16 日）：投前法，患者夜能入睡 4 小时，心悸心烦较前减轻，余症同前，空腹血糖 7.7mmol/L，餐后血糖 10.2mmol/L。苔薄黄，质稍红，脉滑，上方（酸枣仁用 30g）再进 14 剂。

三诊（2013 年 1 月 30 日）：患者睡眠较前明显改善，神疲乏力减轻，心悸心烦、口干口苦、脘腹痞胀已罢，空腹血糖 7.2mmol/L，餐后血糖 9.8mmol/L。上方再治疗 1 个月，查空腹血糖 6.2mmol/L，餐后血糖 8.0mmol/L，将门冬胰岛素 30 笔芯减量至早 14U 晚 10U 餐时皮下注射。

随访 3 个月，患者血糖稳定，睡眠较前明显改善，无神疲乏力、口干口苦等不适。

按语：糖尿病是一组由真气不足、气化功能失调开始，致脏腑经络气血瘀滞，阴阳气化逆乱而终的多系统、多脏器病变的虚实寒热夹杂的内科杂病综合征。其病机复杂，传统的"阴虚燥热说""气阴两虚说""肝脾失调说""肝肾亏虚说"等难以概括它的全过程，糖尿病的发生、演变过程与中医气病的生理病理变化有着密切的内在联系。

《内经》中的气具有物质和功能两种属性。如《灵枢·决气》认为"上焦开发，宣五谷味，熏肤、充身、泽毛，若雾露之溉，是谓气"，以"雾露"来形容气的存在，说明它具有物质性，以"熏肤、充身、泽毛"来阐明气具有功能性。凡属人体生理方面的气，统称为"真气"，它既是构成人体的基本物质，又是生命活动的动力源泉。如《灵枢·刺节真邪》所说"真气者，所受于天，与谷气并而充身者也"，指出真气是由先天父母之精气与后天水谷之精气及大自然天阳之气三者生化而成，真气是人体赖以存在的所有之气的总称。因此，李东垣在他的"脾胃虚则九窍不通论"将真气解释为："真气又名元气，乃先身而生之精也，非胃气不能滋之。胃气者，谷气也，荣气也，运气也，清气也，卫气也，生气也，阳气也，又天气、地气、人气，乃三焦之气，分言之则异，其实一也，不当作异名而观之。"喻昌在《医门法律》中亦认为"人之所赖，唯此气耳，气聚则生，气散则死"。以上两位医家都认为人体之气，合而言之为真气，概括了整个机体的物质基础和生理功能；分而言之则又有各种不同的名称。由于这种气的升降出入，运行不息，无处不到，起着"充身"的作用，因此它是人体生命的基本特征。

真气在运行过程中产生了气、血、津液的代谢过程。如《灵枢·营卫生会》说："人受气于谷，谷入于胃，以传于肺，五脏六腑皆以受气。"《素问·经脉别论》说："食气入胃，散精于肝，淫气于筋。食气入胃，浊气归心，淫精于脉；脉气流经，经气归于肺，肺朝百脉，输精于皮毛；毛脉合精，行气于腑；腑精神明，留于四脏，气归于权衡。""饮入于胃，游溢精气，上输于脾；脾气散精，上归于肺；通调水道，下输膀胱；水精四布，五经并行。"可见，真气的生成、运行、变化，贯穿于气、血、精、津液的代谢全过程。真气的运动而产生的各种变化叫作气化，气化有两种含义，一是指气、血、津液、精的各自新陈代谢及其相互转化；二是指脏腑的某种功能活动。《内经》对气化的认识为："故非出入，则无以生长壮老已；非升降，则无以生长化收藏。是以升降出入，无器不有。"所以气化乃是机体最基本的生命活动，气化功能包括了西医学中的"代谢"概念。

综上所述，该患者的"气化太极球"系心肝血虚为基本病机，肝气郁滞为阶段病机，初诊时兼顾基本病机和阶段病机。患者以神疲乏力、少寐健忘、口干口苦、心烦心悸、多思善虑、脘腹痞胀为主要表现，结合患者既往病史，属于中医学"消渴病"合并"郁证"范畴。对该类患者，我们往往并不一味着眼于降糖治疗，而是从调畅情志入手，自拟宁心舒情汤加减，以养血宁心，疏气达郁。方中以酸枣仁安神益肝养心为主，川芎调血以助枣仁养心，茯苓化痰宁心，以助枣仁安神，取"酸枣仁汤之义也"。青龙齿重镇安神，淮小麦善于养心以宁神志，麦冬可清心生津液，百合有清心宁神止渴之功，另取越鞠丸以行气解郁。《医宗金鉴·删补名医方论》

曰："夫人以气为本，气和则上下不失其度，运行不停其机，病从何生。……故用香附以开气郁，苍术以除湿郁，川芎以行血郁，山栀以清火郁，神曲以消食郁。"故诸药合用可起到宁心安神，行气解郁之功效。中药的降糖作用是综合性的，临床用药不可专执苦寒滋阴清热，更应注重调畅气机，推动脏腑气化功能。

2. 消渴（温胆汤加减）

应某，男，39 岁，公司职员。初诊：2010 年 3 月 30 日。

主诉：反复乏力、口干 8 年。

现病史：患者罹患糖尿病 8 年，长期服用二甲双胍片和罗格列酮片治疗，血糖控制一般；近 1 年来又发现血脂、尿酸异常，未服用任何降脂及控制尿酸药物。素有脂肪肝、慢性胃炎及长期饮酒史。刻诊：大便黏腻不畅，呕泛酸水，胃纳尚可，小便黄，寐可。

查体：血压 150/100mmHg，BMI 30.5。体形矮胖，腹壁脂肪肥厚，面肤垢亮，舌质稍红，舌苔薄黄，脉弦细滑。

辅检：空腹血糖 6.9mmol/L、甘油三酯 7.1mmol/L、尿酸 480mmol/L、谷氨酰转肽酶 100U/L。

中医诊断：消渴病。

西医诊断：代谢综合征。

辨证：气虚痰浊为基本病机；阴虚湿热为阶段病机；胆胃失和为兼夹病机。

治法：先从泄胆和胃入手。

方用：黄连温胆汤（《六因条辨》）加减。

药用：黄连 7g，制半夏 10g，茯苓 15g，陈皮 10g，生甘草 5g，炒枳壳 10g，淡竹茹 15g，淡豆豉 10g，焦山栀 10g，浙贝母 10g，海螵蛸 30g，炒扁豆 20g，生薏苡仁 30g。7 剂，水煎服。

二诊（2010 年 4 月 17 日）：上方连服 18 剂后，呕泛酸水明显缓解，又见腰酸。舌质红，舌苔微薄黄，脉细滑。治拟滋阴清热利湿。药用：知母 10g，黄柏 10g，生地黄 20g，丹皮 10g，泽泻 10g，茯苓 10g，山茱萸

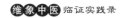

10g，山药30g，女贞子30g，旱莲草15g，桑寄生15g，怀牛膝15g。7剂，水煎服。

三诊（2010年5月2日）：续进上方14剂，大便畅，腰酸减。舌质红，舌苔薄白，脉细滑。目前以气虚痰浊为主证，治以降浊合剂出入。药用：生黄芪30g，生薏苡仁30g，炒麦芽30g，生葛根30g，生山楂30g，绞股蓝30g，决明子30g，丹参30g，山药30g，制首乌30g，炒扁豆20g，苍术20g，生鸡内金15g。7剂，水煎服。

从气虚痰浊治疗1个月后，患者体重减轻5kg，BMI 28.7，查空腹血糖5.8mmol/L、甘油三酯4.1mmol/L、尿酸360mmol/L、谷氨酰转肽酶60U/L。服用中药期间，始终未服任何降脂及控制尿酸西药。

随访1年，每于酒后血糖、血脂、尿酸及谷氨酰转肽酶少许升高，服用益气升清降浊汤即能降低，除继续服用降糖药物外，未服其他西药。

按语：本案患者素体脾虚失运、痰浊阻滞，又因长期饮酒，久则湿遏脾阳，气化不利，郁而化热，湿热痰浊交阻，而见大便粘连不畅，呕泛酸水，面肤垢亮，腹壁脂肪肥厚及血糖、血脂、尿酸、肝功能等异常。王师认为，上述脾胃症状是气阴两虚、胆胃湿热之阶段病机与兼夹病机共存而演变为主体病机的表现，故先以黄连温胆汤加味治之，待脾胃症状减轻，兼夹病机消失，则改用滋阴清热利湿法，着眼调治阶段病机，最后选用益气升清降浊法，还治基本病机。王师临诊善理病机，杂乱无章的病症经王师梳理分类、辨明轻重缓急后，治则即跃然而出，处方用药心中笃定，从此案中可见一斑。

综上所述，该患者的"气化太极球"系气虚痰浊为基本病机，阴虚湿热为阶段病机，胆胃失和为兼夹病机。初诊时兼夹病机趋于主位，故先拟泄胆和胃为法，选用靶方温胆汤加味；二诊喜闻症瘥，呕泛酸水明显缓解，又见腰酸，阶段病机处于主位，治拟滋阴清热利湿；三诊虽见阶段病机缓解，基本病机显露，以气虚痰浊为主证，治拟益气清化痰浊治疗。此后1年，在牢牢把握基本病机的基础上，分层论治，收效甚佳。

3. 消渴（《温病条辨》清营汤加减）

杨某，男，68岁，务农。初诊：2020年12月16日。

主诉：皮肤瘙痒2月余。

现病史：皮肤瘙痒，游走而作，挠之色红，受压、遇热及夜间加剧，平素口干欲饮，神烦少寐，腰膝酸软，四肢麻木，胃纳尚可，大便偏干，小便色黄，时有泡沫。

既往病史：有糖尿病史14年，目前服用二甲双胍片及格列齐特缓释片。另有高血压史。

查体：体形细瘦，呈木形体质。

苔薄白，质干红，舌下静脉蓝紫，脉弦细数。

辅助检查：空腹血糖7mmol/L，餐后2小时血糖12mmol/L，血压130/86mmHg，尿常规示尿蛋白（＋＋）（2020年12月16日，宁波市中医院）。

中医诊断：消渴病（消渴逆归期之病皮毛）。

西医诊断：①2型糖尿病，糖尿病皮肤病变，糖尿病肾病，糖尿病性周围神经血管病变；②高血压病。

辨证：气阴两虚，脉络受损为基本病机；热入营分，生风化燥，肤失所养为阶段病机，目前趋于主位。

治法：先拟清营解毒、透热养阴、祛风止痒为法，待阶段病机缓解，继拟益气养阴、养血通络以治其本。

方用：清营汤（《温病条辨》）加减。

用药：水牛角30g（先煎），生地黄20g，金银花15g，连翘15g，玄参20g，黄连5g，淡竹叶15g，丹参30g，麦冬15g，丹皮15g，蝉蜕6g，蛇蜕9g，浮萍15g。7剂，水煎服。

二诊（2020年12月23日）：服用上方1周，口干神烦渐瘥，稍能安睡，大便通畅，夜间皮肤瘙痒虽有缓解之势，然遇热、受压后瘙痒依旧，腰膝酸软、四肢麻木、尿黄泡沫如故。苔薄白，质红略干，舌下静脉蓝紫，脉弦细虚。此乃营分热邪外达之佳兆，守方继服7剂。

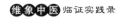

三诊（2020 年 12 月 30 日）：服用上方 1 周，皮肤瘙痒显减，仅存受压后瘙痒未平，泡沫尿稍减，余症未罢。苔薄白，质稍红，舌下静脉蓝紫，脉细虚、小弦。此营分热邪已消，风邪渐祛。乃阶段病机缓解，基本病机趋于主位。治宜益气养阴、祛风止痒为法，方用芪麦地黄汤加减，药用：黄芪 30g，麦冬 15g，生地黄 30g，山茱萸 15g，怀山药 30g，丹皮 15g，茯苓 15g，泽泻 15g，蝉蜕 10g，蛇蜕 7g，浮萍 10g。14 剂，水煎服。

四诊（2021 年 1 月 13 日）：服上方半月，喜闻瘙痒已罢，诸症皆减。苔薄白，质稍红，舌下静脉蓝紫，脉细虚。此乃燥热得平，真气渐复之象，遂去蛇蜕、浮萍，加黄连 9g，鬼箭羽 15g，丹参 30g，增其降糖通络之效，继服月余。

此后半年，患者规律服药，以芪麦地黄汤为主方，当出现阶段病机、兼夹病机或即时病机趋于主位时，则辨证论治，待其缓解，则重投芪麦地黄汤，目前血糖、血压控制平稳，尿蛋白转阴，阴阳趋衡，五脏渐安。

按语：糖尿病逆归期的并发症是一组涉及肺、脾、心、肝、肾五脏，以及皮毛、肌肉、血脉、筋、骨五体，临床症状多变、危害丛生的临床综合征。其中糖尿病皮肤病是糖尿病的常见并发症，据国内外报道，大约 30% 的糖尿病患者合并皮肤损伤，如果考虑代谢和微循环障碍对皮肤的影响，几乎所有的糖尿病患者均可累及皮肤。除此之外，我们要特别提到糖尿病并发症中糖尿病肾病，我国的发病率呈逐年上升趋势，目前已成为终末期肾脏病的第二位原因，仅次于各种肾小球肾炎。它是由糖尿病慢性微血管病变所引起的肾脏结构和功能的异常病变，主要表现为肾小球血管受损、硬化形成结节性病变，进而引起肾功能异常和持续性的蛋白尿，最终导致肾功能衰竭形成终末期肾病。当然，该患者还存在糖尿病性周围神经血管病变、高血压病等，在此不予赘述。

由此可见，本案患者一体多病，病机复杂。患者为木形之体，年近古稀，务农辛劳，天癸衰竭，肝肾精亏，阴不制阳，虚热内扰，临床表现为口干欲饮、神烦少寐、腰膝酸软、大便偏干、舌质干红、脉弦细数。患者素有糖尿病史，阴虚为本，燥热为标，当遇庚子年五之气，燥金当令，热气下临,燥热为病,《内经》云"肺主气,外合皮毛",肺之津液不足,肺气不能正常宣发肃降、输津于皮毛,充养皮肤,加之长年曝晒,熬伤阴液,若治疗不及,则热入营分,蒸腾营阴,临床表现为皮肤瘙痒、游走而作、挠之色红,受压、遇热及夜间加剧。患者糖尿病史长达14年之久,辅检提示尿蛋白(++),故糖尿病肾病诊断明确。营阴耗损,血行不畅,瘀结络脉,临床表现为四肢麻木、泡沫尿、舌下静脉蓝紫。

综上所述,该患者的"气化太极球"系以气阴两虚、脉络受损为基本病机;热入营分、生风化燥、肤失所养为阶段病机,初诊时阶段病机趋于主位。故先拟清营解毒、透热养阴、祛风止痒为法,选用靶方清营汤加味,其中蝉蜕一药二用,既可与蛇蜕、浮萍相配,增透热脱敏、祛风止痒之效,属于靶向角对;又能祛风通络,改善肾络瘀滞,最终达到退尿蛋白的效果,属于靶向单药。二诊喜闻症减未罢,追服7剂,以固其效。三诊虽见阶段病机缓解,基本病机显露,但余火未尽,遂改用靶方芪麦地黄汤加味,取益气养阴、滋肾润肺之功,继用蝉蜕、蛇蜕配浮萍,以达清余火、止瘙痒、退尿蛋白之效。待到四诊燥热得平,真气渐复,实则返璞归真之佳象,故在芪麦地黄汤基础上,加黄连、鬼箭羽、丹参,三者相合,以增降糖、养血、通络之效,为靶向角对。此后半年,在牢牢把握基本病机的基础上,分层论治,收效甚佳。

4. 消渴(消渴降糖饮加味)

范某,男,41岁,农民。初诊:2012年4月3日。

主诉:口干易饥多食,伴消瘦3个月。

现病史:患者3个月前无明显诱因出现口干易饥,每餐吃主食五六两,伴形体消瘦,体重下降约10kg,外院检查示:空腹血糖15.07mmol/L,餐后血糖20.1mmol/L,糖化血红蛋白10.3%,予"门冬胰岛素30笔芯早20U晚12U"控制血糖,空腹血糖仍在10mmol/L左右,餐后血糖在15mmol/L。刻下:口干,每日饮开水3~4L,易饥多食,形体消瘦(3个月体重减轻10kg),目糊,寐可,二便调。

查体:BMI 19.50。面红垢亮,形体消瘦,苔薄黄腻,质暗红,脉沉细

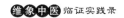

稍滑。

辅检：空腹血糖15.07mmol/L，糖化血红蛋白10.3%，胰岛素抗体全套均阴性，甲状腺功能及肿瘤标志物无明显异常。

中医诊断：消渴病（消渴期）。

西医诊断：2型糖尿病。

辨证：胃火炽热为基本病机，津液燥热为阶段病机。

治则：清热生津润燥。

方用：消渴降糖饮（自拟方）加减。

药用：玄参30g，生地黄30g，知母15g，苍术30g，黄芩15g，黄连10g，桑叶20g，生石膏30g（先煎），杞子30g，山药30g。7剂，水煎服。

二诊（2012年4月10日）：投前法，口干易饥多食罢，目糊依然，空腹血糖8.1mmol/L，苔薄黄腻，质暗红，脉沉细滑。药用：玄参30g，生地黄30g，知母15g，苍术30g，黄芩15g，黄连10g，桑叶20g，生石膏30g（先煎），杞子30g，山药30g。7剂，水煎服。

三诊（2012年4月17日）：投前法，空腹血糖7.5mmol/L，苔薄黄腻，质红，脉沉细滑。前方再进7剂，将门冬胰岛素30笔芯减量至早16U晚10U。

四诊（2012年4月24日）：投前法，空腹血糖6.1mmol/L，苔薄黄，质淡，脉细滑。上方再进7剂，将门冬胰岛素30笔芯减量至早14U晚10U。

五诊（2012年5月1日）：投前法，空腹血糖5.3mmol/L，餐后2小时血糖5.6mmol/L，苔薄黄，质淡，脉细滑。上方加生姜15g，7剂，将门冬胰岛素30笔芯减量至早12U晚10U。

六诊（2012年5月8日）：投前法，空腹血糖5.8mmol/L，糖化血红蛋白8.9%，苔薄黄，质淡红，脉细滑。药证合拍，原方再进14剂，胰岛素剂量不变。

随访1年，患者血糖控制稳定，口干易饥等症状不显。

按语：真气既是构成人体和维持生命活动的最基本物质，又是人体活动的功能状态。如《灵枢·刺节真邪论》所载"真气者，所受于天，与谷气并而充身者也"，即言真气来源于先天父母生殖之精，赖于后天水谷清气的充养，相当于西医学概念中的遗传因素。其与糖尿病内存遗传基因缺陷，外受环境因素干扰而发病的理论相吻合。从而提出了糖尿病发病的原始病机为真气不足，在环境因素影响下，既可因脏腑失养而致气机怫郁，由郁化热，热而成燥，因燥伤津，而以其气机失调为本，燥热为标；又可因脏腑虚羸气化乏源，进而阴液受损，导致气阴双亏或阴阳双亏，而以气虚为本，阴虚为标。所以，可以认为，阴虚燥热乃是气病所致的病理表现，即所谓"标"，其"本"实乃真气不足，气化失常、气机失调。

从西医学角度看，糖、蛋白质、脂肪、水、电解质这些物质既是构成人体的基本物质，其代谢所产生的能量又是维持生命活动的原动力，这种物质和生理功能的二重性符合中医气的基本概念，促进蛋白质、糖、脂肪、水、电解质代谢的各种酶、内分泌激素，如胰岛素、甲状腺素等精微物质是由不同脏腑、组织之气化生而来，亦属气的范畴，由于这些物质各具有特殊的功能，因此可分为不同脏腑特异之气。脏腑特异之气是真气在气化过程中物质和功能之间转换所必需的各种参与介导物质，一旦脏腑特异之气的参与介导关系失调，功能异常，即可导致真气不足，气化功能异常，而出现气的病理状态。

本病案患者以口干、多食、消瘦等为主要临床表现，属中医学"消渴病"范畴。一般来说，津伤燥热多是肺胃的病变，阴精亏虚多责于肾，气阴两虚常是脾肾不足，阴阳两虚则更以脾肾衰惫为主。本案病位在肺、胃、脾、肝，尤以肺、胃为主，辨证当属胃热津燥。治疗消渴病胃热津燥证患者，以自拟"消渴降糖饮"为主方化裁。该方主要由玄参、苍术、知母、石膏、黄芩、黄连、桑叶、生地黄、怀山药等药物组成。方中黄连、黄芩清热燥湿，玄参、知母、石膏、生地黄、桑叶清热生津润燥，怀山药益气健脾，苍术燥湿醒脾。该方除清热生津润燥之功外，尚兼养阴燥湿之能，兼顾了该患者的阴虚湿热体质。现代药理学研究证明，上述药物均有较好的降糖作用。研究表明，黄连降糖效果明显，国内有学者用黄连的剂量可达 30～45g 之多，然其毕竟黄连为苦寒之药，若久用之，可出现大便干燥或口淡乏味、口角流涎等不适，临证时当细细探究。若出现大便干燥，此乃黄连燥湿厚肠所致，当减其量，或以生姜 10～15g 反佐，又可取生姜之辛散，而起到"脾主为胃行其津液"之旨；若出现口淡乏味、口角流涎，此乃苦寒伤其脾阳也，当停黄连，或易健脾和胃之剂，以顾护脾阳，待脾阳来复，再少许徐服黄连之剂。

综上所述，本案患者的"气化太极球"系以胃火炽热为基本病机，津液燥热为阶段病机。初诊时兼顾基本病机和阶段病机。本案患者冰冻三尺非一日之寒，故见效较慢，不可不顾病机时时换药，此当注意。因其基本病机未见明显改变，故其治法仍宜清热生津润燥，投相应方剂而取满意疗效。

5. 消渴肾病（知柏地黄汤加减）

陈某，女，70 岁，退休工人。初诊：2012 年 6 月 2 日。

主诉：发现泡沫尿半月。

现病史：患者半月前无明显诱因出现泡沫尿，伴有头晕、口干、腰膝酸软。既往患糖尿病 8 年，高血压病 20 年，脑梗死 1 年（未遗留肢体活动不利、言语不清等后遗症），目前予赖脯胰岛素 25 笔芯早 16U 晚 12U 餐时皮下注射，阿卡波糖片 50mg，一天三次，控制血糖，空腹血糖 7～9mmol/L，餐后 2 小时血糖 12～15mmol/L，血压 130/80mmHg 左右。刻下：泡沫尿，腰酸，头晕一过性发作，口干欲饮，近半年来体重下降 6kg，目干涩糊，动则烘热汗出，无恶风怕冷，夜寐浅短易醒，纳可，大便调。

查体：BMI 24.20。苔薄白燥，质暗红，舌下静脉蓝紫，脉细弦。

辅检：查尿四蛋白显示尿微量白蛋白 21.9mg/dL，尿转铁蛋白 1.65mg/dL，尿 α_1 微球蛋白 6.84mg/dL，尿免疫球蛋白 G 2.15mg/d。空腹血糖：9.64mmol/L，糖化血红蛋白 9.6%（2012 年 5 月 29 日，宁波市第一医院）。

中医诊断：消渴病（逆归期）；消渴肾病。

西医诊断：①2 型糖尿病，糖尿病肾病；②高血压病；③陈旧性脑梗死。

辨证：肝肾阴虚，脾肾气虚为基本病机；精气下泄，脉络受损为阶段病机。

治则：滋肝益肾，健脾温肾，和营利络。

方用：知柏地黄汤（《医宗金鉴》）加减。

药用：生地黄30g，丹皮10g，茯苓12g，泽泻10g，山药30g，山茱萸12g，生黄芪30g，当归20g，知母12g，黄柏12g，蝉蜕10g，枸杞子30g，菊花12g。14剂，水煎服。西医治疗仍按原方案。

二诊（2012年6月16日）：服上方14剂，患者诉目干涩糊、烘热汗出较前减轻，腰酸、头晕有所好转，口干、泡沫尿仍存，神疲乏力。故去枸杞子和菊花，将黄芪量加至45g，再进14剂。

三诊（2012年6月30日）：服上方14剂，患者目干涩糊、烘热汗出已罢，腰酸、头晕、口干、泡沫尿较前减轻，神疲乏力好转。复查尿四蛋白：尿微量白蛋白15.9mg/dL，尿转铁蛋白1.55mg/dL，尿 α_1 微球蛋白6.21mg/dL，尿免疫球蛋白G 2.05mg/d。空腹血糖：6.90mmol/L（2012年6月29日，宁波市第一医院）。随访1年，患者血压、血糖控制平稳，复查尿四蛋白基本正常。

按语：根据气学理论，我们将糖尿病分为四期——原始期、前驱期、消渴期、逆归期，各期分型治疗，分别相当于西医学的糖尿病易感人群、糖耐量低减期、临床糖尿病期、糖尿病并发症期。糖尿病的发生发展是由原始期的真气不足，前驱期的气化不利、气机不畅，逐渐进展至临床症状明显的消渴期，终至气化紊乱、气血不和、阴阳失衡的逆归期，各个阶段病机不同，治疗原则亦有所不同。

逆归期的基本病机为气化紊乱，气血瘀滞，阴阳失衡。此为消渴期饮食失控，情志不调，动静失衡，药物治疗不当而致血糖控制不达标，气化功能严重失调，阴虚及阳，阴阳两虚，阴阳失调，气血逆乱。气为血帅，气滞则血瘀，气虚亦易致瘀，气不化水，津液停滞，有形之邪壅滞，郁而化热，炼液成痰，痰瘀内阻，络脉不畅，成为其重要特征。临床表现为虚实夹杂，变症从生。在此期，在诊断上采用五体（皮毛、肌肉、血脉、筋、骨）辨证与脏腑辨证相结合，治疗上以调整阴阳，调复气机，化痰散瘀，养血活络，调和营卫为主要治法。

患者老年女性，既往有糖尿病史多年，发现泡沫尿半个月，结合西医辅助检查，证属中医"消渴（逆归期）、消渴肾病"范畴，消渴病至逆归期，气血阴阳逆乱，脏腑功能失调，变证纷纭。本例消渴日久，肝脾之气机运行失调愈甚，痰浊、瘀血等病理产物累及肾脏，加之肾中真元之气本不足，致肾气亏虚，肾精不固，精微下流，水湿内停，出现尿蛋白、水肿等临床表现，以肝肾阴虚，脾肾气虚，肾气不足之证多见。王师认为，对此期患者进行干预，中医中药大有可为。本病患者先天禀赋不足，加之后天失养，年逾古稀，天癸已绝，肝肾不足，气阴两虚，气不化津，津亏日久，津液不能上承于口，故见口干，肾气不固，膀胱失约，则多尿；消渴病日久，损伤肾络，故见泡沫尿；消渴伤精耗血，清阳不升，浊阴不降，故见头晕。治疗上当以补益肝肾，和营利络，方以知柏地黄丸合当归补血汤为基本方，并根据患者临床症状随症加减，前方重在滋补肝肾，后方重在益气养血，和营利络。方不在奇，以合于病机为善，两方合用，兼顾阴分、血分，能养阴，能活血，可益气，可通络，可清热，甚合消渴肾病之病机。此外，蝉蜕一味，甘咸性寒，甘能养，寒能清。既能祛风，发汗消肿，又可入肾络疏散风热，为退尿蛋白之良药。蝉蜕通过降低血管内皮素，减少自由基释放，减少内皮细胞损伤而降低蛋白尿。

综上所述，本案患者，病史较长，病机复杂。"经纬球"中"中纬——人体之象"：木体肝肾虚，精气泄。根据交汇靶点分析，该患者的"气化太极球"系以肝肾阴虚，脾肾气虚为基本病机；以精气下泄，脉络受损为阶段病机。

6. 消渴肾病

付某，女，59岁，农民。初诊：2013年5月8日。

主诉：神疲乏力、头晕、尿少1年。

现病史：神疲乏力，头晕，尿少，大便不畅，昏昏欲睡，寐而不熟，时而恶心，口角流涎，四肢麻木，腓肠肌痉挛，肾区作痛。

既往史：素有糖尿病、糖尿病肾病、高血压病、高脂血症史，目前服用硝苯地平控释片、厄贝沙坦片降压，拜糖平片降糖，爱西特片抑制毒素吸收，大黄碳酸氢钠片促进毒素排出，拜阿司匹林片抗血小板聚集。

查体：下肢浮肿，舌质暗红，舌苔薄白，舌下脉络蓝紫，脉沉细。

辅助检查：空腹血糖 9.45mmol/L，餐后 2 小时血糖 14.82mmol/L，肌酐 207.1μmol/L，尿酸 445.7μmol/L，尿素氮 12.07mmol/L。今查：尿常规示潜血（＋＋），蛋白质（＋＋＋）；肾功能示肌酐 276μmol/L，尿酸 493μmol/L，尿素氮 14.62mmol/L；电解质示钾 5.6mmol/L，氯 111mmol/L。

中医诊断：消渴病（逆归期）；消渴肾病。

西医诊断：①2 型糖尿病，糖尿病肾病，慢性肾功能不全；②高血压病；③高脂血症。

辨证：脾肾阳虚，浊邪内盛为基本病机；肾络瘀阻，开合失司为阶段病机。

治则：急则治标，先拟温肾通阳，化瘀泄浊。

方用：大黄附子汤（《金匮要略》）合黄连温胆汤（《六因条辨》）加减。

药用：生大黄 12g（后入），附子 8g（先煎），黄连 7g，淡竹茹 15g，制半夏 15g，枳壳 12g，陈皮 12g，茯苓 12g，生甘草 5g，生白芍 30g，生姜汁 15mL（冲入）。3 剂，水煎服。

二诊（2013 年 5 月 11 日）：进上方后，大便日解 5~6 次，诸症稍减，原方再进 3 剂。

三诊（2013 年 5 月 15 日）：恶心、头昏痛依然，口干，昨日停药便秘复作。舌质暗淡，舌苔薄白，脉弦细。此乃真阳式微，气化力弱，浊阴潴留上泛，有上蒙清窍之势，当拟温阳泄浊。处方：生大黄 12g（后入），附子 8g（先煎），黄连 7g，淡竹茹 15g，制半夏 15g，枳壳 12g，陈皮 12g，茯苓 12g，生甘草 5g，生白芍 30g，生牡蛎 30g（先煎），生姜汁 15mL（冲

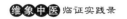

入）。7剂，水煎服。

另服药膳：鲤鱼500g（去鱼肠），冬瓜皮30g，煎汤。

四诊（2013年5月22日）：症状稳定，目前肌酐155μmol/L，尿素氮13.84mmol/L，钾5.2mmol/L。大便6~7次/日，恶心，食欲减退。处方：生大黄12g（后入），附子8g（先煎），黄连7g，淡竹茹15g，制半夏15g，枳壳12g，陈皮12g，茯苓12g，生甘草5g，生白芍30g，生牡蛎30g（先煎），生姜汁15mL（冲入）。7剂，水煎服。

按语：本案患者有明确的疾病史，另有实验室检查报告，诊断较为明确。初诊时，患者既表现为神疲乏力、头晕、腓肠肌痉挛等诸多不足，又表现为肢肿、尿少、便干、昏昏欲睡、寐而不熟、时而恶心、口角流涎、四肢麻木、肾区作痛、舌暗、舌下脉络蓝紫等一派实象，王师认为病位在脾肾，起于阳气不足，进而邪浊内盛，肾络瘀阻，开合失司，而成诸症，可谓险象环生。《灵枢·五癃津液别》有云："五脏阳已竭也……去菀陈莝、开鬼门、洁净府。"《素问·水热穴论》又云："肾者，胃之关也，关门不利，故聚水而从其类也。"故当温肾通阳，化瘀泄浊。

综上所述，本案患者的"气化太极球"系以脾肾阳虚，浊邪内盛为基本病机，肾络瘀阻，开合失司为阶段病机，处方以大黄附子汤合黄连温胆汤加味为主。前者出自《金匮要略·腹痛寒疝宿食病脉证治》，主治寒实内结胁腹之证，用其治疗本案寒水内停肾络之证，证虽异，理却同，故而药后即见大便通畅，血肌酐、尿素氮下降。后方乃温胆汤加黄连而成，主治浊阴上泛脾胃之证。另外，方中加白芍，合附子、生姜、茯苓取"真武汤"之意以制水，又可养肝，缓解腓肠肌筋挛之痛，重用生姜汁以通利胃肠，和胃止呕，以防受纳障碍。上方连服6剂，浊阴上泛未除，为防犯于脑窍，三诊又增牡蛎，该药不仅平肝，又可利水，用于此证甚佳。本案为消渴肾病，肾功能不全重症，病已不可逆转，如能饮食有节、起居有常、按时服药，尚可延长生命，稍有不慎，即可阴阳离决，慎之慎之。

7. 消渴

邬某，女，63岁，退休职工。初诊：2013年3月13日。

主诉：胸痛心悸半年。

现病史：素有糖尿病、高血压病及冠心病，目前已用胰岛素及降压药物治疗，血糖、血压、血脂控制可。刻诊：胸痛，胸闷心悸，胸肋紧束，面部及手臂麻木，一过性面部潮红，上症每于上午9时许因工作语言交流过多加剧，平静则减，夜寐不安，大便每日2~3次。

查体：舌质暗淡，舌苔薄白，舌下脉络蓝紫，脉沉细弦。

辅检：DSA示左前降支中段20%狭窄。B超示双侧颈动脉内膜局面增厚伴斑块。

中医诊断：消渴病（逆归期）；消渴心病。

西医诊断：①糖尿病，糖尿病冠心病；②高血压病。

辨证：宗气不振，心脉不畅为基本病机；胸阳不展，痰瘀搏结为阶段病机。

治则：益气振宗，开胸通阳，化痰散瘀，通利血脉。基本病机、阶段病机标本兼顾。

方用：小陷胸汤（《伤寒论》）加减。

药用：黄连7g，制半夏15g，瓜蒌皮30g，枳实15g，苦参15g，丹参30g，薤白20g，麦冬25g，生地黄30g，降香15g（后入），桃仁15g，红花10g，生黄芪30g，三七粉3g（冲服）。7剂，水煎服。

二诊（2013年3月20日）：胸闷心悸好转，偶有咳嗽，大便偏多。舌质淡胖，舌苔薄白，脉细。上方再进7剂。

三诊（2013年3月27日）：胸闷稍好转，面部一过性潮红依然，大便偏稀。舌质淡胖，舌苔薄白、微黄，脉细。药用：丹参30g，瓜蒌皮30g，降香15g（后入），党参20g，麦冬25g，五味子7g，黄连9g，制半夏15g，枳实15g，薤白25g，红花10g，生黄芪30g，三七粉3g（冲服），杞子30g，菊花15g。7剂，水煎服。

四诊（2013年4月3日）：胸闷、面部麻木好转，情绪易激，前额跳动，一过性潮红依然。舌质红，舌苔薄黄，脉细。药用：丹参30g，瓜蒌皮30g，降香15g（后入），党参20g，麦冬30g，五味子7g，黄连9g，制半夏15g，枳实15g，薤白25g，红花10g，三七粉3g（冲服），杞子30g，菊花15g，胆南星10g。7剂，水煎服。

五诊（2013年4月10日）：前额跳动、面部潮红依然，大便每日3～4次。舌质淡胖，舌苔薄白，脉细。药用：丹参30g，瓜蒌皮30g，降香15g（后入），党参20g，麦冬30g，五味子7g，黄连9g，制半夏15g，枳实15g，薤白25g，红花10g，三七粉3g（冲服），钩藤30g（后入），僵蚕10g。7剂，水煎服。

六诊（2013年4月17日）：面部潮红罢，前额跳动，颈部胀痛，得温则减，大便每日3次。舌质淡胖，舌苔薄白腻，脉细。上方加生白芍30g。7剂，水煎服。

七诊（2013年4月24日）：胸痛明显好转，前额跳动依然，大便每日3次。处方：丹参30g，瓜蒌皮30g，降香15g（后入），党参20g，麦冬30g，五味子7g，黄连9g，制半夏15g，枳实15g，薤白25g，红花10g，三七粉3g（冲服），生白芍45g，生甘草10g。7剂，水煎服。

八诊（2013年5月22日）：胸痛、前额跳动稍好转。舌质淡红，舌苔薄黄，脉细滑。上方加全蝎粉3g（冲服）。7剂，水煎服。

九诊（2013年7月3日）：前症明显好转，偶有激动时复作，GGT 112U/L，TC 2.57mmol/L。舌质暗淡，舌苔薄白，脉细缓。处方：丹参30g，瓜蒌皮30g，降香15g（后入），党参20g，麦冬30g，五味子10g，炒黄连9g，制半夏15g，枳实15g，薤白25g，红花10g，三七粉3g（冲服），生白芍45g，生甘草10g，苦参15g。7剂，水煎服。

按语：糖尿病心脏病是指糖尿病患者在糖、脂肪等代谢紊乱基础上发生的大、中、小、微血管，心肌及自主神经紊乱病变，包括糖尿病性冠心病、糖尿病性心肌病、糖尿病自主神经紊乱等，临床表现可从无症状至心律不齐、急性心肌梗死、心力衰竭甚至猝死等。糖尿病性冠心病是指糖尿病患者在糖脂等代谢紊乱基础上发生的冠状动脉粥样硬化性心脏病，是糖尿病合病心血管疾病最重要的并发症之一，其首发症状可能就是急性心肌梗死，甚至是猝死，有较高的致残致死率。有研究表明，糖尿病患者冠心病的发病率是非糖尿病患者的 2~4 倍；糖尿病患者的死亡率，在男性较非糖尿病患者高 2.2 倍，女性高 4.7 倍。

《灵枢·邪气脏腑病形》云："心脉微小为消瘅。"《灵枢·本脏》云："心脆则善病消瘅热中。"《素问·奇病论》云："有病口甘者，此五气之溢也，名曰脾瘅，夫五味入口，藏于胃，脾为之行其精气，津液在脾，故令人口甘也。"皆指出消渴病与心的内在联系。其一，消渴病，阴虚为本，恰逢久病体虚，或年老体弱，而致气阴两虚。气虚者，气为血之帅，血为气之母，气虚而致血滞，终成瘀阻。阴虚者，损津耗液，心失所养而致虚涩。其二，患者过食肥甘，脾失健运，内生痰浊，发为脾瘅。若痰热互结，积困于脾，邪浊内蕴，终致痹阻心脉；若痰瘀互结，血行瘀滞，亦致心脉不畅。其三，平素多思善虑，七情扰动，而致心肝血虚，气机郁结，郁久必瘀，损伤心脉。其四，阴损及阳，阳虚寒凝，脉络不畅，甚者兼有水饮凌心，抑或水饮凌心射肺者，此为危证。

综上所述，该患者的"气化太极球"系以宗气不振，心脉不畅为基本病机；胸阳不展，痰瘀搏结为阶段病机，本案患者就诊次数较多，脉案较为详细，但无论患者症状如何演变，其病机中心不离"宗气不振、胸阳不展、痰瘀搏结、心脉不畅"，可谓病症结合，以病为主，随症加减。治疗上主要以生脉散合瓜蒌薤白半夏汤加丹参、降香、枳实、黄连、红花等益气振宗，开胸通阳，化痰散瘀，通利血脉，仅于面部潮热时加杞子、菊花以平肝潜阳，前额跳痛时增芍药甘草汤酸甘养阴，钩藤、僵蚕、全蝎息风通络，体现了治疗慢性病"谨守病机，随证加减"法则。

第二节　胃痛（痞证）（附：慢性萎缩性胃炎）

1. 胃脘痛（黄连温胆汤）

陈某，男，50 岁，某小型企业负责人。初诊：2020 年 7 月 23 日。

主诉：食后剑突下痛 3 年。

现病史：3 年以来每于食后出现剑突下痛，自服奥美拉唑可解，停药复作，遂行胃镜检查，诊断为慢性浅表性胃炎，改服雷贝拉唑治疗，其效同前。刻下：食后剑突下痛，伴嘈杂感，症剧之时可见嗳气、恶心，但不呕吐，偶因不及进食而见饥饿。平素神疲乏力，纳谷不馨，大便尚调，夜寐安宁。

既往史：有慢性胃炎及肝多发囊肿史。

查体：形体矮胖，发落稀疏，偏土形体质。

苔薄黄腻，质暗红，脉弦细。

辅助检查：胃镜示慢性浅表萎缩性胃炎。病理：（胃窦）黏膜轻度慢性浅表性胃炎，Hp（－），（胃体）黏膜中度慢性浅表性胃炎，轻度肠化，Hp（－）。（2020 年 2 月 12 日，宁波大学医学院附属第三医院）。

中医诊断：胃脘痛。

西医诊断：慢性浅表萎缩性胃炎。

辨证：中虚气滞，毒结络损为基本病机；胆胃郁热，胃失和降为阶段病机。目前阶段病机趋于主位。

治法：泄胆和胃，清热利络。

方用：黄连温胆汤（《六因条辨》）加减。

药用：黄连 7g，半夏 9g，枳壳 12g，竹茹 10g，陈皮 10g，茯苓 20g，甘草 5g，浙贝母 12g，海螵蛸 30g，蒲公英 30g，九香虫 7g。7 剂，水煎服。

二诊（2020 年 8 月 13 日）：药后，食后剑突下痛、嘈杂、嗳气、恶心均减，胃纳仍差，大便正常。苔薄黄腻，质暗红，脉弦细。此乃胆胃郁热渐清，胃气渐顺之候。仍拟原法继进，以增药效。药用：黄连 7g，半夏 9g，枳壳 12g，竹茹 10g，陈皮 10g，茯苓 20g，甘草 5g，蒲公英 30g，九香虫 7g，半枝莲 30g，蛇舌草 30g，藤梨根 30g。7 剂，水煎服。

三诊（2020 年 10 月 15 日）：药后，食后剑突下痛大减。近日右胁隐痛，活动后加剧，平躺后缓解。苔脉同前。此乃肝络不利，气血壅滞之候。当守前法再进，上方加延胡索 20g，川楝子 9g，7 剂。

四诊（2020 年 11 月 12 日）：药后，食后剑突下痛消失，右胁隐痛偶作。此胆胃郁热已清，肝络气血通畅之佳兆，仍拟原法继进，巩固疗效。

上方7剂。

按语：胃脘痛是临床常见病症，常可伴有上腹胀、纳呆、恶心、呕吐、嘈杂、反酸、嗳气等症状。本病论述最早见于《黄帝内经》，有"当心而痛""心痛"等病名。如《素问·六元正纪大论》云："木郁之发，民病胃脘当心而痛，上支两胁，膈咽不通，食饮不下。"又如《素问·至真要大论》云："厥阴司天，风淫所胜，民病胃脘当心而痛。"其后唐代孙思邈的《备急千金要方》、宋代严用和的《济生方》均有九种心痛之说。金元时期李杲创"胃脘痛"一门，将胃脘痛与心痛相鉴别。朱丹溪《丹溪心法》曰："脾病者，食则呕吐，腹胀喜噫，胃脘痛，心下急。"认为心痛实为胃脘痛，为中焦脾胃病变。引起胃脘痛的常见消化系统疾病有急（慢）性胃炎、消化性溃疡、功能性消化不良、胃下垂、胃黏膜脱垂等。

本案患者呈土形体质，常易罹患脾病、胃病。又因平日应酬较多，烟酒无度，以致脾胃大伤，而见中虚气滞，毒结络损之象，故有神疲乏力、纳谷不馨等症。《灵枢·本输》云："胆者，中精之腑。"其内藏胆汁，乃由肝之余气所化，具有促进脾胃运化之功。如今患者胆气失和，郁而化热，影响及胃，胃失和降，故见食后剑突下痛、嘈杂、嗳气、恶心诸症。

综上所述，本案患者的"气化太极球"系以中虚气滞，毒结络损为基本病机，以胆胃郁热，胃失和降为阶段病机。初诊至四诊均以阶段病机趋主位，故取靶方黄连温胆汤加味治之。清代陆廷珍《六因条辨》有云："伤暑汗出，身不大热，而舌黄腻，烦闷欲呕，此邪踞肺胃，留恋不解。宜用黄连温胆汤，苦降辛通，为流动之品，仍冀汗解也。此条汗出而不大热，是卫分之邪既解，但舌黄欲呕，又为邪阻肺胃，气分未清。用温胆汤辛以通阳，加黄连苦以降逆。不用甘酸腻浊，恐留连不楚耳。"黄连温胆汤以温胆汤辛以利胆，苦以泄热，故对胆胃郁热，胃失和降者有良效。因其搜风通络之功欠佳，遂取咸、温之九香虫佐之，可以改善胃体萎缩、肠腺化生之弊。三诊时见右胁隐痛，活动后加剧，平躺后缓解，为肝络不利，气血壅滞之候，属兼夹病机，此时仍以阶段病机趋于主位，故予黄连温胆法中入延胡索、川楝子等疏肝理气之品，药证合拍，因此，药后诸症大为改善。

2. 胃痞病（香连六君子汤）

吴某，女，31 岁，职员。初诊：2019 年 6 月 6 日。

主诉：食后胃脘痞胀 1 年余。

现病史：1 年多来每于食后出现胃脘痞胀，约 1 时辰方缓解，即时揉按肚腹亦无明显改善，遂查胃镜发现慢性浅表性胃炎，予抑酸及促胃肠动力药治疗，症状依然。刻下：食后胃脘痞胀，大便黏腻不畅，1～2 日一行，时觉头晕，体位改变发作，经行量少，末次月经 5 月 23 日。

既往史：有慢性胃炎史。

查体：形体略胖，偏土形体质。

苔薄白，质稍红，边齿印，脉细虚。

辅助检查：胃镜示慢性浅表萎缩性胃炎。病理示（胃窦）幽门腺黏膜慢性炎，急性活动期，幽门螺杆菌（＋）（2018 年 12 月 30 日，宁波市中医院）。

中医诊断：胃痞病。

西医诊断：慢性浅表萎缩性胃炎。

辨证：中虚气滞，毒结络损为基本病机；脾胃气虚，肠络湿热为阶段病机；心肝血虚，脑络失养为兼夹病机。目前阶段病机趋于主位。

治法：益气健脾，化痰泄浊，清热和胃。

方用：香连六君子汤加减。

药用：木香 10g，黄连 5g，党参 20g，炒白术 15g，茯苓 15g，甘草 5g，陈皮 10g，半夏 10g，半枝莲 30g，蛇舌草 30g，藤梨根 30g，蒲公英 30g。7 剂，水煎服。

二诊（2019 年 6 月 27 日）：服药 1 周，症无进退，再服 1 周，食后胃脘痞胀稍减，大便较前通畅，体位改变头晕依然，本次月经方净。苔脉同前。此脾气复，痰湿退之佳兆，仍拟原法再进，以强其效，上方 7 剂。

三诊（2019 年 7 月 11 日）：迭进香连六君法后，胃脘痞满大减，大便每日 1 行。此脾气复而未全，痰湿退而未净之证象，仍当予以原法继进，徐图缓求，欲速不达，上方 7 剂。

四诊（2019 年 7 月 18 日）：药后，胃脘痞满本已消失，近日由于调摄不慎，感染暑湿之邪，以致遍体酸重，脘痞复增。另因月经将至，乳房胀痛。苔薄黄腻，舌质淡胖，边齿印，脉细滑。遵急者治标之意，先予和调气机，兼宣化湿浊之法。药用：柴胡 12g，黄芩 10g，甘草 5g，党参 15g，半夏 10g，藿香 12g，厚朴 15g，茯苓 15g，苍术 15g，香附 10g，川芎 12g。5 剂，水煎服。

五诊（2019 年 8 月 15 日）：服上方后，遍体酸重、胃脘痞满减轻，月经通畅。近日阴雨绵绵，上症复作，月经又将来临，并见口臭。苔脉同前。目前即时病机趋于主位，故仍投以小柴胡法。药用：柴胡 12g，黄芩 10g，甘草 5g，党参 15g，半夏 10g，藿香 12g，厚朴 15g，茯苓 15g，当归 12g，炒白芍 12g，炒白术 15g，木香 10g，黄连 6g。5 剂，水煎服。

此后，患者仍以香连六君为主，适时添入归、芍等味，间断服药 2 个月而止。

按语：本案患者呈土形体质，常易罹患脾胃病。平日饮食不节，饥饱失常，渐致中虚气滞，毒结络损。病日持久，脾胃虚弱，不能受纳水谷、运化精微，反见聚水成湿，积谷成滞，湿热内蕴，阻滞肠道，故成脾胃气虚，肠络湿热之候。其中，脾胃虚弱，运化失职，则见食后胃脘痞满，因其以虚为主，故服促胃肠动力药反见无效；肠络湿热，腑气不畅，则又大便黏腻不畅，1～2 日一行。此外，心肝血虚，脑络失养，故见头晕，每于体位改变发作，冲任失养，血海空虚，故又经行量少。

综上所述，本案患者的"气化太极球"系以中虚气滞，毒结络损为基本病机，以脾胃气虚，肠络湿热为阶段病机，以心肝血虚，脑络失养为兼夹病机。初诊至三诊均以阶段病机趋于主位，遂取靶方香连六君子汤加味。本方由六君子汤（《医方考》）加木香、黄连而成。六君子汤益气健脾、燥湿化痰，木香行气止痛、健脾消食，黄连清热燥湿、泻火解毒，但对毒结络损之功不著，遂取半枝莲、蛇舌草、藤梨根、蒲公英等味辅之。四诊、五诊由于天时影响，月经来潮，感染暑湿之邪，少阳枢机不利等即时病机趋主位，遂以小柴胡汤增损和解少阳枢机，并藿朴夏苓汤加减散内外湿浊。药后，表里暑湿去，少阳枢机和，仍以益气健脾、化痰泄浊、清热和胃之剂善后，并予归、芍之类和血之品以解兼夹病机。患者前后数诊，始终"谨守病机"，治随证转，因此，服药之后诸症次第缓解。

3. 吐酸（半夏泻心汤）

董某，女，38岁，职员。初诊：2020年11月26日。

主诉：食后返酸1年。

现病史：近1年来，每于食后或迎风受冷则呕返酸水，并胸中烧灼感，咽痒而痛，少顷则止，症著之时可见便出稀溏，去某院检查示慢性浅表性胃炎，反流性食管炎，前后予奥美拉唑、雷贝拉唑等药治疗，症无进退。平素夜寐多梦，浅短易醒，多思善虑，心烦易怒，月经按期而至，量可，色红，无块，末次月经11月15日。

既往史：有反流性食管炎史。

查体：形体略胖，偏土形体质。

　　　　苔薄黄腻，质稍红，脉弦细数。

辅助检查：胃镜示反流性食管炎（LA－A），慢性浅表萎缩性胃炎伴糜烂；病理示（胃窦）中度慢性浅表性胃炎，轻度肠化，Hp（－）（2020年11月10日，宁波市中医院）。

中医诊断：①吞酸。

西医诊断：①反流性食管炎；②慢性浅表萎缩性胃炎。

辨证：中虚气滞，毒结络损为基本病机；脾寒胃热，胃气上逆为阶段病机；心肝血虚，气郁不达为兼夹病机。目前阶段病机趋于主位。

治法：辛开苦降，平调寒热。

方用：半夏泻心汤（《伤寒论》）加减。

药用：半夏9g，黄芩15g，黄连7g，党参15g，干姜6g，甘草5g，半枝莲20g，蛇舌草20g，蒲公英20g，藤梨根20g，吴茱萸5g，苏梗10g，佛手12g。7剂，水煎服。

二诊（2020年12月3日）：药后，呕返酸水及胸中烧灼感、咽痒而痛频次减少，夜寐易醒、醒后难续依然。苔薄黄腻，质稍红，脉弦细数。药已初中病机，当守原法继进。上方 7 剂。

三诊（2020 年 12 月 17 日）：目前呕返酸水及胸中烧灼感大少，咽痒而痛未作，大便成形，本次月经方净。药证合拍，原法再进，徐图缓求，欲速不达。上方 7 剂。

四诊（2021 年 1 月 7 日）：药后，呕返酸水及胸中烧灼感偶作，近因心情不佳而致嗳气频繁，多用电脑而见视物模糊，苔脉同前。仍拟原法继进，以强药效。药用：半夏 9g，黄芩 15g，黄连 7g，党参 15g，干姜 6g，甘草 5g，半枝莲 20g，蛇舌草 20g，蒲公英 20g，藤梨根 20g，吴茱萸 5g，佛手 12g，女贞子 30g，旱莲草 12g，梅花 6g。7 剂，水煎服。

此后，仍以半夏泻心汤加减为法，断续服用 2 月而呕返酸水消，胸中烧灼除，夜寐不佳依然，遂以酸甘宁心汤合五花汤善后。

按语：胃食管反流病是指胃内容物反流入食管引起的反流相关症状和（或）并发症的一种疾病，可分为非糜烂性反流病、反流性食管炎和 Barrett 食管三大类型。本病发病机制主要有胃食管交界处功能与结构障碍，食管清除功能受损，上皮防御功能减退，食管抗反流功能削弱，食管敏感性增高，食管黏膜损伤，食管功能改变等，典型症状为烧心和反流，不典型症状为胸痛、上腹烧灼感、上腹痛、上腹胀、嗳气等。胃食管反流病在中医学中属"吐酸""呕苦""吞酸""嘈杂""食管瘅"等范畴，以胃失和降，胃气上逆为基本病机，更以逆、热、郁为本病病机特点。

本案患者呈土形体质，常易罹患脾病、胃病。《素问·灵兰秘典论》云："脾胃者，仓廪之官，五味出焉。"脾胃居于中州，脾主运，胃主纳，共同实现将水谷（湿）转化成精微的过程。《临证指南医案·脾胃》云"脾喜刚燥，胃喜柔润"，又云"脾宜升则健，胃宜降则和"，脾胃燥润相宜，升降如常，方可实现"饮入于胃，游溢精气，上输于脾，脾气散精，上归于肺，通调水道，下输膀胱"之功。本案患者平素饮食不节，饥饱失常，脾胃纳化失常，逐渐产生中虚气滞，毒结络损现象，且因脾为阴，易寒化，胃为阳，易热化，故又伴见脾寒胃热，胃气上逆之候。其中，中虚气滞，毒结络损，故见胃体萎缩，肠腺化生；胃热壅盛，胃气上逆，则见呕返酸水，胸中烧灼，咽痒而痛；脾阳不振，寒饮内停，则又便出稀溏。此外，心肝血虚，气机不畅，又见。夜寐多梦，浅短易醒，多思善虑，心烦易怒。

综上所述，本案患者的"气化太极球"系中虚气滞，毒结络损为基本病机，脾寒胃热，胃气上逆为阶段病机，心肝血虚，气郁不达为兼夹病机，初诊时阶段病机趋于主位，遂选靶方半夏泻心汤加减。本方以半夏、干姜辛散中焦寒饮，黄芩、黄连苦泄中焦蕴热，而复原脾升胃降之职，并以参、枣、草健脾养血而达扶助正气之功。由于半夏泻心汤缺乏解毒通络之品，因此王师选用半枝莲、蛇舌草、蒲公英、藤梨根诸味辅之，病以苏梗、佛手理气和胃，药证合拍，故能服药月余而见大效，再服2个月而诸症次第消失。

第三节 腹痛

腹痛（四逆散合当归四逆汤）

傅某，男，70岁，退休工人。初诊：2017年10月25日。

主诉：反复脐周腹痛1年余。

现病史：1年以来，时见脐周腹痛，按之加剧，矢气则舒，曾行胃、肠镜及腹部CT检查，未见明显异常表现。平素神疲乏力，夜寐腓肠肌易痉挛，下肢欠温，颈、肩、腰、背抽筋时作时止，胃纳可，二便调。

既往史：有高血压病及慢性胆囊炎史。

查体：形体较瘦，偏木形体质。

　　　苔薄净，质暗红、中裂，脉细数。

辅助检查：胃镜示慢性浅表萎缩性胃炎伴糜烂。肠镜示所见大肠黏膜未见明显异常（2017年3月3日，宁波市中医院）。CT示上腹部、盆腔平扫未见明显实质性病变（2017年3月3日，宁波市中医院）。

中医诊断：腹痛。

西医诊断：慢性浅表萎缩性胃炎伴糜烂。

辨证：肝肾精亏，经脉寒滞为基本病机；肝郁脾虚，肝脾失和为阶段病机。目前基本病机、阶段病机均趋主位。

治法：调肝理脾，温通经脉。

方用：四逆散合当归四逆汤（《伤寒论》）加减。

药用：柴胡 12g，炒白芍 30g，枳壳 15g，甘草 10g，当归 20g，桂枝 8g，细辛 5g，通草 10g，木瓜 30g，党参 20g，威灵仙 30g，葛根 30g。7 剂，水煎服。

二诊（2017 年 11 月 8 日）：药后，夜寐腓肠肌易痉挛渐止，颈、肩、腰、背抽筋渐少，脐周腹痛未止，苔脉同前。药证合拍，原法再进，上方 7 剂。

三诊（2017 年 12 月 20 日）：迭服中药，夜寐腓肠肌易痉挛及颈、肩、腰、背抽筋皆停息，脐周腹痛亦少。此肝脾调和，经脉通利之佳兆。仍拟原法再进，巩固疗效。上方 7 剂。

四诊（2018 年 12 月 26 日）：去秋至冬迭进中药，脐周腹痛止，诸痉挛亦少。近日因心胸不适而去市第一医院住院，出院诊断：慢性阻塞性肺病，扩张型心肌病（心功能Ⅲ级），冠状动脉粥样硬化性心脏病，心律失常（阵发性心房颤动，完全性左束支传导阻滞），反流性食管炎，糜烂性胃炎伴胆汁反流。刻下：胸闷，气急，咳嗽不多，夜寐不佳，咽干而痒，二便较少。苔光净，质暗红，脉细滑数。目前以气阴两虚，心脉不畅，肺失润肃为阶段病机，故拟益气养阴，宽胸通脉之法。药用：太子参 30g，麦冬 15g，北沙参 15g，五味子 7g，丹参 20g，瓜蒌皮 20g，百合 20g，羊乳 30g，黄精 15g，玉竹 15g，降香 10g（后入）。7 剂，水煎服。

按语：腹痛是指胃脘以下，耻骨毛际以上部分发生疼痛症状，涉及疾病遍及内科、外科、男科、妇科等多个学科，病因包括外感时邪、饮食不节、情志失调及素体阳虚等，病机涉及气机郁滞、脉络瘀阻、经脉失养等。

本案患者呈木形体质，常易罹患肝病。肝为刚脏，喜柔润，喜条达。

患者就诊之时年及古稀，肝阴肾精渐已亏耗，且又平素失于调养，故呈水木失荣之态。肝主筋脉，肝阴肾精不足，感于寒邪，痹阻经脉，昼暖夜冷，故见夜寐腓肠肌易痉挛，下肢欠温；扰动肝风，善行数变，故又颈、肩、腰、背抽筋时作时止。脐周乃为肝脾所主，肝气犯脾，肝脾失调，则见脐周腹痛，病变以实为主，则又按之加剧，矢气则舒。

综上所述，本案患者的"气化太极球"系以肝肾精亏，经脉寒滞为基本病机，以肝郁脾虚，肝脾失和为阶段病机，初诊至三诊皆基本病机、阶段病机同趋主位，遂以靶方四逆汤合当归四逆汤加减。《伤寒论》第318条云："少阴病，四逆，其人或咳，或悸，或小便不利，或腹中痛，或泄利下重者，四逆散主之。"此少阴病当类少阴病言，四逆散实际主治厥阴气机不利，肝脾失调之候，故对脐周腹痛有效。《伤寒论》第351条云："手足厥逆，脉细欲绝者，当归四逆汤主之。"当归四逆汤主治肝血失荣，寒滞筋脉之证，故对夜寐腓肠肌易痉挛，下肢欠温、颈、肩、腰、背抽筋时作时止有功。此外，木瓜《本草经集注》谓之主治"湿痹邪气，霍乱，大吐下，转筋不止"，故对腓肠肌痉挛有奇功，为其靶药；威灵仙，《雷公炮制药性解》谓其"入十二经""主诸风，宣通五脏，去腹内冷滞，心胸痰水，久积癥癖，膀胱恶水，腰膝冷疼，两足肿满，又疗折伤"，故对下肢、颈、肩、腰、背感寒病变皆有佳效，亦为靶药；葛根，《神农本草经》谓之"主消渴，身大热，呕吐，诸痹，起阴气，解诸毒"，故对经脉失于濡养，邪热痹阻大有功效。因此，王师入木瓜、威灵仙、葛根等可增强药效，故而服药2个月诸症停歇。次年患者因心胸不适再诊，由于阶段病机转为气阴两虚，心脉不畅，肺失润肃，故易方为生脉散加味，此即治随证转之法矣。

第四节　泄泻

1. 泄泻（附子理中汤）

陈某，男，38岁，职员。初诊：2018年3月22日。

主诉：大便溏薄伴周身不适 5 年余。

现病史：5 年以来，大便几乎未有成形之时，少则每日 1 行，多则每日 3~4 行，迎风受冷则剧，如食冰镇之品，入口少顷则腹痛欲便，便后痛止如常人。同时，腰腿酸软，肩背欠温，受冷后遍身骨节痛，入冬受风如卧冰中。

既往史：否认其他急慢性疾病史。

查体：形体偏胖，肚腹饱满，偏土形体质。

　　　苔薄白，质淡红，脉细虚。

辅助检查：肠镜示盲肠、结肠、直肠未见明显异常改变（2018 年 2 月 28 日，宁波市中医院）。

中医诊断：泄泻。

西医诊断：肠易激综合征。

辨证：脾肾阳虚，寒饮内停为基本病机；风湿痹阻，营卫失和为阶段病机。目前基本病机、阶段病机均趋主位。

治法：温脾肾，散寒水，祛风湿，和营卫。

方用：附子理中汤（《三因极一病证方论》）合桂枝汤（《伤寒论》）加减。

药用：制附子 8g（先煎 15 分钟），炒白术 30g，干姜 10g，党参 30g，甘草 6g，补骨脂 30g，桂枝 8g，炒白芍 15g，红枣 6 枚，片姜黄 15g，黄芪 20g。7 剂，水煎服。

二诊（2018 年 4 月 5 日）：服药 1 周，症无进退，再服 1 周，得寒腹痛欲便渐有改善，余症依然。药已中机，当拟原法继进，以增药效。上方加葛根 30g，7 剂。

三诊（2018 年 4 月 19 日）：迭进附子理中之法，大便成形，每日 1~2 行，得寒腹痛次数明显减少，诸骨节受冷后作痛不甚明显，近日无明显诱因出现夜难入眠，寐而易醒。苔薄白，质淡红，脉细虚。仍守原法继进，以强其效。上方加淮小麦 30g，7 剂。

四诊（2018 年 5 月 3 日）：患者目前脾肾温，寒水散，风湿去，营卫

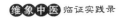

和，故见大便成形，腰腿酸软、肩背欠温次第缓解，夜寐亦有改善。药证合拍，当拟原法再进，上方7剂。

此后患者每于立夏前后便次增多，周身关节不适，均以附子理中汤增损，服药月余而诸症渐失。

按语：肠易激综合征是因脑-肠互动功能紊乱而导致的一种慢性功能性肠病，以反复腹痛和排便异常为主要临床特征。根据粪便形状不同，可分为腹泻型、便秘型、混合型和未分类型四种类型。肠易激综合征常使患者感到身心乏力，且人群中的发病率呈逐年升高趋势。目前我国的发病率在4.4%左右。

《景岳全书·泄泻》云："泄泻之本，无不由于脾胃。"后世医家将其奉为辨治泄泻的圭臬。本案患者呈土形体质，常易罹患脾病，加之长期饮食生冷无度，饥饱失常，以致脾阳损伤，无以腐熟水湿，饮入之水，聚于中州，每于排便之时夹有大量水气，故见大便溏薄，又因迎风受冷，外邪引动内湿，且因寒主收引，故又腹痛欲便，直待便后病因解除，复如常人。脾主肌肉，肾主骨节。患者由于脾阳不振，水饮停聚，外犯肌肉，水湿下行，遂见腰腿酸软；脾病及肾，肾阳虚损，骨节失却温煦之职，遂又肩背欠温，受冷后遍身骨节痛。《灵枢·营卫生会》云："营出于中焦，卫出于下焦。"由于脾肾两虚，营卫之气不得敷于肌表，故见入冬受风如卧冰中。

综上所述，本案患者的"气化太极球"系脾肾阳虚，寒饮内停为基本病机，风湿痹阻，营卫失和为阶段病机，初诊时基本病机、阶段病机均趋主位，遂取靶方附子理中汤合桂枝汤加味。附子理中汤乃理中丸加附子而成。《伤寒论》第386条云："霍乱，头痛，发热，身疼痛，热多，欲饮水者，五苓散主之；寒多，不用水者，理中丸主之。"《伤寒论》第396条云："大病差后，喜唾，久不了了者，胸上有寒，当以丸药温之，宜理中丸。"理中丸由干姜、人参、甘草、白术4味药物组成，方中干姜辛，热，以温为主，人参甘、微苦，微温，甘草甘，平，以补为要，白术苦、甘，温，以散水气为多，因此使用本方者以虚、寒、水三者夹杂为主要特点，又因附子辛、甘，大热，所以使用附子理中汤当为寒象更重者。桂枝汤由桂枝、芍药、生姜、红枣、甘草组成，方中桂枝调卫，芍药和营，姜、枣、草顾护胃气。两方祛风除湿通络之功略显不足，故取补骨脂既治肾虚冷泻，又治腰膝冷痛，正如《药性论》所云："（补骨脂）主男子腰疼，膝冷囊湿，逐诸冷痹顽，止小便利，腹中冷。"并取片姜黄破血行气，通经止痛；黄芪补气固表，利水托毒。诸药合用，脾肾温，寒水散，风湿去，营卫和，故能诸症次第缓解。

2. 泄泻（四逆异功散合痛泻要方）

孙某，男，38岁，企业职工。初诊：2018年10月25日。

主诉：反复腹痛、肠鸣便泻10余年。

现病史：10余年来每于情绪波动之后出现腹部绞痛，肠鸣欲便，便不成形，或呈水样，便后痛止鸣消，复如常人，曾行肠镜、CT检查而无异常发现，迭进中西药物无数而无明显效果。平素多思善虑，心烦易怒，饮食不节，晨起口苦，食后口臭，神疲乏力，胃纳不香，夜寐浅短，时醒时寐，尿中泡沫，脚丫湿气，皮肤瘙痒，四肢欠温，发白不泽。

既往史：否认其他急慢性疾病史。

查体：形体略胖，颈部偏细，偏木土形体质。

苔薄白腻，质略红，脉细弦。

辅助检查：肠镜示盲肠、结肠、直肠未见明显异常改变（2018年5月20日，宁波市中医院）。

中医诊断：泄泻。

西医诊断：肠易激综合征。

辨证：肝气郁结，脾气虚弱，土虚木乘为基本病机；湿热内蕴，上炎下注，遍及周身为兼夹病机。目前基本病机、兼夹病机均趋主位。

治法：调肝理脾。

方用：四逆异功散合痛泻要方（《医学正传》）加减。

药用：柴胡12g，枳壳12g，炒白芍15g，甘草5g，陈皮10g，党参15g，炒白术15g，茯苓15g，防风10g，木香10g，黄连7g，干姜10g，淮

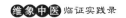

小麦 30g，炒谷芽 30g。7 剂，水煎服。

二诊（2018 年 11 月 8 日）：药后症状改善不甚明显。考虑冰冻三尺非一日之寒，病经数年而不愈，已为痼疾，遂拟原法再进，欲速不达。上方 7 剂。

三诊（2018 年 11 月 22 日）：上方连进 4 周，既往每于情绪激动之后腹部绞痛之势已缓，便虽仍不成形，但水样便消失，晨起口苦，食后口臭亦未发现。药已初中其机，当守原意续服，以增其效。上方 7 剂。

四诊（2018 年 12 月 6 日）：近因调摄不慎，偶感风寒，袭于清窍，蕴而化热，故见咽干、瘙痒、灼痛，咳嗽频繁，饮水则减。苔薄黄，质偏红，脉浮滑数。目前即时病机趋于主位，先以清润之剂，急者治标。药用：黄芩 15g，连翘 15g，浙贝母 12g，射干 6g，薄荷 6g（后入），玄参 15g，麦冬 15g，桔梗 5g，甘草 5g，三叶青 6g，蝉蜕 5g，僵蚕 6g。5 剂，水煎服。

五诊（2018 年 12 月 13 日）：药后，咽干、瘙痒、灼痛，咳嗽次第消失。目前情绪激动之后腹痛、肠鸣便泻次数较前大减，夜寐略香。苔薄白，质略红，脉细弦。当前基本病机复归主位，故仍以调理肝脾为主。药用：柴胡 12g，枳壳 12g，炒白芍 15g，甘草 5g，陈皮 10g，党参 15g，炒白术 15g，茯苓 15g，防风 10g，木香 10g，黄连 7g，干姜 10g，淮小麦 30g，炒谷芽 30g。7 剂，水煎服。

此后患者又以四逆异功散合痛泻要方加减断续服用 2 个月，情绪激动之后腹痛、肠鸣便泻偶作，疗效满意。

按语：本案患者呈土木形体质，常易罹患肝病、脾病。肝主疏泄，脾主运化，肝气过旺，易于克犯脾土，脾气不足，则受肝木侵犯，皆可肝脾同病。患者平日多思善虑，肝气易于凝滞，肝气过旺，则见腹部绞痛，心烦易怒；患者平日饮食失节，脾气易于受损，脾气不足，则又神疲乏力，胃纳不香。肝气郁结，脾气虚弱，土虚木乘，遂见情绪波动之后出现肠鸣欲便，便不成形，或呈水样，便后痛止鸣消，复如常人。肝脾失和，脾气不伸，肝血不荣，遂又四肢不温，发白不泽。饮食不节，脾虚生湿，胃滞生热，湿热交结，循经上扰，则见晨起口苦，食后口臭，牵及心神，则又夜寐浅短，下注膀胱，故见尿中泡沫，侵及足部，故又脚丫湿气，泛滥周身，遂见皮肤瘙痒。

综上所述，本案患者的"气化太极球"系以肝气郁结，脾气虚弱，土虚木乘为基本病机，以湿热内蕴，上炎下注，遍及周身为兼夹病机，初诊时基本病机、兼夹病机均趋主位，故以靶方四逆异功散合痛泻要方加减。《伤寒论》第318条云："少阴病，四逆，其人或咳，或悸，或小便不利，或腹中痛，或泄利下重者，四逆散主之。"后世认为本方为治肝气郁结，肝脾失调主方。《脾胃论·下卷》有云："异功散治脾胃虚冷，腹鸣，腹痛，自利，不思饮食。"后世认为本方为治脾气虚弱，兼有痰湿主方。《医学正传·泄泻》载"治痛泻要方"。后世认为本方为治肝旺脾虚，腹痛便泻主方。因此，四逆异功散合痛泻要方可解患者基本病机，另予干姜辛开寒湿，黄连苦泄热邪，木香调畅气机则解兼夹病机，遂能服药数周即有良效。患者四诊时由于新感风寒，郁于清窍，即时病机趋于主位，故予利咽开结汤（自拟方）为主急者治标，待诸症缓解再以调理肝脾之法巩固疗效。

第五节　便秘

1. 便秘（六味地黄汤加减）

杨某，男，52岁，工人。初诊：2015年1月29日。

主诉：大便不畅1年。

现病史：患者1年来大便干结如羊屎状，虽每日一行，然努力许久方出，以致便后少气，休息方解，曾予通便之药，每服后腹痛便泻，停之则便秘如故，外院胃肠镜检查未见明显异常。刻下：大便干结，努力难出，每日1次，神疲乏力，腰膝酸软，夜寐梦扰，肌肤瘙痒，尿中泡沫，胃纳尚可。

既往史：素有糖尿病、高脂血症史5年，目前服用二甲双胍片及格列

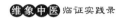

美脲片控制血糖，血糖控制尚可，服用瑞舒伐他汀钙片调脂。另有烟酒史。

查体：体形细瘦，呈木形体质。

　　　　舌质红，苔黄腻，脉细滑。

辅助检查：空腹血糖 7.0mmol/L。总胆固醇 5.73mmol/L，甘油三酯 2.72mmol/L，低密度脂蛋白 3.25mmol/L。

中医诊断：便秘。

西医诊断：①便秘；②2 型糖尿病；③高脂血症。

辨证：肝肾阴虚为基本病机，肠道失润为阶段病机。

治法：治以滋肝益肾、润肠通便，基本病机、阶段病机标本兼顾。

方用：六味地黄汤（《景岳全书》）加减。

药用：大生地 20g，怀山药 15g，山萸萸 12g，白茯苓 15g，建泽泻 12g，粉丹皮 12g，北黄芪 30g，全当归 20g，柏子仁 30g，生首乌 30g，决明子 30g，蝉蜕 15g。7 剂，水煎服。

二诊（2015 年 2 月 12 日）：药后大便稍畅，努力之势大减，余症依然。尿四蛋白示：尿 α₁-微球蛋白 2.55mg/dL，尿微量白蛋白 26.3mg/L。此乃阴虚及气，肠道失润，久病入络之候。当拟原意增进再服，上方加制大黄 12g，槟榔 15g，14 剂。

三诊（2015 年 2 月 26 日）：上方再服半月，大便转畅，尿中泡沫稍减，皮肤瘙痒、夜寐欠香依然。药证合拍，当拟原法继进，以资巩固疗效。上方去黄芪、当归，加紫草 15g，冬桑叶 20g，7 剂。

此后 1 年，患者以六味地黄汤为主方，滋补肝肾以解决基本病机，当出现阶段病机、兼夹病机或即时病机趋于主位时，则辨证论治，待其缓解。目前血糖、血脂控制平稳，大便通畅，泡沫尿减轻，阴阳趋衡，五脏渐安。

按语：本案便秘实乃糖尿病并发症。糖尿病并发症是一组涉及肺、脾、心、肝、肾五脏，以及皮毛、肌肉、血脉、筋、骨五体，临床症状多变、危害丛生的临床综合征。王师认为，其人当以久病竭伤肝肾阴液为主，继而阴损及气，肠络失润，肾络瘀滞，变证迭起。其症见大便干燥，努力始出，便后少气，神疲乏力，夜寐梦扰，肌肤瘙痒，尿中泡沫即已证明。因本案以便秘为主诉，故以肝肾阴虚为基本病机，以肠道失润为阶段病机，余则为兼夹病机。

由此可见，本案患者，一体多病，病机相对复杂。根据前面提到的气化区域观中的"经纬球"，筛选出跟患者疾病相关的"象"坐标系统。首先，"上下纬——天地之象"：患者发病年份按照五运六气论，甲午年，少阴君火司天，阳明燥金在泉；中运土运太过，湿气流行。其次，"中纬——人体之象"：患者为木形之体，务工辛劳，天癸衰竭，肝肾精亏，阴不制阳，虚热内扰，临床表现为腰膝酸软，夜寐梦扰，肌肤瘙痒，舌质红，苔黄腻，脉细滑之象。加之，患者素有糖尿病史，阴虚为本，燥热为标，治疗不及，则热入营分，蒸腾营阴，临床表现为皮肤瘙痒之象。

综上所述，"经纬球"中"上下纬——天地之象"：甲午土运太过，湿气流行；"中纬——人体之象"：木体阴亏，虚热内扰，肠道失润。根据交汇靶点分析，该患者的"气化太极球"系以肝肾阴虚为基本病机，以肠道失润为阶段病机，初诊时兼顾基本病机和阶段病机。故先拟六味地黄汤、当归补血汤，柏子仁、生首乌、决明子解基本病机、阶段病机之急。二诊时见阴虚及气，肠道失润，久病入络之候。故加用制大黄、槟榔增加润肠通便之力。三诊时大便转畅，尿中泡沫稍减，但皮肤瘙痒、夜寐欠香依然，故投以蝉蜕、紫草、桑叶以疏风凉血止痒以改善兼夹病机，药证合拍，故而其效著矣。

2. 便秘（补阳还五汤加味）

陈某，男，72 岁，退休职员。初诊：2015 年 6 月 11 日。

主诉：大便秘结伴下肢浮肿 1 年。

现病史：1 年以来，患者无明显诱因出现大便干燥，隔日一行，努挣始出，伴有双下肢浮肿，甚则头晕，曾于当地医院就诊，做胃肠镜检查、MRI 检查未见明显异常。刻下：大便干燥，2 日一行，努力难出，便后神疲，伴有双下肢水肿，时有头晕。平素恶风怕冷，尤以右侧臂膀、下肢为

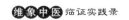

甚，胃纳可，小便可，夜寐安。

查体：舌质淡红，苔薄白、微黄，脉细缓。

辅助检查：胃肠镜检查、MRI 检查、双下肢动静脉彩超均未见明显异常。

中医诊断：便秘。

西医诊断：胃肠功能紊乱。

辨证：气虚血瘀为基本病机，肠道失润为阶段病机。

治则：治以益气化瘀、润肠通便，基本病机、阶段病机标本兼顾。

方用：补阳还五汤（《医林改错》）加味。

药用：北黄芪 30g，全当归 20g，赤芍药 15g，大川芎 12g，广地龙 12g，桃仁泥 10g，杜红花 7g，紫丹参 30g，大生地 15g，火麻仁 30g，甜苁蓉 20g，绞股蓝 20g。14 剂，水煎服。

二诊：2015 年 6 月 25 日。服药 2 周，神振，下肢浮肿略减，余症如故。当益气化瘀之中参入行气之品，以达气行瘀化、肠络和畅之效。上方去绞股蓝，加江枳壳 15g，7 剂。

三诊：2015 年 7 月 2 日。药后神振，头晕减，下肢浮肿大瘥，此真气来复，气化渐调，血脉通畅之谓，然气机不展，肠腑不利如故，故大便仍干、少腹痞满。当守原法并入小承气以和调之。上方加制大黄 10g，川厚朴 15g。7 剂。

上方出入连服月余，少腹痞满渐除，再服 1 个月，大便渐调，双下肢浮肿未见。此后去小承气汤，并守益气和血之法出入善后。

按语：便秘是指大便秘结不通，排便时间延长，或欲大便而艰涩不畅的一种疾病。该病多见于老年人，由年老体虚，气血不足，肠道失润所致；也可见于青壮年，素食膏粱厚味，运化不及，胃肠积热，传导无力而致；另外，情志疾病所致者也不少见，肝气郁结，疏泄不及，肠腑无力，本易引起便秘，兼之精神药物亦可导致便秘，终使疾病加重；产后、久病、热病之后也可引起便秘。本病病位虽在大肠，但与肺、脾、肝、肾密切相关，治疗不可概以润肠通便论之。《谢映庐医案·便闭》云："治大便不通，仅用大黄、巴霜之药，奚难之有？但攻法颇多，古人有通气之法，有逐血之法，有疏风润燥之法，有流行肺气之法，气虚多汗，则有补中益气之法，阴气凝结，则有开冰解冻之法，且有导法、熨法，无往而非通也，岂仅大黄、巴霜已哉。"

根据气化区域观中的"经纬球"，筛选出跟患者疾病相关的"象"坐标系统。首先，"上下纬——天地之象"：患者发病年份按照五运六气论，甲午年，少阴君火司天，阳明燥金在泉；三之气，主气少阳相火，客气少阴君火，火客金，肺病多发，因肺与大肠相表里，故发病时患者以肠道失润为阶段病机。其次，"中纬——人体之象"：本案患者为老年男性，年过古稀，真气始亏，气化不利，以致痰瘀水停，诸恙迭起，其中气虚血瘀，肠道失润，则大便干燥，间日一行，努挣始出，便后神疲头晕；气虚水停，则下肢浮肿；气虚血弱，寒滞经脉，则恶风怕冷，尤以右侧臂膀，下肢为甚。综上所述，本病患者以气虚血瘀为基本病机，肠道失润为阶段病机，各次就诊时基本病机均处于主位，故始终以补阳还五汤为基本方，同时加用生地黄、紫丹参、火麻仁、甜苁蓉治之，兼顾阶段病机，并随病机改变纳入江枳壳、制大黄、川厚朴等以达行气化瘀、和肠通络之效，以时刻兼顾兼夹病机。药证合拍，故服药2个月，少腹痞满罢，再服1个月，大便调畅。

3. 便秘（润肠通便方）

李某，女，60岁，退休教师。初诊：2012年3月28日。

主诉：大便粘连不畅2年。

现病史：患者2年前无明显诱因出现大便粘连不畅，每日解大便3～4次，外院行胃肠镜检查未见明显异常，自述服用中西药物无数，未见明显缓解。刻下：大便粘连不畅，脐腹痞胀，失眠胸闷，长吸为快，腰背酸痛，尿频，夜尿3～4次，目干涩糊，鼻出热气。

既往史：素有慢性支气管炎20年，20年前有痔疮手术史。

查体：体型瘦细，呈木形。

舌质淡红，舌苔薄白，舌下静脉暗淡，脉沉细虚。

辅助检查：胸部 CT 提示两肺慢性炎症；胃镜提示慢性浅表性胃炎；肠镜未见明显异常。

中医诊断：①便秘。

西医诊断：①便秘；②慢性支气管炎；③慢性胃炎。

辨证：脾肾气虚，阴血不足为基本病机；肠道失润为阶段病机。

治法：治以益气养阴、润肠通便，基本病机、阶段病机标本兼顾。

方用：润肠通便方（自拟方）加减。

药用：生黄芪 30g，制首乌 30g，当归 20g，柏子仁 20g，苁蓉 20g，火麻仁 30g，麦冬 20g，五味子 10g，枳壳 12g，制大黄 10g，党参 15g。14 剂，水煎服。

二诊（2012 年 4 月 18 日）：药后大便转润，夜能入睡，口苦依然，手足欠温。血脂检查提示：胆固醇 5.96mmol/L，低密度脂蛋白 3.79mmol/L。舌质淡胖，边齿印，舌苔薄净，脉细。上方加决明子 20g，14 剂。

三诊（2012 年 5 月 9 日）：上方再服半月，大便通顺，每日一行，头晕，步履自觉脚不实地，下午 3 时后自觉神萎乏力，哈欠懒言，夜尿频。舌质暗淡，舌苔薄白，脉细虚。药用：生黄芪 30g，制首乌 30g，当归 20g，柏子仁 20g，苁蓉 20g，火麻仁 30g，麦冬 20g，五味子 10g，枳壳 12g，制大黄 10g，党参 20g，淫羊藿 30g，7 剂。

患者上症于 5 月后及 10 月后各复作 1 次，每于原方出入续进 2 个月即能缓解。

按语：便秘是临床常见病证。王师认为，便秘虽主要病位在大肠，但与肺、脾、肝、肾等脏均有关系。病在肺者，肃降失职也，多以杏仁、桃仁、瓜蒌、紫菀等微辛微苦之品以促其升降，即"开天气以通地道"；病在脾者，运化失权也，又以黄芪、党参、白术、木香、厚朴、槟榔之类恢复其健运、消导功能；病在肝者，疏泄失司也，则以四逆散为主方，另加香附、玫瑰花之属以调畅气机。病在肾者，开合失责也，其中精不足者补之以味，如当归、制首乌、黑芝麻等；阴液不足者养其阴也，又如生地黄、玄参、知母、麦冬等；命火衰弱者温其阳也，苁蓉、肉桂之类最宜。

但需注意的是无论哪种便秘，最终均需要调以气机的药物，以循"增水行舟"之旨。此外，老年便秘本虚标实者较为多见，其本已虚，又经滥用通便药物而致气机失常者，又需结合药膳或腹部按摩配合，才能提高疗效。

根据"中纬——人体之象"：患者为木形之体，从事教师工作，思路过度，损伤脾脏，出现大便粘连不畅、脐腹痞胀等脾虚失运，湿浊停滞，下流肠腑之证；患者腰背酸痛，夜尿频多，为肾精不足，气化无权，固摄乏力之证，且"肾主开合""肾开窍于二阴"，亦与大便的通畅息息相关；失眠胸闷，长吸为快，目干涩糊，鼻出热气，又是心肝阴虚，心神失养，心脉不畅，肺经虚火之证，而阴血不足，肠道失润，又可加重便秘。因此，本案治疗当从肝、脾、肾入手，初诊时以黄芪、党参、苁蓉以健脾温肾、益气通便，首乌、当归、麦冬、柏子仁、火麻仁以养血宁心、润肠通便。王师认为，枳壳使用15g以下可疏理气机，"增水行舟"；如使用20g以上则为升举下陷之脾气，常配伍补中益气汤以治疗胃肠下垂、子宫脱垂诸症。至于大黄的用法，王师一般不主张使用生大黄，因为便秘者大多患病数年，且服过多种药物，气血多有衰耗，生大黄之峻猛并不合适，故多用制军。

本案患者病史较长，症状繁多，病机复杂，故治疗当多方面兼顾，且疗程较长，易于反复，病后两次复发为其证也，对此，王师多嘱其经常按揉腹部以辅助药效。

第六节　心悸（胸痹）

1. 心悸（炙甘草汤）

宣某，男，35岁，公司职员。初诊：2019年3月6日。

主诉：心悸半年。

现病史：半年前劳累后出现心中惶惶，悸动不安，遂去本市某三甲医院心内科就诊，当时诊断为心律失常（室性早搏），予西药治疗（具体用药不详），症状稍有改善，但未休止。刻下：心胸悸动，时剧时缓，形寒怕冷，大便偏干。平素夜难入眠，寐则多梦，多思善虑，心烦易怒。

既往史：否认其他急慢性疾病史。

查体：形体消瘦，面色不泽，颈细，偏火木形体质。

苔薄白，质暗淡，脉细数，偶歇止。

辅助检查：动态心电图示窦性心律，室性早搏（9457 次/24 小时）（2019 年 3 月 6 日，宁波市中医院）。

中医诊断：心悸。

西医诊断：心律失常（室性早搏）。

辨证：心肝阴虚，气郁不达为基本病机；心气不足，心阳不振为阶段病机。目前基本病机、阶段病机均趋主位。

治法：益心气，养心阴，振心阳，宁心神。

方用：炙甘草汤（《伤寒论》）加减。

药用：炙甘草 10g，党参 20g，生地黄 30g，桂枝 10g，麦冬 20g，火麻仁 15g，大枣 8g，阿胶珠 9g，苦参 15g，丹参 30g，生龙骨 30g（先煎），生牡蛎 30g（先煎）。7 剂，水煎服。

二诊（2019 年 3 月 13 日）：药后，心胸悸动稍有改善，大便较前润泽，余症依然。心之阴血有复，心之阳气未动，当守原法再进，徐图缓求，欲速不达。上方 7 剂。

三诊（2019 年 4 月 3 日）：迭进中药，心胸悸动大少，形寒怕冷亦减，但其夜寐多梦依然。仍守原法，拟上方加百合 20g 以增养心安神之功。

四诊（2019 年 6 月 19 日）：连服中药，心胸悸动偶作，夜寐多梦次少，此心阴大复，心阳振作，心神得养之佳兆，当守原意继进，巩固疗效。上方去阿胶珠、红枣，7 剂。

五诊（2019 年 11 月 13 日）：自诉连服炙甘草汤加减 3 个月，心胸悸动本已消失，近日天气骤寒，未予及时添衣，又因工作繁忙，情绪波动明显，以致其症复作。苔薄白，质暗淡，脉细数，偶歇止。药证合拍，仍拟前法。药用：炙甘草 10g，党参 20g，生地黄 30g，桂枝 10g，麦冬 20g，火麻仁 15g，大枣 8g，阿胶珠 9g，苦参 15g，丹参 30g，生龙骨 30g（先煎），生牡蛎30g（先煎）。7剂，水煎服。

按语：室性心律失常包括室性早搏（室早）、室性心动过速（室速）、心室扑动（室扑）和心室颤动（室颤）。室性心律失常多发生于结构性心脏病和离子通道病患者，但在心脏结构正常的人群中也非少见。患者的临床表现差异很大，有的可毫无症状，有的则有明显的心悸、胸闷或黑矇，严重者甚至导致心脏性猝死。室性心律失常的发生机制为异常自律性增高、早期与晚期后除极所致的触发活动以及折返。

本案患者偏火木形体质，常易罹患心病、肝病。心主血而藏神，肝藏血而舍魂，心肝之病，多在血分，涉及神魂。患者长期熬夜，加之饮食失节，渐而暗伤阴血，心肝阴虚，神魂失养，故见夜难入眠，寐则多梦；肝体失养，肝气不达，故又多思善虑，心烦易怒。王师认为构成心脏搏动三要素为心气充沛，心血充盈，心脉通畅。如今患者心阴不足，日久牵及心气、心阳，以致心气不充，心阳不振，亦可引起心脉不畅，故见心中惺惶，悸动不安，脉出时有歇止。心阴不足，肠道失润，则见大便偏干；心阳不振，火不暖身，则又形寒怕冷。

综上所述，本案患者的"气化太极球"系以心肝阴虚，气郁不达为基本病机，心气不足，心阳不振为阶段病机，初诊时基本病机、阶段病机均趋主位，遂取靶方炙甘草汤加减。本方炙甘草甘，平，入心、肺、脾、胃经，仲景取其补养胃气，大枣甘、温，入脾、胃经，仲景取其补养脾津，麦冬甘，微苦，微寒，入心、肺、胃经，仲景取其补养胃汁，生姜辛，微温，入肺、脾、胃经，仲景取其温散水气，四药合用，通过健运中州，灌溉四旁，达到滋养心气、心阴、心阳之功。人参甘、微苦，平，入脾、肺、心经，仲景时代的"上党人参"早已灭绝，所以现在多用党参取代，方中取其益心气、复心脉之功。阿胶甘，平，入肺、肝、肾精，仲景取其补阴血、填精髓之功。生地黄甘，寒，入心、肝、肾经，仲景时代的生地黄为现在的鲜地黄，干地黄为现在的生地黄，炙甘草汤地黄当为鲜地黄，因宁波地区没有鲜地黄，所以仍以干地黄取代。仲景所用地黄一斤治疗"心动悸，脉结代"，说明地黄不仅可以滋阴血，亦可除血痹，并可预防甘草、大枣、人参、阿胶等药黏腻之性。桂枝辛、甘，温，入心、肺、膀胱经，仲景取其温肾阳、平冲逆之功。火麻仁甘、平，入脾、胃、大肠经，仲景取其润肠道、通腑气之功。诸药合用，心气充，心阴复，心阳振，心脉畅，心悸自平。初诊时入苦寒性燥之苦参既可强心，又可制约他药而起反佐之用，入苦，微寒之丹参取其"一物功抵四物"之功，入甘、涩、平之龙骨，咸，微寒之牡蛎以强镇摄之能。药证合拍，故能服药3次其症大减。四诊时值江南梅雨季节，气候潮湿，遂去阿胶珠、大枣以防损伤脾胃。五诊时虽天气转冷，患者基本病机、阶段病机未有明显变化，故仍以炙甘草汤法继服。

2. 胸痹（益气强心振宗汤）

钱某，男，70岁，退休工人。初诊：2020年12月9日。

主诉：反复胸中压榨样感1年余。

现病史：1年前因出现胸中压榨样感发现冠心病，已行冠脉支架植入术，术后胸中压榨样感减而未净，每于劳累后症增，休息缓解，症剧之时叹息则舒。平素夜寐不佳，时觉头晕，大便每日一行。

既往史：1年前因发现冠心病行冠脉支架植入术。另有糖尿病及高血压病史。由于大便不畅20余年，长期以黄芪、当归为伴浓煎取汁口服，目前大便每日一行。

查体：形体矮胖，腹大，肤黑，偏水形体质。

苔薄白腻，质暗淡，舌下经脉蓝紫，脉弦细涩。

辅助检查：暂无。

中医诊断：胸痹。

西医诊断：①冠状动脉粥样硬化性心脏病；②冠状动脉支架植入术后；③2型糖尿病；④高血压病。

辨证：真气不足，气化失调为基本病机；宗气不振，痰瘀搏结为阶段病机。目前阶段病机趋于主位。

治法：益气振宗，化痰散瘀。

方用：益气强心振宗汤（自拟方）加减。

药用：生黄芪 30g，党参 30g，麦冬 20g，五味子 10g，丹参 30g，瓜蒌皮 30g，降香 15g（后入），桂枝 8g，干姜 10g，炙甘草 10g，三七粉 3g（后入），地龙 9g。7 剂，水煎服。

二诊（2020 年 12 月 16 日）：服药 1 周，胸中压榨样感稍有改善，时觉头晕，夜寐不佳依然。苔脉同前。仍守前法，益心气，养心阴，化痰浊，通血脉为主。上方 7 剂。

三诊（2021 年 1 月 6 日）：服药近月，胸中压榨样感大有缓解，头晕亦转，夜寐不佳同前。舌下经脉色泽转淡。药证合拍，原法再进，上方 7 剂。

四诊（2021 年 3 月 3 日）：迭进益气振宗，化痰散瘀之法，胸中压榨样感大少，头晕渐趋消失，唯觉夜寐仍差。仍守原法继进，以折病势。上方 7 剂。

按语：冠状动脉粥样硬化性心脏病是指由于冠状动脉粥样硬化使管腔狭窄或闭塞导致心肌缺血、缺氧或坏死而引发的心脏病，统称为冠状动脉性心脏病或者冠状动脉疾病，简称冠心病，归属为缺血性心脏病，是动脉粥样硬化导致器官病变的最常见类型。本病临床可分为慢性心肌缺血综合征（又被称为稳定性冠心病）和急性冠状动脉综合征两大类型。前者进一步可分为隐匿型冠心病、稳定型心绞痛和缺血性心肌病等三型，后者又可分为 ST 段抬高型心肌梗死、不稳定型心绞痛和非 ST 段抬高型心肌梗死三型。

《灵枢·刺节真邪》有云："真气者，所受于天，与谷气并而充身者也。"认为真气由先天肾中之精气、后天脾胃之水谷之气及肺中吸收大自然之清气相互结合而成，为构成人体生命活动的基本物质。真气通过气机运动产生的真气气化过程又是人体生命活动的基本特征。王师认为，真气不足，气化失调，导致脏腑功能紊乱，是诸多疾病的发病基础。本案宗气不振，水湿聚集成痰，蓄于血脉而成痰瘀搏结状态亦为真气气化失调一个阶段。由于患者偏水形体质，常易罹患肾病。肾主一身阴阳，肾气虚损，元阴元阳不足，同样可以导致宗气不振，痰瘀搏结，从而加重病情，故见胸中压榨样感，劳累之时气虚明显，其症加剧，休息之后气虚渐复，其症减轻，叹气之后，由于气机伸展，其症亦可改善，患者虽行支架植入，但其病根未拔，因此症状仍存，时轻时重。气虚血弱，清窍失养，故见头晕，神魂不安，故又夜寐不佳，肠道失润，则见大便不畅。舌质暗淡，舌下经脉蓝紫，脉弦细涩皆为上述病机的综合体现。

综上所述，本案患者的"气化太极球"系以真气不足，气化失调为基本病机，以宗气不振，痰瘀搏结为阶段病机，一至四诊均以阶段病机趋于主位，遂取自拟益气强心振宗汤加减。本方由黄芪、当归、党参、麦冬、五味子、丹参、瓜蒌皮、降香、桂枝、甘草、龙骨等药组成。其中黄芪补气升阳，行滞通痹，走而不守，党参健脾益肺，养血生津，守而不走，桂枝温通经脉，助阳化气，甘草补脾益气，缓急止痛，四药相伍，资化源，充元气，宽心胸，解挛急，共奏益气强心振宗之功。当归补血活血，调经止痛，麦冬养阴生津，润肺清心，二药相伍，阴血足，心脉充，共奏养营和血之功。五味子收敛固涩，补肾宁心，龙骨镇惊安神，敛汗固精，二药相伍，心气收，神魂安，共奏定惊宁神之功。丹参活血祛瘀，清心除烦，瓜蒌皮清热化痰，利气宽胸，降香化痰止血，理气止痛，三药相伍，心脉畅，痰浊消，共奏化痰散瘀之功。王师认为，本案患者舌下经脉蓝紫，脉涩，心脉瘀阻明显，故入三七粉散瘀止痛，地龙祛瘀通络。药证合拍，服药3个月诸症大减。

第七节　不寐

1. 不寐（血府逐瘀汤）

钱某，男，40岁，公司职员。初诊：2018年10月10日。

主诉：夜难入眠1年余。

现病史：1年来苦于夜难入眠，即使少寐片刻则见乱梦纷纭，心神不定，以致日久产生烦怒之变。平日大便偏软，每日一行，脐下腹部畏寒，迎风即泄，口角流涎，色淡不臭，心胸常觉憋闷不适，牵及两侧肋部。前医曾予酸枣仁汤合甘麦大枣汤以养血宁心之法安其心神，服药 1 个月，反致彻夜不眠，大便稀溏，体重下降。

既往史：有甲状腺结节史。每于立夏之后反复疰夏，及至立秋方止。

查体：形体消瘦，面颧色暗不华，呈火木形体质。

　　苔薄微腻，质暗，舌尖边紫，舌下经脉蓝紫，脉弦细偏涩。

辅助检查：心电图示窦性心律（2018 年 10 月 10 日，宁波市中医院）。

中医诊断：不寐。

西医诊断：失眠症。

辨证：肝气郁滞，血脉不畅，心神失养为基本病机；脾阳不振，健运失职，湿浊内滞为兼夹病机。目前基本病机、兼夹病机均趋主位。

治法：疏肝理气，活血通络，佐以温中健脾，利湿泄浊，标本兼顾。

方用：血府逐瘀汤（《医林改错》）加减。

药用：桃仁 10g，红花 6g，当归 10g，赤芍 15g，川芎 10g，生地黄 15g，柴胡 10g，枳壳 12g，生甘草 6g，桔梗 3g，川牛膝 15g，炒党参 20g，干姜 6g，茯苓 15g。水煎服 7 剂，每晚仅于卧前服用 1 次。

二诊（2018 年 11 月 7 日）：服药半月，症虽未有进退，但觉心情舒畅，遂自行以原方再进半月。刻下：夜寐较前已有改善，每晚尚可安睡 6 小时余，大便略见形状，迎风受冷偶有便泄。面色晦象稍退，舌下经脉色紫转淡，脉弦偏细。此冰冻三尺非一日之寒，当守原法再进，徐图缓求，欲速不达。上方 7 剂。

三诊（2018 年 12 月 19 日）：药后，诸症本已渐趋改善，近日雨水增多，肚腹反增畏寒之象，且便次亦有增无减。苔薄、中后略腻，质暗，舌下脉络淡紫，脉弦偏细。此基本病机、兼夹病机仍存，但又添寒湿外袭，中阳复损之恙，遂于原方中加入补骨脂 20g 以达温脾止泻之效，脾阳既旺，则寒湿易除矣。

此后，患者以上方连服 3 个月，夜寐大转，大便成形，面色转润，脉现和缓。之后 3 年，每入夏令，患者夜寐稍差，大便略溏，即来复诊取药，均予服药 1 个月即达气顺血活，脾健神安之功。

按语：《金匮要略·血痹虚劳病脉证并治》云："虚劳虚烦不得眠，酸枣仁汤主之。"《金匮要略·妇人杂病脉证并治》则云："妇人脏躁，喜悲伤欲哭，象如神灵所作，数欠伸，甘麦大枣汤主之。"因此，诸多医家将其奉为治疗失眠的圭臬。本案患者如法治之反见彻夜不眠、大便溏稀，是为药证不符之故。《景岳全书·杂证谟》指出："不寐证虽病有不一，然惟知邪正二字，则尽之矣。盖寐本乎阴，神其主也，神安则寐，神不安则不寐，其所以不安者，一由邪气之扰，一由营气之不足耳。有邪者多实证，无邪者皆虚证。"所以，失眠亦有虚实之分，不可概以养血宁心之法统之。

本案患者为火木形之体，虽心电图示窦性心律，但肝气郁滞，心脉不畅，心肝失调之象渐已显露，故常心胸憋闷不适，牵及两侧肋部，面颧色暗，舌质暗，尖边紫，舌下脉络蓝紫，脉弦细涩。心藏神，肝藏魂，气滞血瘀，神魂不安，则见夜难入眠，寐则多梦。此外，患者脾阳不振，脾运不健，湿浊内滞，升降失常，湿浊上逆则口角流涎，色淡不臭，湿气下注则大便偏软，易受风冷直中中州而致便泄不化。由于夏季暑湿当令，外湿引动内湿，故见反复疰夏，此天地之象因时对人体作用之故。脾主肌肉，脾气不足，精微不生，肌肉失养，故见形体消瘦。舌苔薄腻亦为脾虚湿盛之象。

综上所述，本案患者的"气化太极球"系以肝气郁滞，血脉不畅，心神失养为基本病机，以脾阳不振，健运失职，湿浊内滞为兼夹病机，初诊时基本病机、兼夹病机均趋主位，故选疏肝理气，活血通络，佐以温中健脾之法，以靶方血府逐瘀汤为主，其中四逆汤调气，桃红四物汤和血，另予干姜温阳，茯苓利湿，党参健脾，诸药合用，气行而不耗气，血活而不破血，温中而不香燥，利湿而不伤津，健脾而不碍滞，故能药后渐取佳效。本案患者的症状，冰冻三尺非一日之寒，故见效较慢，不可不顾病机时时换药，此当注意。此后三年，患者每于夏季诸症反复发作三次，因其基本病机、兼夹病机未有明显改变，故其治法仍从行气活血入手，参以温中利湿之剂而取满意疗效。另外，患者素体气滞血瘀为患，当选灵动之品调畅气血为优，而前医反投酸枣仁汤、甘麦大枣汤之类药性黏滞之方，以致气血凝滞不通，反增其害，因而夜寐更差，甚则大便稀溏，体重下降。

2. 不寐、瘾疹（酸甘宁心汤合越鞠丸）

臧某，女，50 岁，务农。初诊：2016 年 12 月 1 日。

主诉：夜难入眠 10 余年，加重伴皮肤瘙痒半年。

现病史：10 余年来苦于不得安眠，或卧而难着，或寐而多梦、浅短易醒，次日神疲乏力。近半年来上症似有加重之势，并添腰腹皮肤瘙痒、腰脊酸软、尿频色浊，目干涩糊诸症。平日操持辛劳，多思善虑。

既往史：行子宫肌瘤摘除术 2 年。

查体：形体偏瘦，呈木形体质，腰腹肌肤色泽偏红，见团块状疹块。

苔薄白，质稍红，脉弦细。

中医诊断：①不寐；②瘾疹。

西医诊断：①失眠症；②荨麻疹；③子宫肌瘤摘除术后。

辨证：心肝血虚，气机怫郁，心神失养为基本病机；肝肾阴虚，湿热壅滞，表里同病为兼夹病机，目前趋于主位。

治法：先拟滋肝益肾，清利湿热为法，待兼夹病机缓解后，继拟养血宁心，疏气达郁以治其本。

方用：知柏地黄汤（《医宗金鉴》）加减。

药用：知母 15g，黄柏 12g，地黄 30g，山药 30g，山萸肉 12g，茯苓 12g，牡丹皮 15g，泽泻 15g，土茯苓 30g，白鲜皮 30g，枸杞子 30g，菊花 15g。7 剂，水煎服。

二诊（2016 年 12 月 28 日）：服药 1 周，腰腹肌肤瘙痒、目糊干涩较前缓解，余症尚无进退，近日夜寐时常因右胁肌肉跳动而惊醒。舌脉同前。目前肝肾阴虚略复，内蕴湿热略除，但添血虚风动之机，故拟原方去枸杞子、菊花，加龙骨 30g，丹参 30g，生白芍 20g 以达养血镇摄之功。

三诊（2017 年 1 月 11 日）：药后，腰腹肌肤瘙痒、色红呈团块样之状已罢，右胁肌肉跳动消失，偶见腰酸、尿频，夜寐多梦、难着依然，近日因与人争而现两胁胀满，叹气则舒。苔薄白，质稍红，脉弦细。此肝肾阴虚，湿热内蕴，由里达表之机已除，但心肝血虚，气机怫郁，心神失养之候仍存，又添少阳枢机不利，上焦气络不畅之象，此为即时病机，目前基本病机、即时病机同居主位，故当养血宁心，和解少阳，新病、卒病同治。方用酸甘宁心汤（自拟方）合小柴胡汤（《伤寒论》）加减。药用：柴胡12g，黄芩12g，太子参20g，制半夏10g，生甘草5g，生龙骨30g（先煎），桂枝8g，延胡索30g，夜交藤30g，酸枣仁20g，百合20g，生地黄30g，炒白芍20g，青皮12g。7剂，水煎服。

四诊（2017年2月8日）：迭服酸甘宁心汤合小柴胡汤加减14剂，两胁胀满已瘥，夜寐较前改善，多思善虑依然，偶感心中悸动。苔脉同前。遂以养血宁心，疏气达郁之法独治基本病机。药用：酸枣仁20g，淮小麦30g，百合20g，麦冬20g，茯苓15g，苍术15g，焦栀子12g，六曲12g，制香附10g，川芎12g，生龙骨30g（先煎），丹参30g，炒白芍20g。7剂，水煎服。

五诊（2017年3月15日）：目前患者夜寐大有改善，多思善虑亦有轻减。近查肝功能示：总胆红素24.4μmol/L，直接胆红素9.1μmol/L。苔薄白，质淡红，脉细弦。药已中机，当守原法，适当调整，击鼓再进。上方去麦冬，加茵陈20g，对坐草30g，生山楂15g。7剂，水煎服。

按语：《素问·宣明五气》云："心藏神，肺藏魄，肝藏魂，脾藏意，肾藏志。"其认为人体的精神活动与五脏的生理变化密切相关，并以五脏精气作为它的物质基础，因此，失眠多与五脏有关。《灵枢·大惑论》云："心者，神之舍也。"《素问·灵兰秘典论》又云："心者，君主之官，神明出焉。"均认为心对神具有统帅的作用，故曰"心藏神"。《说文解字》对"神"的解释是"天神，引出万物者也。从示、申"，指出神为人体一切生理活动及心理活动的主宰，所以，神、魄、魂、意、志五志之中，神最为重要。《灵枢·本神》云"肝藏血，血舍魂""随神往来者谓之魂"，《说文解字》对"魂"的解释是"阳气也。从鬼云声"。后世认为"阳气"即"阳神"，故曰"肝藏魂"，与心神密切相关，因此，五志之中，魂亦相当重要，所以，失眠与神、魂功能失调更为密切。

本案患者为木形体质，易患肝病。肝者，"体阴用阳"，阴常不足，阳用易过，加之常年多思善虑，"思则气结"，以致肝血不足，肝气郁滞；肝藏血为母，心主血为子，血为共同载体，肝失濡养日久，必致心失所主，而成母子俱病，神魂不安，故见卧而难着，寐而多梦、浅短易醒，舌质红，脉弦细。同时，患者年至更年，"太冲脉衰少""天癸竭""地道不通"而成肾精不足，精血不得外达、上荣之象，故又腰脊酸软、目干涩糊；年老肾衰感于湿邪并流注于下焦，少阴表里俱病，则见尿频色浊，腰腹皮肤瘙痒、色泽稍红、呈团块样等症。

综上所述，该患者的"气化太极球"系以心肝血虚，气机怫郁，心神失养为基本病机，以肝肾阴虚，湿热壅滞，表里同病为兼夹病机。初诊时阶段病机趋于主位，故先予滋肝益肾，清利湿热之法，选用靶方知柏地黄汤加味，因本案以清利为主，滋补为辅，故以生地黄易熟地黄，并入土茯苓、白鲜皮增强清热利湿之功，前者兼可通利关节，后者则可祛风止痒，二药相合为其靶向对药。二诊症减之时又添寐时右胁肌肉跳动、惊醒之症，主病机无进退，遂于原法之中加入龙骨、丹参、白芍之类养血镇摄之药。三诊时兼夹病机渐已退却，基本病机虽趋主位，然患者又因动怒而致两胁胀满，叹气则舒，此为少阳枢机不利，上焦气络不畅之故，属于即时病机，亦趋主位，因此，以酸甘宁心汤合小柴胡汤为法标本兼顾。四诊之后，患者仅以夜寐不佳，多思善虑为主症，故以养血宁心，疏气达郁之法还治其本。

不寐（失眠症）多因心肝血虚，气机怫郁为基本病机，故以酸敛、甘养之法治之，取酸甘宁心汤为其靶方而有良效。本方为酸枣仁汤（《金匮要略》）、百合地黄汤（《金匮要略》）、甘麦大枣汤（《金匮要略》）加减而成。其中，酸枣仁，《名医别录》谓其"主烦心不得眠，脐上下痛，血转久泄，虚汗烦渴，补中，益肝气，坚筋骨，助阴气，令人肥健"，小麦"除热，止燥渴，利小便，养肝气，止漏血，唾血"，二药伍用，养肝宁心，共为靶向君药。百合，《神农本草经》谓其"主邪气腹胀、心痛，利大小便，补中益气"，麦冬"主心腹结气，伤中伤饱，胃络脉绝，羸瘦短气"，二药伍用，滋阴清心，则为靶向臣药。龙齿，《神农本草经》谓其

"主小儿大人惊痫，癫疾狂走，心下结气，不能喘息，诸痉"，茯苓"主胸胁逆气，忧恚惊邪恐悸，心下结痛，寒热烦满，咳逆，口焦舌干，利小便"，二药伍用，定惊安神，又为靶向佐药。如果此时患者气郁未伤津，一般以越鞠丸为主，反之，气津两伤后则选用自拟方五花汤（玫瑰花、绿萼梅、合欢花、佛手花、厚朴花）为主以调畅气机。另外，根据患者兼夹病机不同，选方又有区别，如心肝血虚为基本病机，痰蒙神窍为兼夹病机，则配以生铁落饮（《医学心悟》）加减；如心肝血虚为基本病机，胆胃失和、痰热内扰为兼夹病机，则配以黄连温胆汤（《六因条辨》）加减；如心肝血虚为基本病机，脾虚气陷为兼夹病机，则配以补中益气汤（《内外伤辨惑论》）加减；如心肝血虚为基本病机，肝郁血热为阶段病机，则配以丹栀逍遥散（《校注妇人良方》）加减；如心肝血虚为基本病机，燥热内盛为阶段病机，则配以自拟方当归润燥汤（当归、芍药、川芎、桃仁、生地黄、熟地黄、火麻仁）加减；如心肝血虚为基本病机，筋脉失养为阶段病机，则配以当归四逆汤（《伤寒论》）加减；如心肝血虚为基本病机，肺阴亏耗为阶段病机，则配以麦门冬汤（《金匮要略》）加减，如此随证治之，不胜枚举。总之，法随证立，方随法变，不可胶泥一证一法一方。

3. 不寐、瘾疹（乌梅丸）

蔡某，男，50岁，职员。初诊：2021年2月3日。

主诉：夜寐醒后难续伴臀部、腰部肌肤瘙痒4月余。

现病史：近4个月来自觉夜寐质量欠佳，常于丑寅之时无梦而醒，醒后辗转难续，直待卯时稍能小睡少顷。同时，臀部、腰部肌肤瘙痒，喜挠，挠后呈团状突起，连接成片，色红不甚，夜间为剧，症状突发突止，发无定时，止无规律。平素多思善虑，遇冷肠鸣、腹痛欲便，便出稀溏，嗣后痛止。

既往史：罹患2型糖尿病5年，目前服用瑞格列奈片及阿卡波糖片，血糖控制一般。

查体：面肤略见垢腻，呈木土形体质，腰肤色泽无殊。

苔薄黄，质暗、边红，脉弦细滑。

辅助检查：空腹血糖 7.1mmol/L，餐后 2 小时血糖 11.2mmol/L（2021年 1 月 3 日，宁波市中医院）。

中医诊断：①不寐；②瘾疹（消渴逆归期之病皮毛）。

西医诊断：①失眠症；②2 型糖尿病　糖尿病皮肤病变慢性荨麻疹。

辨证：肝胆两虚，肝火内郁，胆火内焚为基本病机；脾阳不振，土虚木乘，风滞肌腠为阶段病机。目前基本病机、阶段病机均趋主位。

治法：暖肝温脾，降火利胆，佐以疏风透疹。

方用：乌梅丸（《伤寒论》）加减。

药用：乌梅 15g，黄连 6g，黄柏 6g，附子 3g（先煎 1 小时），花椒 5g，干姜 5g，肉桂 6g，当归 12g，党参 15g，细辛 3g，荆芥 10g，防风 8g。7 剂，水煎服。

二诊（2021 年 2 月 10 日）：服药 1 周，丑寅之时醒后难眠依然，臀部、腰部肌肤瘙痒较前轻减，得冷腹痛欲便未作。舌边色泽较前转淡，舌苔、脉象同前。此乃肝阳渐复，脾阳渐振，胆火渐平，风邪渐去之佳兆，药既中病，当击鼓再进，以强其效。上方再进 7 剂。

三诊（2021 年 3 月 10 日）：迭投乌梅之法，自觉症状改善明显，遂自行转方 3 次，目前丑寅之时醒后少顷即可入睡，肌肤瘙痒亦因夜寐改善而大转，迎风便泄未作，近查空腹血糖 6.8mmol/L，餐后 2 小时血糖 9.3mmol/L。仍予原方继进以巩固之。

按语：失眠是一种常见症状，正常人可以偶尔发生，持续性出现失眠症状大多是疾病的表现。失眠症是指持续相当长时间对睡眠的质和量不满意的状况，不能以统计上的正常睡眠时间作为诊断失眠的主要标准。失眠综合征则是由精神、神经和躯体等疾病引起的失眠或作为伴发症状，不同于失眠症。

失眠症在中医学中有"不寐""目不瞑""不得眠""不得卧"等不同称谓，其病因主要有外邪所感、七情内伤、思虑劳倦太过或暴受惊恐，亦可因禀赋不足、房劳久病或年迈体虚所致。本病主要病机是阴阳气血失和，脏腑功能失调，以致神明被扰，神不安舍。

本案患者夜寐中于丑寅之时醒后直待卯时方能小睡，属于失眠的一种形式，其证多与手厥阴心包经（主令丑时）、足厥阴肝经（主令寅时）、足少阳胆经（主令卯时）（参夏桂成主编的《妇科方药临证心得十五讲》一书）经气失调有关，因此，不能简单实施辨证分型。从生理上说，肝为刚脏，内寄相火，相火辅君火以行事，随君火以游行全身；胆为中正之官，内寄少火，并随其升发之气将少火布散全身；心包位居心脏之外，内藏君火，有温养他脏之功用。从病理上说，肝阳不足，肝气馁弱，失于升发、条达之性，以致肝气郁结，相火不随君火游行而成内郁之态；胆气不足，升发无继，可成胆火内焚之势；心包络虚，内传入心，影响宗气输布，君火无以荣养四旁，反致相火内滞于里。丑寅卯时，厥阴之气虚衰将尽，少阳之气应至未至，不相顺接，可成肝阳气弱，相火、君火内郁，少火初发不升之患，患者素体呈土木形体质，易于罹患肝病，复因天时作用而见睡眠障碍，每于丑寅之时醒而辗转难眠，反至卯时阳气升腾而能少睡片刻。同时，患者且常脾病，每受风冷，直逼中宫，风性易动，寒主收引，故见肠鸣、腹痛便泄，泄后风冷得解，腹痛随之消失。此外，《灵枢·本脏》云："肾合三焦、膀胱，三焦、膀胱者，腠理毫毛其应。"肝胆脾胃不和，升降失调，三焦气化不利，肌腠不密，又因风邪所逼，滞而不解，每于风盛之时则见臀部、腰部肌肤瘙痒，喜挠，挠后团状突起，连接成片，色红不甚，症状突发突止，发无定时，止无规律等症，由于夜间气温低下，其症甚为突出。

综上所述，该患者的"气化太极球"系以肝胆两虚，肝火内郁，胆火内焚为基本病机，以脾阳不振，土虚木乘，风滞肌腠为阶段病机，初诊时基本病机、阶段病机同趋主位，故治以暖肝温脾，降火利胆，佐以疏风透疹之法，选用靶方乌梅丸加味。此方乌梅酸涩而平，一药二用，既与黄连、黄柏相配，可达"除热烦满""安心"之功，又与附子、肉桂相伍，而具"敛浮热""吸气归元""主下气"之效，皆属靶向角药；另外，荆芥、防风一入血分，一入气分，均具祛风透疹之力，且有行风燥湿之能，可治各类风性瘙痒，属靶向对药。二诊时，患者主症未有明显进退，而其兼症已有缓解，此时药已中机，遂以原方继进，1个月之后，患者主症亦有明显改善，此乃药证相符，其效可靠之故。

第八节　胁痛

1. 胁痛（柴栀清胆汤）

马某，女，44岁，公司职员。初诊：2014年10月22日。

主诉：反复右胁胀痛半年。

现病史：半年以来时觉右胁胀痛，痛则牵及右肩或上腹部，每于进食油腻、饱餐，或情绪激动后发作、加剧，常需服用消炎利胆片方缓解，食后脐下痞胀，大便细而不畅。平素多思善虑，心中悸动，烦躁易怒，经行先期，量少色暗，偶有血块，晨起低热，夜寐不佳。末次月经2014年9月26日，本次月经将至。

既往史：有慢性胆囊炎及乳腺小叶增生史。

查体：形体略瘦，呈木形体质。

　　　　苔黄腻，质暗红，脉弦细滑。

辅助检查：慢性胆囊炎（2014年10月15日，宁波市中医院）。

中医诊断：胁痛。

西医诊断：①慢性胆囊炎；②乳腺小叶增生。

辨证：心肝血虚，气郁不达为基本病机；胆胃郁热，腑气不畅为阶段病机；肝经血热，冲任失调为即时病机，目前趋于主位。

治法：先拟泄肝凉血，调理冲任为法，待即时病机消失，继拟利胆和胃，清热通腑之法以治阶段病机，终以养血宁心，疏气达郁之法以调基本病机。

方用：丹栀逍遥散（《内科摘要》）加减。

药用：丹皮12g，炒当归12g，赤芍12g，柴胡12g，茯苓15g，生白术15g，生甘草5g，焦栀子12g，延胡索30g，川楝子12g，黄芩12g，蒲公英30g，炒枳壳12g，生大黄5g（后入）。7剂，水煎服。

二诊（2014年11月5日）：药后，心烦易怒较前缓解，经行量多，右胁胀痛未止，大便仍欠通畅。苔脉同前。目前胆胃郁热，腑气不畅趋于主位。当拟利胆和胃，清热通腑为法。方用柴栀清胆汤（自拟方）加减。药用：柴胡12g，焦栀子12g，黄芩12g，枳壳12g，厚朴12g，郁金12g，延胡索30g，川楝子12g，生大黄5g（后入），生鸡内金20g，莱菔子30g。7剂，水煎服。

三诊（2014年11月19日）：药后，右胁痛止，低热消失，大便通畅，脘痞未净。但见矢气臭秽，时有眼睑浮肿。此胆利胃和，热清腑通之佳兆，当守原法，击鼓再进。上方加决明子30g。7剂。

四诊（2016年11月9日）：自诉2年前迭进柴栀清胆汤加味方药1个月之后，右胁胀痛偶有发作，心中躁动大减。近因夜半胸胁汗出，两乳、少腹胀痛，白带异臭，小溲频数，大便偏干，夜寐欠佳再来求诊。另诉本次月经将至。苔薄白，质边偏红，脉弦细数。再从泄肝凉血，调理冲任入手。药用：丹皮12g，炒当归12g，赤芍12g，柴胡12g，茯苓15g，生白术15g，生甘草5g，焦栀子12g，薄荷5g（后入），香附10g，川芎10g，蒲公英30g，小青皮10g。7剂。

此后患者未继续就诊，因此，始终未能为其改善基本病机。

按语：慢性胆囊炎在中医学中归于"胁痛""胆胀"范畴，多因胆囊结石、高脂饮食等诱发，呈慢性起病。也可由急性胆囊炎反复发作、失治所致。临床表现为反复右上腹胀痛或不适、腹胀、嗳气、厌油腻，右上腹有轻压痛及叩击痛等体征，是临床常见病与多发病，随着人们饮食结构的改变，本病发病率不断增加。研究发现，有肝病基础的人群胆囊炎发病率较一般人群更高。

本案患者为木形体质，血不足，气有余，常有气失条达之象。心主血，肝藏血，血为共同载体，因此心肝子母常可同时罹患血分之病。由于心肝血虚，气郁不达，因此平日常见多思善虑，心中悸动，烦躁易怒，夜寐不佳之象。肝主疏泄，胆主决断，肝胆互为表里，肝病常可连及胆病而呈肝胆同病。患者胆气不畅，胆汁不能正常排泄，郁而为病，加之胆气不布，脾失健运，水饮聚成湿浊，故见右胁胀痛，且可循经放射，或伴胆脾同病，每因饮食不节、情志不畅而呈加剧之势。同时，胆气不布，胃失和降，食后则见脐下痞胀；六腑以通为用，胆胃不和，气机不利，故又大便细而不畅；舌脉亦与病机相为吻合。晨起为阳升之时，此时少阳之气不得升发，反致郁而化火，可见每日呈规律性发热之势。另外，初次就诊适值月经将至，肝气发泄之时，肝木之体因郁而不畅，冲任失调，故经行先期，量少色暗，偶有血块。

综上所述，本案患者的"气化太极球"系以心肝血虚，气郁不达为基本病机，以胆胃郁热，腑气不畅为阶段病机，以肝经血热，冲任失调为即时病机。初诊时即时病机趋于主位，故先以泄肝凉血，调理冲任为主，选用靶方丹栀逍遥散加味，并佐以金铃子散活血行气止痛，黄芩、大黄、枳壳、蒲公英等泄热通腑。二诊时，即时病机已止，阶段病机趋于主位，遂以靶方柴栀清胆汤（柴胡、焦栀子、黄芩、枳壳、厚朴、郁金、延胡索、川楝子、生大黄、生鸡内金）为主方。三诊时患者右胁痛止，低热消失，大便通畅，此乃阶段病机改善之佳效，遂予原法继进。2年后再诊时，患者病机又以肝经血热，冲任失调为当前主病机，仍以泄肝凉血，调理冲任为主。由于治疗时始终遵循"法随证变""因法立方"的原则，所以药后患者症状改善明显，但因患者不能坚持服药，因此，始终未能改善基本病机。

本案阶段病机处主位阶段时使用的柴栀清胆汤实为大柴胡汤（《伤寒论》）化裁而来，方中柴胡苦辛而凉，主透泄，黄芩苦寒直折，主清解，二药皆入胆经，通过升降气机而解胆气壅遏之势，此为靶向对药，为君。郁金、延胡索辛散，主通利，均为血中气药，配以川楝子行气止痛，可达气行血活之功，此为靶向角药，为臣。合以小承气汤（《伤寒论》）泄热通腑，为佐。诸药共奏利胆和胃，清热通腑之效。该方对于慢性胆囊炎疗效较明确，如患者伴见胆囊结石，可再伍海金沙、金钱草、生鸡内金等化石之品，其效更优，值得结合现代药理学做进一步研究。

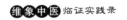

2. 胁痛（酸甘宁心汤）

叶某，女，50岁，余姚农村家庭主妇。初诊：2013年3月6日。

主诉：右胁隐痛伴夜寐不佳1月余。

现病史：近1个月来时感右胁肋部隐隐作痛，与劳累有关，与饮食无关，入夜睡眠不佳，或寐而多梦，或睡而难着，时觉心烦、神疲，精神紧张，胃纳可，二便调。经断1年，偶阵发性面部潮热。

既往史：有乙肝"大三阳"史，长期服用恩替卡韦分散片，病情较为稳定。

查体：形体一般，两颧潮红，偏木形体质。

苔薄白，质偏红，舌下经脉淡紫，脉沉细虚。

辅助检查：B超显示肝点状回声较密（2013年3月5日，宁波市中医院）。

中医诊断：①胁痛；②不寐。

西医诊断：①慢性乙型病毒性肝炎；②失眠症。

辨证：心肝阴虚，肝络失养为基本病机；肾精不足，虚阳上扰为兼夹病机。目前基本病机趋于主位。

治法：养血宁心，和营利络。

方用：酸甘宁心汤（自拟方）加减。

药用：酸枣仁20g，淮小麦30g，茯苓15g，麦冬20g，百合30g，生白芍30g，生地黄30g，丹参30g，杞子30g，延胡索30g，川楝子15g，郁金15g。7剂，水煎服。

二诊（2013年4月3日）：服药1周，患者自觉右胁隐痛稍有改善，遂自行转方继服3周。目前右胁隐痛发作次数明显减少，偶疲劳后亦无发作之势，夜能安睡6小时。舌脉同前。药证合拍，遵守原法继进。

三诊（2019年10月16日）：6年前患者因右胁隐痛就诊，经服养血宁心，和营利络中药2个月，诸症大为好转。近来自觉头晕，视物旋转，目糊，眼周色暗，寐差，醒后难续，口苦，神疲乏力，小便时偶伴有大便。苔薄黄，舌质暗，脉细弦。此乃心肝血虚，肝阳上扰之象。当守原意，适当增损。药用：酸枣仁 20g，淮小麦 30g，茯苓 12g，麦冬 15g，百合 20g，生白芍 30g，生地黄 20g，枸杞子 30g，延胡索 30g，川楝子 15g，郁金 15g，天麻 10g，钩藤 20g（后入），菟丝子 20g，淫羊藿 20g。7 剂，水煎服。

按语：慢性乙型病毒性肝炎为常见的传染病，一般有乙型肝炎或 HBsAg 阳性史超过 6 个月，且 HBsAg 和（或）HBV DNA 仍为阳性者，即可诊断。西医治疗本病，以最大限度地长期抑制或消除 HBV，减轻肝细胞炎症坏死及肝纤维化，延缓和阻止疾病进展，减少和防止肝脏失代偿、肝硬化、HCC 及其并发症的发生为目的。本病在中医学中归于"胁痛""黄疸""臌胀"等范畴，采用辨证施治方法，既能辅助西医西药，增加药效，又能改善西药治疗中的不良反应。

本案患者偏于木形体质，血常不足，气常有余，加之罹患慢性乙型病毒性肝炎数十年，肝阴亏乏甚为明显，肝血不足，外络失养，故见右胁肋部隐隐作痛，劳累后加重。心藏神，肝藏魂，心主血，肝藏血，肝血不足，影响于心，心肝俱病，神魂不安，故又夜寐不佳，或多梦，或难着。肝郁化火，则见心烦，肝病乘脾，则又神疲。此外，患者年逾更年，肾精渐伐，阴阳失调，此时阴虚阳亢为主，故见面部潮热，颧部色红。苔薄白，质偏红，舌下经脉淡紫，脉沉细虚为以上诸多病机综合作用下形成。

综上所述，本案患者的"气化太极球"系以心肝阴虚，肝络失养为基本病机，以肾精不足，虚阳上扰为兼夹病机。初诊时基本病机趋于主位，故以养血宁心，和营利络之法，选用靶方酸甘宁心汤加味，并佐以白芍、生地黄、枸杞子以增养血柔肝之效，郁金、延胡索、川楝子、丹参以达活血行气止痛之功，其中，生地黄、枸杞子、川楝子相伍，又仿一贯煎（《柳州医话》）滋阴疏肝之法，药证合拍，故能渐起佳效。三诊时，患者基本病机仍存，但有肝阳上扰之象，故见头晕、视物旋转、目糊、眼周色暗等症，遂仿天麻钩藤饮（《杂病证治新义》）之法，加入天麻、钩藤靶向对药以增平肝潜阳之功。其中天麻《本草汇言》谓之"主头风，头痛，头晕虚旋，癫痫强痉，四肢挛急，语言不顺，一切中风，风痰"，钩藤《本草纲目》谓其"大人头旋目眩，平肝风，除心热，小儿内钓腹痛，发斑疹"，二药相须为用，对于头部肝风疾患疗效卓著。本案患者基本病机始终趋于主位，因此，均以酸甘宁心汤立法，随机适当增损。

第九节　头痛

1. 头痛（丹栀逍遥散）

刘某，女，35 岁，公司职员。初诊：2018 年 3 月 7 日。

主诉：经行头痛 2 年。

现病史：2 年以来，每于经行第 2 日无明显诱因出现头部胀痛，以右侧为主，尚能忍受，次日晨起头痛渐减，直至消失。平素经期先后不定，经行淋漓不断，7～8 日方净，本次月事将至。近年由于工作原因，睡眠浅短易醒，常感心中悸动。

既往史：否认其他急慢性疾病史。

查体：形体一般，偏木形体质。

苔薄白，质偏红，脉弦细数。

辅助检查：暂缺。

中医诊断：头痛（经行头痛）。

西医诊断：原发性头痛（其他原发性头痛）。

辨证：心肝血虚，气郁不达为基本病机；肝郁化火，冲任失调为阶段、即时病机。目前阶段病机、即时病机均趋主位。

治法：先拟泄肝凉血，调理冲任之法，处理阶段病机、即时病机。

方用：丹栀逍遥散（《校注妇人良方》）加减。

药用：牡丹皮 15g，当归 15g，赤芍 15g，柴胡 12g，茯苓 15g，炒白术 15g，生甘草 5g，焦栀子 12g，薄荷 5g（后入），夏枯草 30g，蒲公英 30g，桑叶 15g，菊花 15g。7 剂，水煎服。

二诊（2018 年 3 月 14 日）：药后 2 日，月事先期 2 日而至，经期第 2 日右侧头痛较前轻减，目前月经未净。效不更方，再予上方继服 5 剂。

三诊（2018年4月10日）：本次月经将至，目前双乳胀痛，触之无块。苔薄白，质偏红，脉弦细数。考虑天癸既至，任通冲盛，血室正开，血海由满而溢，阳气下泄，呈现"阳泄阴流"之征，遂予原法继进，上方去夏枯草，加橘叶12g，7剂。

患者如法每于经前、经时服用中药4个月，加之增强运动，经行头痛消失，夜寐改善，终以养血宁心之法善后。

按语：经行头痛即经期或月经前后出现的头痛，主要表现为一侧或两侧搏动性、中重度疼痛，或伴恶心呕吐、畏光畏声等症，属内伤头痛范畴，为妇人特有的疾病。"冲为血海""任主胞胎"，冲任二脉在妇女的生理功能上起着重要的作用，所以与月经有关的疾病多与冲任失调有关。《素问·上古天真论》云："女子，二七而天癸至，任脉通，太冲脉盛。"因天癸由肾所主，故冲任盈溢与肾气气化、推动等作用有关。《素问·骨空论》又云："冲脉者，起于气街，并少阴之经，侠脐上行，至胸中而散。"且说明冲脉与少阴之经脉相贯通。肝主藏血，又主疏泄，可以调节全身血量，部分汇入血海，送至胞宫，以为月经产生准备物质，因此，冲脉又与肝之气化功能有关。脾为后天之本、气血生化之源，且具统血、摄血之职，脾气健旺，统摄有度，冲任才能源源不断地摄取养料，所以，冲任二脉同样与脾之气化有关。总之，月经诸疾，标在冲任，本在肝、脾、肾的气化失调，由此，见病知源，治疗才能有的放矢。

本案患者偏木形体质，易患肝病，且因工作原因，思虑过度，暗伤营血，心失所养，神失所藏，故见夜寐浅短，心中悸动。肝主疏泄，经期先后不定，经行淋漓不断，均与疏泄失于常度有关，其用过度，则见月事先期，其用不及，则又汛期延后，经出时多时少，时有时无。每于经行，肝气用时，体阴不足，用阳过度，"厥阴之上，风气主之"，风性向上，易袭阳位，故见头痛，"厥阴之上，风气治之，中见少阳"，厥阴与少阳相表里，厥阴之气太过，亦可向少阳转化，故头痛偏于一侧，待至经行第3日肝气平息后，头痛缓解。苔薄白，质偏红，脉弦细数，亦为如上病机所对应的舌脉。

综上所述，本案患者的"气化太极球"系以心肝血虚，气郁不达为基本病机，以肝郁化火，冲任失调为阶段、即时病机。初诊时阶段、即时病机均趋主位，故以靶方丹栀逍遥散为主方，并以桑、菊、夏枯草、蒲公英以强清泻之力。三诊时，患者出现乳房胀痛，亦为肝气不舒之象，故予靶药橘叶疏肝行气，化痰消肿。《本草经疏》谓本药为"古今方书不载，能散阳明、厥阴经滞气，妇人妒乳、内外吹、乳岩、乳痛，用之皆效，以诸证皆二经所生之病也"，用于乳腺气滞诸病均有良效。本案前后三诊皆以甘、苦、寒之桑叶伍以菊花，平抑之中又具疏透之职，考虑春令肝木主令，易受天地之气感触，以防内外夹病之故。患者头痛罢后终以养血宁心之法善后，本证消失，以后头痛未再发作。

2. 头痛（酸甘宁心汤）

陈某，男，29 岁，企业管理人员。初诊：2016 年 3 月 9 日。

主诉：反复头部跳痛 4 年余。

现病史：4 年多来，头部跳痛时有发作，尤以两侧太阳穴处为主，每于迎风受冷加重，休息缓解，四季之中春、夏两季甚为频繁。曾就诊于宁波多家综合医院，遍行数项检查，考虑原发性头痛（紧张型头痛），每服散利痛、西比灵等药，头痛暂可缓解一段时间，其后发作程度、频次基本同前。平素夜寐多梦，紧张后易汗出，工作劳心，善于思虑，胃纳可，大便调。

既往史：否认其他急慢性疾病史。

查体：形体略瘦，偏木形体质。

苔薄白，质暗红，脉弦细。

辅助检查：头颅 CT 示头颅未见明显异常（2013 年 4 月 8 日，宁波市第一医院），头颅 MRI 示第 5、6 侧脑室形成，双侧筛窦、右侧上颌窦炎症，右侧上颌窦囊肿形成，双侧下鼻甲肥厚（2016 年 3 月 1 日，宁波市李惠利医院）。血压 124/72mmHg。

中医诊断：①头痛；②不寐。

西医诊断：①原发性头痛（紧张型头痛）；②继发性头痛（缘于头颅、

颈、眼、耳、鼻、鼻窦、牙、口或其他头面部结构病变的头面痛）；③失眠。

辨证：心肝血虚，神魂失养为基本病机；虚风扰动，脑络不畅为阶段病机。目前基本病机、阶段病机均趋主位。

治法：养血宁心，息风通络，和营利脑。

方用：酸甘宁心汤（自拟方）加减。

药用：酸枣仁20g，淮小麦30g，茯苓15g，麦冬20g，百合30g，生龙骨30g（先煎），生白芍30g，生甘草10g，钩藤20g，川芎15g。7剂，水煎服。

二诊（2016年3月16日）：服药1周，汗出减少，头痛依然，苔脉同前。考虑似有症重药轻之嫌，遂予原法之中增入虫类之品以强息风通络之功。上方加桂枝6g，全蝎粉3g（冲服），僵蚕6g。7剂。

三诊（2016年4月6日）：迭进养血宁心、和营通脑之剂4周，兼之调摄情绪、加强锻炼之后，头痛频次较前减少，程度亦有所缓解，夜寐大有改善。仍守原意，适当增损。药用：酸枣仁30g，生白芍50g，桂枝10g，生甘草10g，钩藤20g（后入），川芎15g，全蝎粉3g（冲服），僵蚕8g，北细辛5g。7剂，水煎服。

四诊（2016年5月11日）：头痛较前明显缓解，夜能入睡。近日饮食不甚而见得寒肠鸣、腹痛、便溏之象。苔薄白，质淡红，脉细弦。目前肝血不足，脑络不利为主之基本病机、阶段病机未除，又添脾阳不足，土虚木贼之即时病机，诸病机皆趋于主位，遂以肝脾两脏，虚实两端相互兼顾。药用：防风10g，炒白芍30g，生甘草10g，川芎15g，全蝎粉3g（冲服），僵蚕10g，北细辛5g，炒白术30g，干姜12g。7剂，水煎服。

五诊（2016年5月18日）：药后，痛泄已止。近3日来，阴雨绵绵，头痛似有复增之势，并伴颈部重浊，如有围巾紧束，畏寒怕冷，迎风嚏涕，四肢不温，手心汗出。苔薄白腻，质淡红，脉细弦。此乃外风兼夹寒湿困于头面之候，属于即时病机，目前趋于主位。当以辛温、芳香之品，急者治标，仿羌活胜湿汤（《内外伤辨惑论》）意。药用：羌活10g，独活

10g，川芎 15g，蔓荆子 10g，藁本 15g，苍术 20g，荷叶 15g，防风 10g，藿香 12g，佩兰 12g。7 剂，水煎服。

六诊（2016 年 6 月 8 日）：药后，头痛、昏重缓解。考虑梅雨季节，雨水不断，外湿偏重，仍守原意巩固药效。上方去藿香，加细辛 5g。7 剂。

按语：西医学认为，头痛疾患分为 3 大组：原发性头痛；继发性头痛；脑神经痛、中枢和原发性颜面痛及其他头痛。每一种原发性头痛均可视为一种独立的疾病；继发性头痛一般只是某种疾病的一种症状，该头痛称为"缘于"此种疾病的头痛。原发性头痛的分类以临床症状为主要依据，继发性头痛的分类以病因为主要依据。

具体而言，3 大组头痛又分为 14 类：

（1）原发性头痛：①偏头痛；②紧张型头痛；③丛集性头痛和其他三叉自主神经性头痛；④其他原发性头痛。

（2）继发性头痛：①缘于头颈部外伤的头痛；②缘于头颈部血管病变的头痛；③缘于非血管性颅内疾病的头痛；④缘于某一物质或某一物质戒断的头痛；⑤缘于感染的头痛；⑥缘于内环境紊乱的头痛；⑦缘于头颅、颈、眼、耳、鼻、鼻窦、牙、口或其他头面部结构病变的头面痛；⑧缘于精神疾病的头痛。

（3）脑神经痛、中枢和原发性颜面痛及其他头痛：①脑神经痛和中枢性颜面痛，②其他类头痛、脑神经痛、中枢或原发性颜面痛。以上分类方法相当复杂。本案患者根据病机以及检查结果，当诊断为原发性头痛（紧张型头痛）、继发性头痛（缘于头颅、颈、眼、耳、鼻、鼻窦、牙、口或其他头面部结构病变的头面痛）。

本案患者为木形体质，从事管理工作，长期劳心，思虑过度，暗耗营血，以致心肝血虚，神魂失养，夜寐梦绕，难以安枕。头为诸阳之会，风性属阳，其性向上，每因肝血不足，虚风扰动，脑络不畅，清窍不利而见头痛，且因两侧头部为少阳经循行部位，经云"少阳之上，火气主之"，风火两阳相合，风借火势，其性甚剧，所以两侧头痛较之他处为著。此外，春夏两季肝木、心火当令，外风、外火扰动，风火内外相引，因此头痛更剧。苔薄白，质暗红，脉弦细亦为如上病机的外在表现。

综上所述，本案患者的"气化太极球"系以心肝血虚，神魂失养为基本病机，以虚风扰动，脑络不畅为阶段病机。初诊时基本病机、阶段病机均趋主位，故治以养血宁心，息风通络，和营利脑之法，选用靶方酸甘宁心汤加味，伍以靶药生白芍柔肝缓急、钩藤平肝息风、川芎和营通络。二诊时头痛无进退，考虑阶段病机用药不足，故予虫类药全蝎、僵蚕以增息风通络之力，并入桂枝通利血脉。三诊时药已中机，所以头痛改善，遂予原法继进。四诊时由于饮食不节，脾阳不足，土虚木贼即时病机亦趋主位，故以温中健脾、柔肝息风标本兼顾，仿理中汤（《伤寒论》）、痛泻要方（《丹溪心法》）之法增损。五诊时由于天气阴雨绵绵，风邪夹湿当令，外邪引动内疾，故见头痛复增，颈部重浊，畏寒怕冷，迎风嚏涕等症，此为即时病机独趋主位，遂拟靶方羌活胜湿汤（《内外伤辨惑论》）为主，并以苍术、荷叶、藿香、佩兰轻清宣透，以强祛风胜湿之效。六诊时以细辛易藿香亦未离辛温芳香之旨意，故服药后，症状即有改善。总之，本案先后六次就诊，均以基本病机、阶段病机为主线，并随兼夹病机、即时病机所趋地位不同，或适当增损，或独治即时病机，证法合宜，因此，药效卓著。

3. 头痛（吴茱萸汤）

费某，女，52 岁，退休人员。初诊：2020 年 12 月 16 日。

主诉：反复颠顶头痛 6 年。

现病史：6 年以来，颠顶头痛频繁发作，发无定时，止无规律，病程多为 1 周左右，痛甚之时伴见恶心，但无呕吐。平素目干涩糊，肩背酸胀，时阵发潮热。年逾更年，月事未断，经行量少，经时少腹不温，末次月经11 月 14 日，本次月经延期未潮。

既往史：否认其他急慢性疾病史。

查体：形体一般，偏木形体质。

苔薄白，质暗淡，舌下经脉蓝紫，脉细弦。

辅助检查：暂缺。

中医诊断：头痛（厥阴头痛）。

西医诊断：原发性头痛（其他原发性头痛）。

辨证：肝血不足，虚阳上扰为基本病机；肝胃寒滞，浊阴上逆为阶段病机。目前阶段病机趋于主位。

治法：温肝散寒，降逆止呕，少佐益气养血。

方用：吴茱萸汤（《伤寒论》）加减。

药用：吴茱萸5g，党参20g，红枣10g，细辛3g，炒白芍30g，钩藤20g，生甘草6g，木瓜30g，葛根30g，生姜汁1小酒盏。7剂，水煎服。

二诊（2020年12月30日）：由于近日阴雨绵绵，遂觉头痛发作频繁，舌苔较前转腻，舌质仍暗。近日行彩超检查示：甲状腺右叶小结节，左肾小结晶，肝内回声密集（2020年12月9日，宁波市中医院）。考虑天地之气对患者影响较甚，故予原方去木瓜，加丹参30g，羌活10g以达祛风胜湿，和营通脑之功。

三诊（2021年1月13日）：药后，头痛减轻，虽每四日发作一次，少顷即止，恶心呕吐向愈，但见大便臭秽、不实，其间月事来潮，淋漓数日方净。近3日来气候冷热不调，以致新添咽痛咳嗽，痰黄难出，嚏涕交作诸症。查体：咽喉红肿，苔偏黄腻，舌质红，脉浮数。此乃湿热外袭，清窍不利，肺失宣肃之证，当为即时病机，目前趋于主位。遂以利咽开结之法，急者治标。药用：黄芩12g，连翘12g，浙贝母12g，射干6g，薄荷5g（后入），玄参12g，麦冬12g，桔梗6g，生甘草5g，三叶青6g，蝉蜕6g，僵蚕10g。3剂，水煎服。

四诊（2021年1月20日）：药后，咽痛咳嗽已罢，头痛未止，前药已有良效，遂仍予原法继进。二诊处方7剂。

五诊（2021年1月27日）：迭进吴茱萸汤加味中药20余剂，头痛大少，目干亦缓，舌下经脉色泽转淡，效不更方，继用前法，上方续服。

此后，春节来临，患者未再继续服药。

按语：中医学认为，头痛首辨外感、内伤，外感者，因外邪致病，发病急骤，故多实证；内伤者，起病缓慢，多属虚证，虚实夹杂者亦不少见。此外，头为诸阳之会，手足三阳经脉均循头面，厥阴经上会于颠顶，也需考虑。具体而言，太阳头痛，在头后部，下连于项；阳明头痛，在前额部，牵及眉棱骨处；少阳头痛，在头两侧，连及于耳；厥阴头痛，发于颠顶，或连目系。

本案患者偏木形体质，多可罹患"肝""胆"之疾。患者平素肝血不足，肝窍失濡，则目干涩糊，冲任失养，则经行量少，血脉失充，则脉象偏细，虚阳上扰，则时有潮热；血虚感寒，内滞于肝，牵及于胃，兼夹胃中浊阴之邪上逆，故频频恶心，犯于头部，则颠顶头痛，凝于肝脉，则少腹不温。另外，舌色暗红，舌下经脉蓝紫，脉弦亦为肝血不足，肝胃寒滞征象。

综上所述，本案患者的"气化太极球"系肝血不足，虚阳上扰为基本病机，肝胃寒滞，浊阴上逆为阶段病机，初诊时阶段病机趋于主位，遂选靶方吴茱萸汤加味，方中吴茱萸辛苦而热，可入肝、胃、脾、肾诸经，《本草纲目》谓之"开郁化滞，治吞酸，厥阴痰涎头痛，阴毒腹痛，疝气，血痢，喉舌口疮"，对于颠顶头痛尤有良效，为其靶向单药，伍以温化寒水之药生姜熬汁，可达头痛止，呕逆消之功。此外，白芍配以钩藤，养肝血，平虚风；葛根配以木瓜，舒筋脉，通营血；参、枣、草健脾胃而资化源，正气足则邪不可侵，各药相配，皆具特色。二诊时由于连日阴雨绵绵，患者头痛缠绵不解，舌苔由薄转腻，此乃天地之气对人体的影响，遂遵因时制宜之旨，去木瓜，入羌活，祛风胜湿，并佐丹参以强和营通脑之功。其中，羌活一味，《医学启源》谓之"治肢节疼痛，手足太阳本经风药也。加川芎治足太阳、少阴头痛，透关利节，又治风湿。《主治秘诀》云：其用有五：手足太阳引经，一也；风湿相兼，二也；去肢节痛，三也；除痈疽败血，四也；治风湿头痛，五也。"可见，羌活为感于天地风湿之气头痛的靶向单药。三诊时由于外界气温冷热不调，患者感染时邪，湿热外袭，闭于清窍，肺失宣肃，故见诸多咽喉症状，此为即时病机作祟，处于主位阶段，即改自拟方利咽开结汤处置，此方为甘露消毒丹（《温热经纬》）加减而得，素体咽中阴虚夹热者其效更卓著。其后患者即时病机消失，仍以阶段病机为主、基本病机为辅治疗。前后五诊，治疗有序，因此药效明显，由于春节来临，患者未予继续服药，所以终未彻底治愈基本病机。

第十节　眩晕

1. 眩晕（杞菊地黄汤）

李某，男，44岁，油漆工人。初诊：2015年3月5日。

主诉：头晕耳鸣2年。

现病史：近2年来，操劳过度，时感头晕、眼花，偶觉步履不稳，但未跌仆，同时耳鸣如蝉，昼夜俱作。平素小便偏多，大便如常。发病以来，心烦易怒，咽干口苦，夜寐多梦。

既往史：有高血压病史，长期服用苯磺酸氨氯地平片，血压控制不佳。

查体：头宽，面红，颈粗，腹大，腿背较长，偏水形体质。

　　　　苔薄白腻，质暗红，脉弦细滑。

辅助检查：血压150/96mmHg。

中医诊断：眩晕。

西医诊断：高血压病。

辨证：肝肾阴虚，肝阳上扰为基本病机；痰浊内蕴，上蒙清窍为兼夹病机。目前基本病机、兼夹病机均趋主位。

治法：滋肝益肾，平肝潜阳，化痰宣窍。

方用：杞菊地黄汤合耳聋左慈丸（《重订广温热论》）加减。

药用：杞子30g，菊花12g，生地黄20g，山药30g，芋肉12g，丹皮10g，茯苓12g，泽泻10g，石菖蒲10g，远志10g，五味子7g，煅磁石30g，天麻9g，石决明30g。7剂，水煎服。

二诊（2015年3月11日）：药后，头晕稍减，耳鸣依然，面部潮热，时有心慌。血压148/94mmHg；B超：右侧椎动脉流速偏低；生化：尿酸

466μmol/L，甘油三酯5.99mmol/L，低密度脂蛋白3.48mmol/L（2015年3月9日，宁波市中医院）。根据检查结果，考虑患者兼夹气虚血瘀之候，遂改平肝潜阳，益气和血之法继进。药用：枸杞子30g，菊花12g，石菖蒲10g，远志10g，五味子7g，煅磁石30g（先煎），天麻9g，炒白芍20g，钩藤20g（后入），丹参30g，葛根30g，川芎12g，生黄芪30g，当归15g。7剂，水煎服。

三诊（2015年3月18日）：自觉服用初诊药后，头晕减轻明显，改服二诊中药，症状反难改善，头晕尤以颞部为甚，夜寐多梦。血压148/98mmHg。苔脉同前。故改服初诊之方药，以滋阴潜阳，化痰宣窍之方继服。药用：枸杞子30g，菊花12g，生地黄20g，山药30g，山萸肉12g，丹皮10g，茯苓12g，泽泻10g，石菖蒲10g，远志10g，五味子7g，煅磁石30g，天麻9g，石决明30g。7剂，水煎服。

四诊（2015年4月1日）：几经中药调治，头晕缓解，耳鸣未平。近日工作不顺，情绪激动，心烦易怒，头晕复增，脉象弦劲有力。血压144/94mmHg。考虑肝胆火旺，即时病机趋于主位，故予清肝泻火之法，急者治标，以龙胆泻肝汤（《太平惠民和剂局方》）加味。药用：龙胆草10g，通草10g，泽泻15g，柴胡12g，生甘草5g，黄芩15g，焦栀子10g，当归20g，生地黄20g，车前子30g（包煎），知母12g，煅磁石30g（先煎），天麻9g，石决明30g（先煎）。5剂，水煎服。

五诊（2015年4月8日）：药后，心烦少，头晕减。近日饮食不节，时觉呕返，晨起喉中痰出，夜寐不宁，时觉心慌。血压142/92mmHg。舌苔略腻，脉象细滑。此乃胆胃不和，痰气互阻，心肝阴虚，心神失养之证，亦为即时病机。当拟泻胆和胃，降气化痰，滋阴清火，宁心安神之法，以黄连温胆汤合酸枣仁汤（《金匮要略》）加味。药用：黄连7g，制半夏15g，淡竹茹10g，枳壳12g，陈皮12g，茯苓12g，生甘草5g，胆南星10g，夏枯草18g，酸枣仁20g，知母12g，川芎12g，青龙齿30g（先煎），百合30g，7剂。

上方迭服2周，胆胃和，心神宁，复予杞菊地黄汤合耳聋左慈丸加减

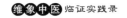

月余，头晕基本消失，耳鸣减少，血压基本控制（136～142）/（86～92）mmHg。

1年以后夏令，患者头晕又作，血压146/94mmHg，当时基本病机、阶段病机基本同前，遂仍予滋肝益肾，平肝潜阳，化痰宣窍法继服。

按语：本案患者偏水形体质，易患肾病。肾为先天之本，藏精而主阴阳，多有虚损之疾。本案患者先天不足，加之操劳过度，肾阴渐伐，水不涵木，故见头晕眼花，步履不稳，耳鸣如蝉，夜寐梦扰；阴虚生火，木火相煽，故又心烦易怒，咽干口苦；肾失固涩，则见小溲频多，肾气不化，兼见苔腻脉滑。

综上所述，本案患者的"气化太极球"系以肝肾阴虚，肝阳上扰为基本病机，以痰浊内蕴，上蒙清窍为兼夹病机，初诊时基本病机、兼夹病机均趋主位，遂以靶方杞菊地黄汤合耳聋左慈丸加减。方中石菖蒲、远志皆辛苦而温，前者《神农本草经》谓之"补五脏""通九窍""明耳目"；后者，《神农本草经》谓之"利九窍""益智慧""耳目聪明"。磁石咸寒而重，且具磁性，《本草纲目》谓之"明目聪耳"。三药相须而用，为宣通耳窍之靶向角药。另外，五味子色红而黏，五味俱全，李杲称其"补元气不足""收耗散之气"，可达纳气归元之目的。二诊时由于过于注重彩超、生化结果，适当增加治标之药，遂反见疗效不佳，故三诊仍以初诊之法继进而又取效。四诊、五诊分别因情绪波动、饮食不节而见肝胆火旺、胆胃不和等即时病机，且为主位病机，故先后予龙胆泻肝、黄连温胆等法而取良效，此为仲圣"观其脉证，知犯何逆，随证治之"之意。

2. 眩晕（五苓散）

孙某，男，43岁，某企业负责人。初诊：2015年6月17日。

主诉：反复头晕、困倦1年。

现病史：近1年来，时感头晕、困倦、视物昏眩，症著之时伴见恶心呕吐、耳中蝉鸣，以及血压下降，其症发无规律，止无定数。1个月前于市某三甲医院就诊，考虑梅尼埃病，给予西药（具体用药患者叙述不清）治疗，症状未有明显缓解。自诉发病以来，情绪激动，小便短少，夜寐欠安。

既往史：有慢性前列腺炎史。

查体：两颧泛红，颈部偏粗，呈土水形体质。

　　　　苔薄白腻，质淡胖，边齿印，脉弦涩。

辅助检查：头颅 MRI 示头颅未见明显异常（2015 年 5 月 18 日，宁波市第一医院）。

中医诊断：①眩晕；②精浊。

西医诊断：①梅尼埃病；②慢性前列腺炎。

辨证：中气不足，气化失常为基本病机；水饮内停，清阳不升为阶段病机；肝阳上扰，脑络不畅为兼夹病机。目前阶段病机、兼夹病机均趋主位。

治法：益气通阳，化气利水，平抑肝阳，和营通脑，兼顾阶段病机、兼夹病机。

方用：五苓散（《伤寒论》）加减。

药用：茯苓 20g，泽泻 15g，炒白术 15g，桂枝 8g，猪苓 15g，生黄芪 30g，川芎 12g，葛根 30g，天麻 15g，石决明 30g（先煎）。7 剂，水煎服。

二诊（2015 年 6 月 24 日）：药后，自觉头晕、困倦发作似有减少，耳鸣改善，恶心未作，偶感眼睑坠胀。目前面红消失，苔脉同前。此阳通、水散、气平之佳兆，遂守原法，以上方去白术、天麻、石决明，加苍术 15g，荷叶半张继服之。

三诊（2015 年 7 月 15 日）：迭进化气利水为主中药近 1 个月，头晕显减，耳鸣未瘥，尤以劳后为主，偶觉枕后头胀。药证合拍，原法续进，上方 7 剂。

四诊（2016 年 1 月 6 日）：服前药后，头晕 5 个月未作，近日天气骤冷，又夹雨水，以致外邪扰动内湿，上症因之复作。验之于舌，淡胖而腻，查之于脉，弦涩而濡。基本病机、阶段病机未除，遂仍以原意增损继服之。药用：茯苓 20g，泽泻 15g，苍术 30g，桂枝 8g，猪苓 15g，生黄芪 30g，川芎 15g，葛根 30g，天麻 9g，制半夏 15g，生牡蛎 30g（先煎），荷

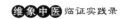

叶 20g，7 剂，水煎服。

五诊（2016 年 6 月 8 日）：药后，头晕复又 5 个月未发。近日长途驾驶劳累之后其症再起，并觉神疲身重，眼睑重坠。苔薄白、微黄，质淡红，脉弦。仍守益气化瘀，通阳利水，升清降浊之法。上方再进 7 剂。

按语：眩晕其实是两个概念，眩指眼花或眼前发黑，晕指头晕，甚或感觉自身或外界景物在旋转，由于二者同时并见，故统称为"眩晕"。本病轻则自止，重则如坐车船，旋转不定，不能站立，或伴恶心、呕吐、冷汗淋漓，重者昏仆倒地。眩晕可见于西医学神经内科及五官科病，涉及高血压病、低血压症、脑动脉硬化、椎 - 基底动脉供血不足、贫血、神经衰弱、梅尼埃病等，有时也难以明确疾病。

本案患者呈土水形体质，常易罹患脾胃病，或兼见肾病。脾主运，胃主纳；脾主升，胃主降。患者长期从事驾驶工作，坐多动少，"久坐伤肉"，日久内涉脾胃，损伤中气，而致纳运失常，升降失职，饮食化生水湿，停聚中下二焦，清阳不得上荣，头颠反被浊阴所蒙，故见头晕、困倦、视物昏眩，时伴恶心呕吐、耳中蝉鸣，并见小溲短少，苔薄白腻，质淡胖，边齿印，脉弦涩等症象。

综上所述，本案患者的"气化太极球"系以中气不足，气化失常为基本病机，以水饮内停，清阳不升为阶段病机，肝阳上扰，脑络不畅为兼夹病机，初诊时阶段病机、兼夹病机均趋主位，遂予靶方五苓散伍黄芪益气通阳，化气利水，并予天麻、石决明平抑肝阳，川芎、葛根和营通脑。二诊、三诊时，患者颧红消失，头晕恶心减少，天地交感所致兼夹病机消失，阶段病机亦有所改善，遂守原意，并入化湿升阳靶方清震汤（《素问病机气宜保命集》）以强脾运之功。由于患者服药后诸症皆大减，但其基本病机未除，故半年后外之寒湿袭击而致内外交病，头晕复作，因其证机未变，遂仍守原法，并遵半夏白术天麻汤（《医学心悟》）意入半夏，配以牡蛎而增降逆水气之功。此后患者又因劳后再发头晕，亦为基本病机未除之故，遂迭进中药，水饮大减，服药 1 周其症多能消失。

第十一节　中风

1. 中风后遗症（地黄饮子）

鲍某，女，72 岁，退休工人。初诊：2017 年 6 月 7 日。

主诉：吞咽困难伴左侧肢体活动障碍 7 个月。

现病史：1 年前因"吞咽困难伴左侧肢体活动障碍"诊断为脑梗死，在本市某三甲医院住院治疗。目前吞咽困难，左侧肢体活动障碍依然，另见头昏欲仆，站立不稳，喉如痰塞，痰黏难出，自觉胸闷、呼吸不畅、咽干咽痛，大便努挣难出。

既往史：有高血压病史。

查体：头宽，面黑，腹大，背长，偏水形体质。左侧肢体活动障碍。

　　　　苔薄白、根厚腻，质暗红，舌下经脉蓝紫、结节，脉细滑，尺部重按始得。

辅助检查：头颅 MRI 示脑梗死（2016 年 4 月 18 日，宁波市第二医院）。

中医诊断：中风后遗症。

西医诊断：①脑梗死；②高血压病。

辨证：肾精不足，阴阳两虚为基本病机；痰瘀搏结，脑络失养为阶段病机。目前基本病机、阶段病机均趋主位。

治法：补肾精，调阴阳，散痰浊，通脑窍。

方用：地黄饮子（《圣济总录》）加减。

药用：山茱萸 12g，茯苓 12g，石菖蒲 10g，麦冬 15g，生地黄 30g，鲜石斛 6g，巴戟天 10g，远志 10g，生甘草 6g，五味子 10g，肉苁蓉 20g，僵蚕 10g，桃仁 10g。7 剂，水煎服。

二诊（2017 年 6 月 21 日）：药后，喉中痰鸣减，胸闷宽，大便甚困难，余症无进退，苔脉同前。药虽中机，然病日持久，非一日可除，当拟原法继进，徐图缓求，欲速不达。上方去桃仁，加全瓜蒌 30g。

三诊（2017年7月5日）：迭进地黄饮子加减，大便稍通，咽干咽痛缓解，喉中痰鸣、胸闷继减，苔脉同前。药证合拍，仍守原意，上方加苏梗12g，7剂。

四诊（2017年7月19日）：迭投前法，喜闻吞咽转利，纳香便调，但觉入暮头晕，平卧则减，无视物旋转，无恶心呕吐。偶喉如痰塞，口干咽痛，饮而即减。苔薄白、微黄，质暗红，脉弦细滑。此乃下元虚衰，阴阳两亏，虚阳上浮，痰浊阻窍之候，基本病机、阶段病机仍存，当继守原意续服之，上方7剂。

此后，根据患者病情变化，或入甘松，或添橘络，经进中药4个月，左侧肢体活动功能明显改善。

按语：脑梗死是指因脑部血液循环障碍，缺血、缺氧所致的局限性脑组织的缺血性坏死或软化，从而出现相应的神经系统功能缺损。本病相当于中医学以猝然昏仆、口舌歪斜、半身不遂、语言不利为主症的"中风"病。临床上，以突发眩晕，或复视，或步履不稳，或肢体抖动等为主要表现的"类中风"，亦属"中风"范畴。

《景岳全书·卷之三道集·命门余以》有云："命门为精血之海，脾胃为水谷之海，均为五脏六腑之本。然命门为元气之根，为水火之宅。五脏之阴气，非此不能滋。五脏之阳气，非此不能发。"《类经附翼·求正录》则谓："是命门总主乎两肾，而两肾皆属于命门。故命门者，为水火之府，为阴阳之宅，为精气之海，为死生之窍。"由此可知，肾亦主一身之阴阳。本案患者属水形体质，易患"肾"疾，目前又入古稀之年，肾气消损已多，故而阴阳受损，气化失调，精气化生痰浊，上蒙清窍则头晕欲仆，站立不稳；入于咽中，则吞咽困难，咽干咽痛，喉如痰塞，痰黏难出；困于胸膺，则自觉胸闷，呼吸不畅。痰浊兼夹瘀血，阻于经脉，故半身肢体活动障碍，通于舌体，故苔根厚腻，舌质暗红，舌下经脉蓝紫、结节。肾精不足，见于脉中，故尺部重按始得。

本案患者的"气化太极球"系以肾精不足，阴阳两虚为基本病机，以痰瘀搏结，脑络失养为阶段病机，初诊时基本病机、阶段病机均趋主位，遂拟靶方地黄饮子加减。本方生地黄、山茱萸补肾阴，肉苁蓉、巴戟天壮肾阳，石斛、麦冬、五味子滋养肺阴、金水相生，石菖蒲、远志、茯苓开窍豁痰、交通心肾。全方上下兼治，补中有敛，滋而不腻，标本并图，共达补养下元、摄纳浮阳、豁痰开窍之功，诚如明代张介宾《景岳全书》"善补阳者，必于阴中求阳，则阳得阴助而生化无穷。善补阴者，必于阳中求阴，则阴得阳助而泉源不竭"之意。方中又入桃仁化瘀，僵蚕通窍，谓补通利不足之故。二诊时，由于患者大便甚为困难，添入甘寒微苦之全瓜蒌，入于上焦，既能宽胸，又能通便，一药二用，可谓靶向单药。三诊时考虑梅雨季节，气候潮湿，容易湿困中焦，而患者所用之方又易滋腻碍胃，故入苏梗一味以宽中理气。四诊时患者已渐起佳效，遂仍予原法继进巩固疗效，终于服药 4 个月后左侧肢体活动改善。

2. 中风后遗症、痴呆（六君子汤加味）

王某，男，76 岁，退休工人。初诊：2020 年 8 月 5 日。

主诉：吞咽不利、行走困难 2 年余。

现病史：2 年前因脑外伤后停服高血压药 1 月余，遂血压不稳引发脑梗死。刻下：吞咽不利，喜好流质，行走困难，需人搀扶，行为异常，需人照顾，胃纳不佳，口多涎沫。

既往史：罹患高血压病及脑萎缩，连续素食 30 余年。

查体：少神，矮瘦，面色不华，左侧肢体运动障碍，左手握力减退。

　　　　苔腻，质暗，舌下经脉蓝紫，脉沉弦细。

辅助检查：暂缺。

中医诊断：①中风后遗症；②痴呆。

西医诊断：①脑梗死；②脑萎缩；③高血压病。

辨证：肾精不足，阴阳两虚为基本病机；风痰搏结，瘀滞脑窍为阶段病机；湿浊中阻，升降不利为兼夹病机。目前兼夹病机趋于主位。

治法：健脾化湿，升清降浊。

方用：香砂六君子汤（《古今名医方论》）合平胃散（《太平惠民和剂局方》）、温胆汤（《世医得效方》）加减。

药用：木香 10g，砂仁粉 6g（后入），陈皮 10g，半夏 15g，党参 20g，苍术 15g，茯苓 20g，甘草 5g，竹茹 20g，厚朴 12g，枳壳 12g，丹参 30g。7 剂，水煎服。

二诊（2020 年 8 月 12 日）：药后，神振，胃纳稍开，余症依然。苔由厚腻转偏腻，质暗转暗淡。此湿浊渐化，脾运渐振之佳兆，考虑患者集虚、风、痰、瘀、浊于一体，非用药一时可速愈，遂拟原法之中参补肾精，调阴阳之品。药用：陈皮 10g，半夏 15g，党参 20g，苍术 15g，茯苓 20g，炙甘草 10g，干姜 8g，桂枝 8g，肉苁蓉 20g，巴戟天 20g，熟地黄 15g，淫羊藿 20g。7 剂，水煎服。

三诊（2020 年 9 月 9 日）：迭进中药 1 个月，口角涎沫较前明显好转，但觉脊背畏寒怕冷。苔薄腻，质暗红，舌下经脉仍蓝紫，脉沉弦。药证合拍，遵守原法，上方加鹿角片 15g 以达温补督脉之效。

四诊（2020 年 10 月 7 日）：连进健脾化湿，升清降浊，少佐调补肾精之剂，患者吞咽改善，饮食半流，速度偏慢，肢体活动功能亦有好转，但见记忆甚差，遂予原方加石菖蒲 10g，远志 6g，五味子 10g 以达化浊宣窍、宁心安神之功。

五诊（2021 年 4 月 7 日）：前连投中药 3 个月，喜见神振，纳开，步履、吞咽明显改善，遂停服中药至今。近半个月来，行为异常加重，伴见认知障碍，坐立不安，口角流涎明显，偶见手指蠕动。苔薄白腻，质暗红，脉滑，尺部不足。考虑肾精不足，阴阳两虚，风痰搏结，瘀滞脑窍为主位病机。故当急投补肾精、调阴阳、祛风痰、通脑窍之品。药用：熟地黄 30g，补骨脂 20g，鹿角片 15g（先煎），石菖蒲 15g，远志 10g，五味子 10g，肉苁蓉 20g，巴戟天 20g，山茱萸 15g，鳖甲 10g（先煎），龟甲 10g（先煎），天麻 10g，珍珠母 30g（先煎），地龙 10g。7 剂，水煎服。

六诊（2021 年 4 月 21 日）：目前健忘严重，余症同前。药证虽已合拍，考虑年老精亏，正气大虚，而又风痰瘀浊蒙闭脑窍，遂其预后不佳，服药尚可暂缓病程。药予上方加益智仁 30g。

按语：本案患者年老体迈，且又连续素食 30 余年，其人肾精大亏，肾气不足，气化失司，阴阳失调，风痰搏结，瘀阻脑窍之证渐已显露，高血压病、脑萎缩亦先后出现，呈现少神、矮瘦、面色不华、行为异常需人照顾、脉沉且细诸症，却又因脑外伤，遂停服高血压药致脑梗死，更见吞咽不利、口角流涎、行走困难需人搀扶、左侧肢体运动障碍、左手握力减退、舌暗、舌下经脉蓝紫等症，而其又伴湿浊中阻，升降不利之象，并见胃纳不馨，舌苔厚腻之症。由于脾为后天之本，气血生化之源，居于中央，灌溉四旁，脾土被湿浊困阻，其脾升胃降之职失司，故初诊时当以健脾化湿、升清降浊为先，选用靶方六君子汤健脾运为主，伍以平胃散、温胆汤、木香、砂仁等品化湿浊为辅。二诊时，患者湿浊有化，脾健未复，而其肾精不足，阴阳失调的基本病机又当急复，故予健脾化痰之中参以补肾精、调阴阳之味。三诊时，患者脊背畏寒明显，考虑督脉失却肾精滋养之故，遂入咸温而入肝肾的鹿角以温肾阳、强筋骨。《本草经疏》谓其"生角则味咸气温，惟散热，行血消肿，辟恶气而已。咸能入血软坚，温能通行散邪，故主恶疮痈肿，逐邪恶气，及留血在阴中，少腹血结痛，折伤恶血等证也。肝肾虚，则为腰脊痛，咸温入肾补肝，故主腰脊痛。属阳，补阳故又能益气也"，说明本品不仅补益，尚且祛邪，可入血分，通行血脉，对于患者瘀滞脑窍亦有卓效。四诊时，患者记忆力甚差，所入石菖蒲"通九窍"，远志"益智慧"，五味子"补不足"，攻补兼施，共达化浊宣窍之功。半年后再诊时，患者脾胃虽已渐旺，但其肾精亏损越发明显，故见行为异常加重，认知障碍，坐立不安，其病呈现进展之势，遂从基本病机、阶段病机入手，选用靶方地黄饮子加减善后。

本案最大特色在于初次服药期间始终精细梳理兼夹病机，适当照顾基本病机，故而患者不仅药后未见不良反应，且又治后肾精滋、湿浊化、风痰少、瘀滞散，继而短期内达到了治疗目的。

3. 中风后遗症、心悸（补阳还五汤）

俞某，男，63 岁，退休工人。初诊：2020 年 9 月 3 日。

主诉：右侧肢体活动不利 1 月余。

现病史：患者因"右侧肢体活动不利 3 小时余"于 2020 年 7 月 31 日

起至 2020 年 8 月 16 日在宁波市第二医院住院治疗，出院诊断为"1. 脑梗死；2. 颈动脉斑块；3. 双下肢动脉斑块形成；4. 右锁骨下动脉斑块形成；5. 心房纤颤"。刻下：右侧肢体活动不利，右侧手指屈伸障碍，偶觉胸闷、心悸，饮食无殊，大便调畅。

既往史：发现房颤 30 余年。

查体：面色晦滞，腿背较长，颈部偏细，偏木水形体质。右侧肢体活动不利，右侧手指屈伸障碍。

苔薄白微腻，质暗淡，舌下经脉蓝紫、结节，脉细虚涩。

辅助检查：暂缺。

中医诊断：①中风后遗症；②心悸。

西医诊断：①脑梗死；②颈动脉斑块；③双下肢动脉斑块形成；④右锁骨下动脉斑块形成；⑤心房纤颤。

辨证：真气不足，心脉瘀滞为基本病机；脑络不畅，经脉失养为阶段病机。目前基本病机、阶段病机均趋主位。

治法：益气和血，化瘀通络。

方用：补阳还五汤（《医林改错》）加减。

药用：黄芪 30g，赤芍 15g，川芎 10g，地龙 10g，当归 12g，桃仁 10g，红花 7g，丹参 30g，僵蚕 10g，地鳖虫 7g，片姜黄 15g，桑枝 20g，苏梗 10g。7 剂，水煎服。

二诊（2020 年 9 月 10 日）：服药 1 周，胸闷心慌未作，右侧肢体活动障碍同前，苔腻消失，脉虚改善。药证合拍，原法再进，上方继服 7 剂。

三诊（2020 年 9 月 17 日）：送服中药半个月，右侧肢体活动不利依然，脉仍细涩。考虑真气不足，营血亦少，遂致血行缓慢，故予原方去苏梗，加熟地黄 20g，7 剂。

四诊（2020 年 10 月 15 日）：连进益气和血，化瘀通络中药月余，右侧肢体活动功能较前已有改善，近日胃纳不馨，舌根略见腻苔，脉欠流利。仍守原法，上方加威灵仙 20g，生麦芽 30g，7 剂。

此后，患者又予补阳还五汤加味连服 2 月余，胸闷、心悸始终未作，右侧肢体功能明显改善。

按语：《灵枢·刺节真邪》云："真气者，所受于天，与谷气并而充身也。"其认为真气即先天禀赋之气与后天水谷之气融合而成之气。真气气化即先后天结合之气通过运动所产生的各种变化。人体真气通过气化过程，可以产生许多精微物质，以供生长发育使用。如果真气不足，气化失常，反可产生诸如水饮、湿浊、痰液、瘀血一类病理产物，导致疾病产生。本案患者面色晦滞，腿背较长，颈部偏细，偏木水形体质，易患"肝""肾"之疾，且又年过六旬，平素缺乏调摄，以致真气不足，肝血亦亏，痰瘀搏结，凝于血脉，超声检查显示已有诸多斑块形成，其病犯于清窍，则见脑部梗死，流于心胸，则又胸闷心悸，窜于经脉，并见肢体活动不利、手指屈伸障碍，以真气不足、心脉瘀滞为基本病机，脑络不畅，经脉失养为阶段病机，而基本病机、阶段病机皆趋主位，故予靶方补阳还五汤加味而达益气和血、化瘀通络之功。由于真气虽为先天禀赋之气与后天水谷之气融合而成，然后者主中央而灌溉四旁，较前者易调养，故常将黄芪重用，可达调和真气之效。另外，《妇人明理论》有谓"一味丹参散，功同四物汤"，遂于方中添入靶药丹参以养血活血。此外，僵蚕、地鳖虫为虫类药，搜风通络之力甚强；桑枝、片姜黄均走上肢肢体，亦有引经之职，故皆添入。初诊时，患者舌苔偏腻，兼见湿浊壅滞为患，故入苏梗化湿和中；三诊时，患者脉细明显，兼见营血不足为患，故入熟地黄滋阴养血；四诊时，患者胃纳不馨，兼见脾胃不和，故予麦芽消谷和胃。前后服药数月，均以基本病机、阶段病机为主病机，并随兼夹病机变化略有增损，药证合拍，故服药后疗效确切。

第十二节　水肿

1. 水肿（《金匮》肾气丸）

张某，男，54 岁，职员。初诊：2019 年 5 月 9 日。

主诉：两踝以下足肿 5 个月。

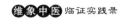
病史：有慢性肾小球肾炎及肺结节史。

刻下：近 5 个月来逐渐出现下肢肌肤浮肿，病初仅限足背，日久牵及两踝以下，按之凹陷，许久方止，伴见神疲恶心，眼睑如压，尿频急短，尿色偏深，尿后余沥，口干恶风等症。

查体：两颧略红，颈部偏粗，呈土水形体质。

苔薄白，质暗淡、中裂，脉细虚。

辅助检查：尿常规示隐血（＋＋），镜检红细胞（＋），红细胞计数 112/μL；生化无殊（2019 年 5 月 8 日，鄞州二院）。

中医诊断：①水肿；②肺积。

西医诊断：①慢性肾炎；②肺结节。

辨证：真气不足，气化不利为基本病机；脾肾阳虚，水饮内停为阶段病机；肝肾阴虚，灼伤血络亦为阶段病机。目前基本病机、阶段病机均趋主位。

治法：益气健脾，温肾利水，滋肝止血。

方用：《金匮》肾气丸加减。

药用：生地黄 20g，山茱萸 15g，山药 30g，丹皮 15g，茯苓 30g，泽泻 15g，肉桂片 8g，附片 6g（先煎），黄芪 30g，女贞子 30g，旱莲草 15g，仙鹤草 30g，车前子 30g（包煎）。7 剂，水煎服。

二诊（2019 年 5 月 16 日）：药后，两踝以下肌肤浮肿稍见退却，但添傍晚低热（体温 37.4～37.5℃）之恙，每于睡前缓解。此因近日阴雨绵绵，感于湿邪，阻于阴分之候，当以原法之中参以清透之剂。药用：生地黄 20g，山茱萸 15g，山药 30g，丹皮 15g，茯苓 30g，泽泻 15g，肉桂片 8g，附片 6g（先煎），黄芪 30g，仙鹤草 30g，车前子 30g（包煎），淡竹叶 15g，焦栀子 15g，秦艽 9g，鳖甲 15g（先煎），7 剂。

三诊（2019 年 5 月 23 日）：服药 2 周，两踝以下足肿继减，傍晚低热消失。药已中机，当守原法继进。上方 7 剂。

四诊（2019 年 7 月 25 日）：选服中药，两踝以下足肿退却大半，尿色亦有改善，眼睑如压亦少，偶见腰痛。复查尿常规：隐血（＋），镜检红细胞（＋），红细胞计数 18/μL（2019 年 7 月 22 日，鄞州三院）。药证合拍，仍守原意增损。药用：生地黄 30g，山茱萸 15g，山药 30g，丹皮 15g，茯苓 30g，泽泻 15g，肉桂片 8g，附片 6g（先煎），黄芪 30g，仙鹤草 30g，车前子 30g（包煎），淡竹叶 15g，焦栀子 15g，大蓟 20g，小蓟 20g，7 剂。

此后，患者断续服用中药半年，诸症大有改善。

按语：慢性肾小球肾炎是由多种原因引起、由多种病理类型组成、原发于肾小球的一组疾病。本病病程长，进展缓慢，尿常规检查可有不同程度的蛋白尿和血尿，大多数患者合并出现程度不等的高血压和肾功能损害，后期甚至出现贫血、视网膜病变、固缩肾和尿毒症。本病可见多种病理类型，如系膜增殖性肾炎、局灶节段硬化性肾炎、膜增殖性肾炎、膜性肾炎、增生硬化性肾小球肾炎等。本病病程中可因呼吸道感染等原因诱发急性发作，出现类似急性肾炎的表现，部分病例可有自动缓解期。

《灵枢·刺节真邪》云："真气者，所受于天，与谷气并而充身者也。"认为真气由先天肾中之精气、后天脾胃之水谷之气及肺中吸收大自然之清气相互结合而成，为构成人体生命活动的基本物质。真气通过气机运动产生的真气气化过程又是人体生命活动的基本特征。本案患者呈土水形体质，常易罹患脾胃病、肾病，脾病则后天水谷之气不足，肾病则先天精气不足，皆可影响真气及其气化过程。真气不足，气化无力，损伤脾肾之阳，阳不化水，泛滥肌腠，故见肌肤浮肿，由于阴病由下及上，所以病初肿势仅限足背，日久则又牵及两踝以下部位；水饮潴留膀胱，膀胱气化无权，故又尿频急短，尿后余沥；阳病及阴，肝肾阴虚，虚火灼络，则见尿色偏深，尿检见红细胞；水气上逆，则又恶心，眼睑浮肿；清阳不升，遂见口干；"营出中焦""卫出下焦"，脾肾两虚，营失充养，卫失温化，可有营卫失调，遂又神疲、恶风。

综上所述，本案患者的"气化太极球"系以真气不足，气化不利为基本病机，以脾肾阳虚，水饮内停为阶段病机，肝肾阴虚，灼伤血络亦为阶段病机，初诊时基本病机、阶段病机均趋主位，故以靶方《金匮》肾气丸加味。是方以温阳化气利水为主，滋肝降火止血不足，遂以女贞子、旱莲草、仙鹤草佐之，王师认为，调阴阳者首调气血，故又伍以黄芪，终达气旺、脾健、肾暖、水利、肝养、血止之功。二诊时由于天时气候影响，患者感于湿邪，陷于阴分，故见傍晚低热，睡前缓解，此乃即时病机作祟，此时基本病机、阶段病机、即时病机均趋主位，遂以秦艽、鳖甲清透阴分时邪，淡竹叶、焦山栀清利气分之热，药证合拍，因此三诊时诸症大减。四诊时患者阴虚之象不著，尿血未止，故取大、小蓟达凉血止血之效。

2. 水肿（五苓散）

侯某，女，58 岁，退休职工。初诊：2020 年 4 月 20 日。

主诉：双下肢水肿 2 月余。

现病史：近 2 个月来，无明显诱因情况下出现双下肢凹陷性水肿，踝部以下为主，白日症著，入夜减轻，伴见胸闷少气，心中悸动，小溲短少，大便偏溏，口干不喜多饮，头昏沉重，背部僵硬，晨起或运动后颈项牵拉且胀，揉按则舒。半个月前来我院肾病科就诊，经肾功能、尿常规、心脏彩超等检查，未见明显异常，予中药补肾气、利水饮之法，寸无疗效。

既往史：否认其他急、慢性疾病史。

查体：颈项粗大，肚腹肥厚，下肢较长，呈土水形体质。

　　　　苔薄白腻，质暗红，舌下经脉淡紫，脉弦细。

辅助检查：肾功能及尿四蛋白无殊（2020 年 4 月 10 日，宁波市中医院）。

中医诊断：水肿。

西医诊断：特发性水肿。

辨证：脾肾两虚，气化失权为基本病机；水饮内停，犯于肌腠，营络瘀滞，经脉不利为阶段病机。目前基本病机、阶段病机均趋主位，且以阶段病机为主。

治法：温阳化气，利水散瘀。

方用：五苓散（《伤寒论》）合防己茯苓汤（《金匮要略》）加减。

药用：猪苓 10g，炒白术 15g，茯苓 30g，桂枝 10g，泽泻 15g，黄芪

20g，防己15g，鳖甲15g（先煎），生牡蛎30g（先煎），木瓜20g，地鳖虫6g，川牛膝15g。7剂，水煎服。

二诊（2020年4月29日）：服药1周，小溲通，大便少，胸闷减，头昏轻，下肢浮肿略有改善，苔腻转薄，舌暗依然。此阳气振，水饮化之佳兆，但血分之症未除矣。上方去鳖甲，加泽漆10g，泽兰15g，并改地鳖虫为7g，以增通利血分瘀浊之功。

三诊（2020年5月6日）：药后，踝部以下凹陷性、周期性水肿较前明显减退，余症亦有改善。舌暗转淡。目前药已中机，当拟原法追踪。药用：猪苓10g，炒白术15g，茯苓30g，桂枝10g，泽泻30g，泽漆12g，泽兰30g，黄芪20g，防己15g，生牡蛎30g（先煎），木瓜20g，地鳖虫7g，川牛膝15g。7剂，水煎服。

四诊（2020年5月13日）：迭进温阳化气，利水散瘀之剂，踝部水肿消失，足背每于晚餐过后偶有水肿，卧床后渐消失。目前背部僵硬亦有明显改善。苔薄白，质略暗，脉弦细。仍守原意，上方继进，巩固疗效。

此后，患者又以五苓散加味服药2周后，终以《金匮》肾气丸加芪归收功。

按语：特发性水肿，又称周期性水肿，或水钠潴留综合征，或体位性水肿，常见于育龄期女性，好发于30~40岁之间。临床多表现为腹胀，及非炎性眼睑、面部、双手及下肢水肿，特征为体位性液体潴留。常因服用利尿剂、导泻药后症状加重，出现明显水肿。本病亦可伴有紧张、易激、头痛之类自主神经功能紊乱的症状，也可合并消化不良、月经紊乱、肥胖和糖尿病等。老年人由于脏器功能减退，免疫力、抵抗力下降，代谢功能低下，虽然没有心、肝、肾脏等疾病，也常常会出现浮肿，称为老年性特发性水肿。

本案患者因双下肢水肿2月余前来就诊，已行肾功能、尿常规、心脏彩超等检查，且无急慢性疾病史，故可排除器质性疾病造成的水肿。前医虽投补肾气、利水饮之法，因法不对证，故药效欠佳。《素问·灵兰秘典论》云："三焦者，决渎之官，水道出焉。"《景岳全书·肿胀》又云：

"凡水肿等证，乃脾肺肾三脏相干之病。盖水为至阴，故其本在肾；水化于气，故其标在肺；水惟畏土，故其制在脾。今肺虚则气不化精而化水，脾虚则土不制水而反克，肾虚则水无所主而妄行，水不归经则逆而上泛，故传入于脾而肌肉浮肿，传入于肺则气息喘急。"说明人体水液代谢与三焦、肺、脾、肾关系均较密切。本案患者颈项粗大，肚腹肥厚，下肢较长，可以判断为土水形体质，易患"脾""肾"诸疾。脾肾两虚，气化失权，脾失健运，肾失开合，水饮停聚，泛滥三焦，逆于心胸，则胸闷少气，心中悸动；流于膀胱，则小溲短少；注于大肠，则大便偏溏；袭于肌腠，则踝部以下凹陷性肿，且又昼重夜轻；气病入血，营络瘀滞，则背部僵硬，晨起水气凝结、劳后阳气损伤皆可加重病情；水津不得上承，则口干不喜多饮；清阳不得上升，则头昏沉重。

综上所述，本案患者的"气化太极球"系以脾肾两虚，气化失权为基本病机，以水饮内停，犯于肌腠，营络瘀滞，经脉不利为阶段病机。初诊至四诊间基本病机、阶段病机均趋主位，且以阶段病机为主，故治以靶方五苓散合防己茯苓汤加味。前者出自《伤寒论》，为太阳腑证主方，后者出自《金匮要略》，为皮水主方，二者相须为用，兼涉表里，利水之功卓著。二诊后妙用泽泻伍泽漆、泽兰为本案的特色。泽泻，甘寒，入肾、膀胱经，《本经》谓之"主风寒湿痹，乳难，消水，养五脏，益气力，肥健"，利水而不伤正，主入气分；泽漆，辛苦、微寒，入肺、小肠、大肠经，《本经》谓之"主皮肤热，大腹水气，四肢面目浮肿，丈夫阴气不足"，《植物名实图考》则谓"煎熬为膏，敷无名肿毒"，利水且可解毒；泽兰辛苦，微温，入肝、脾经，《本经》谓其"主乳妇内衄，中风余疾，大腹水肿，身面四肢浮肿，骨节中水，金疮，痈肿疮脓"，《日华子本草》谓其"通九窍，利关脉，养血气，破宿血，消癥瘕，产前产后百病，通小肠，长肉生肌，消扑损瘀血，治鼻洪吐血，头风目痛，妇人劳瘦，丈夫面黄"，利水又通血脉，主入血分。三药相合，攻中兼补，涉及气血，利水之攻优良。此外，桂枝内可助阳气，外可通血气，故其用后阳气化，血气通，诸症渐趋缓解。

第十三节　淋证

劳淋（小柴胡汤）

袁某，女，63 岁，退休工人。初诊：2018 年 11 月 28 日。

主诉：反复尿频尿急 2 年余，再发 1 周。

现病史：2 年以来，屡次出现尿频尿急现象，常需服用消炎药物治疗。由于反复用药，自觉药效渐差。1 周前疲劳后尿频尿急再作。刻下：尿频尿急，昼日为多，夜间次少，尿则量少，色黄略浊，气不臭秽，无畏寒发热，无腹痛腹胀。平素眼睑如压，视物模糊，夜寐欠佳，胃纳可，大便调。

既往史：有尿道综合征史，另有子宫肌瘤及幽门螺杆菌感染史。

查体：面色晦滞，形体消瘦，颈细而长，偏木形体质。

苔薄白，质淡红，脉弦细。

辅助检查：尿常规无殊。彩超示子宫多发肌瘤，甲状腺结节（TI - RADS 3 类）（2018 年 11 月 28 日，宁波市中医院）。

中医诊断：劳淋。

西医诊断：①尿道综合征；②子宫肌瘤；③慢性胃炎。

辨证：心肝血虚，心神失养为基本病机；少阳枢机不利，下焦湿热内蕴为阶段病机。目前阶段病机趋于主位。

治法：和少阳枢机，清下焦湿热为主；养血平肝，宁心安神为辅。

方用：小柴胡汤（《伤寒论》）加减。

药用：柴胡 12g，姜半夏 15g，党参 20g，生甘草 6g，黄芩 12g，萹蓄 20g，瞿麦 20g，女贞子 30g，旱莲草 15g，生龙骨 30g（先煎），生牡蛎 30g（先煎）。7 剂，水煎服。

二诊（2018 年 12 月 5 日）：服药 1 周，自觉尿次减少，尿量较前增多，尿时急迫未除，眼睑如压、视物模糊、夜寐欠佳等症未有进退。苔脉同前。目前少阳枢机渐有和调之势，下焦湿热渐有清利之机，故当再守原法继进，以增其效。上方 7 剂。

三诊（2018 年 12 月 12 日）：进和少阳枢机，清下焦湿热之剂，患者尿频尿急大有改善，尿量明显增加，尿色亦转清淡。苔薄白，质淡红，脉弦细，尺部弱。考虑久病兼有肾气不固之象，当以原法增损而达扶正祛邪之效。药用：柴胡 12g，姜半夏 15g，党参 20g，生甘草 6g，黄芩 12g，枸杞子 20g，车前子 30g（包煎），覆盆子 20g，菟丝子 20g，五味子 7g，女贞子 30g，旱莲草 15g，萹蓄 20g，瞿麦 20g。7 剂，水煎服。

上方连服 2 周，尿频尿急消失，再以养血宁心，疏气达郁之法以解基本病机。

按语：尿道综合征是一组以反复发作的尿频、尿急或排尿困难、小腹坠胀不适等为特征的非特异性综合征，在中医学中属于"淋证"的范畴。目前，西医学对尿道综合征发病原因及病理机制尚不明确，缺乏特异性的疗法。

本案患者偏木形体质，常易罹患肝病。肝藏血，主疏泄，肝血不足，肝体失养，肝失疏泄，易成血虚气郁之象。血虚气郁患者多见心悸、失眠、烘热汗出、四肢不温、急躁易怒、胸闷不舒、月经不调、经前乳胀、皮疹易发等症。心藏神，肝藏魂，心主血，肝藏血，肝为心之母，心为肝之子，心肝神魂互有影响。肝血不足，心失所主，神魂欠安，故见夜寐不佳，或入睡困难，或卧而早醒，或寐中多梦。肝开窍于目，肝血不足，肝目失于濡润，故又视物模糊。肝属厥阴，厥阴与少阳互为表里，因此肝病常易影响少阳而呈少阳、厥阴合病。少阳为枢，气、水、火之通调皆与之相关系，少阳枢机不利，水湿蕴于下焦，再经相火焚烧，而呈湿热之象，故常尿频尿急，尿则量少，色黄略浊，气不臭秽。消炎药物多为苦寒之品，易伤脾胃，湿浊下注，黏腻不解，故其病状反复不解。

综上所述，本案患者的"气化太极球"系心肝血虚，心神失养为基本病机，少阳枢机不利，下焦湿热内蕴为阶段病机，初诊、二诊、三诊时阶段病机均趋主位，遂以靶方小柴胡汤和之。《伤寒论》第 230 条云："阳明病，胁下硬满，不大便而呕，舌上白苔者，可与小柴胡汤。上焦得通，津液得下，胃气因和，身濈然汗出而解。"文中"上焦得通""胃气因和""津液得下"分别为上、中、下三焦的正常功能，因此，王师认为小柴胡汤的适用范围可遍及三焦，下焦疾病亦可使用。小柴胡汤以辛苦微寒之柴胡为君，该药可表可里，既入少阳，又入厥阴，以和解少阳、疏调气机为要；又以苦寒之黄芩为臣，主入少阳，走于三焦，以清泻相火为主。柴芩相伍，一升一降，一和一清，可达气行火散之功。更以辛温之半夏、生姜为佐，二药均入太阴、阳明，以消散寒水为法；并以参、枣、草甘甜之品滋养气津为辅。该方宣散有余，清利不足，故入苦寒之萹蓄、瞿麦以强利尿通淋之功，另以甘寒之女贞子、旱莲草以增养肝益精之效，再以咸寒之龙骨、牡蛎以达平抑肝阳之用。三诊时，患者诸症大有改善，但见尺脉偏弱，遂入五子衍宗丸（《摄生众妙方》）以强补肾固精之能。药证合拍，故能服药近月而见尿频尿急等症次第缓解。

第十四节　郁证

1. 郁证（酸甘宁心汤合补中益气汤）

史某，女，53 岁，公务员。初诊：2013 年 5 月 29 日。

主诉：忧郁脘痞，夜寐不佳 5 年余。

现病史：5 年来，情绪不宁，彻夜苦思，心悸烦热，无事嚣争，夜寐浅短，易醒难寐，胃脘痞胀，久立而作，卧躺则减，肠鸣矢气，便努难出，口干不欲多饮。

既往史：素有抑郁症、胃下垂史。

查体：形体瘦削，精神抑郁，面白色萎，两颧潮红，舌根、上腭、牙龈红肿。舌质淡胖，苔薄白、微黄，脉弦细虚。

中医诊断：郁证。

西医诊断：①抑郁症；②胃下垂。

辨证：心肝血虚为基本病机，脾虚气陷为兼夹病机。

治法：治以养血宁心、疏气达郁、益气健脾、升阳举陷，基本病机、兼夹病机标本兼顾。

方用：酸甘宁心汤（自拟方）合补中益气汤（《脾胃论》）加减。

药用：酸枣仁 20g，淮小麦 30g，青龙齿（先煎）30g，白茯苓 15g，麦门冬 15g，野百合 30g，北黄芪 30g，太子参 20g，生白术 15g，炙甘草 5g，北柴胡 6g，全当归 15g，升麻 6g，小川连 5g。14 剂，水煎服。

二诊（2013 年 6 月 12 日）：服上方后，舌根、上腭、牙龈红肿罢，胃脘痞胀减，余症依然。虽阴火渐平，然阴虚气弱日久，气机斡旋不足，升陷尚需时日，当以守方继服。上方继进 28 剂。

三诊（2013 年 6 月 26 日）：连投上方 4 周，胃脘痞胀显减，寐得稍安，心绪渐宁，大便转顺，然神倦如故。此阴阳趋衡，君相归位之佳兆，当拟原方去黄连、太子参、生白术，加潞党参 20g，炒白术 15g，继服月余。

四诊（2013 年 7 月 31 日）：投服上方，神振面华，声有中气，寐可纳香，脉来平顺。此时大暑已过，湿热当空，唯恐中州失运，故原方加佩兰叶 12g，芳香化湿、醒脾开胃。

随访半年，据机增减，诸症见安，次第收功。

按语：郁证是由于气机郁滞，脏腑功能失调而致心情抑郁，情绪不宁，胸部满闷，胁肋胀痛，或易怒欲哭，或咽中有异物感等症为主要临床表现的一类病证。多见于年老体衰或中青年患者，随着生活和工作压力增大，该病患者逐渐增多。

本案患者素有抑郁症及胃下垂史，此起病之源也。根据"中纬——人体之象"，患者长期苦恼，心烦不畅，暗损营血；食后即步，少有停歇，徒伤中气，日久心悸烦热，无事嚣争，夜寐浅短，易醒难寐，胃脘痞胀，久立而作，卧躺则减，肠鸣矢气，便努难出，口干不欲多饮诸症起矣。其中心肝血虚为基本病机，脾虚气陷为兼夹病机，故忧郁寐差著于脘痞而胀矣。治当养血宁心、疏气达郁、益气健脾、升阳举陷之法，标本同治，缓缓取效。酸甘宁心汤是王师治疗失眠、抑郁症等病多年临床经验总结，全方六味，以味酸甘，酸枣仁、淮小麦、甘草为君，性微凉寒，麦冬、百合、青龙齿为臣，总以体现酸甘化阴之旨，此方乃仿酸枣仁汤、百合地黄汤、甘麦大枣汤之意化裁而成。运用此方随症化裁：兼六郁证明显而未伤津者，拟用越鞠丸，如郁火明显灼伤气津者，拟用五花汤理气不伤阴。服药期间，增减黄连、佩兰乃分别为阴火上冲、暑湿当空而设，前者为兼夹病机，后者为即时病机，即要考虑"上下纬——天地之象"。针对一体多病，病机相对复杂的病人，需筛选出跟患者疾病相关的"象"坐标系统，方能药证合拍，随证增减亦能取效也。

2. 郁证（丹栀逍遥散）

冯某，女，30 岁，公司职员。初诊：2014 年 3 月 12 日。

主诉：神疲多思 3 年余。

现病史：患者 3 年来渐趋神疲乏力，短气懒言，常无明显诱因而思虑纷纭，不可自控，以致夜寐甚差，或寐而多梦，或睡而难着，自服佐匹克隆胶囊稍可安睡。平素畏寒。刻下：神疲乏力，多思善虑，手足心热，耳鸣，口腔糜烂，乳胀痛甚，大便干燥，本次月经方净。

既往史：素有甲状腺结节钙化手术史。

查体：体形细瘦，呈木形体质。

　　　　舌质淡红，苔薄白，脉细虚。

辅助检查：B 超示子宫内膜不均质、盆腔少量积液。

中医诊断：郁证。

西医诊断：抑郁症。

辨证：肝郁脾虚为基本病机，阴虚痰阻为兼夹病机。

治法：治以疏肝健脾、滋阴软坚，基本病机、兼夹病机标本兼顾。

方用：丹栀逍遥散（《内科摘要》）加味。

药用：粉丹皮 12g，全当归 12g，赤芍药 12g，北柴胡 12g，白茯苓 12g，生白术 12g，生甘草 5g，焦栀子 10g，薄荷叶（后入）6g，炙鳖甲（先煎）15g，乌玄参 15g，青橘叶 15g，夏枯草 18g，川楝子 7g。7 剂，水煎服。

二诊（2014 年 3 月 19 日）：近日因情志波动而致夜寐甚差，心烦易惊，食后易饱。此心肝血虚，气机不畅趋于主位，当拟养血宁心、疏气达郁，予酸甘宁心汤合越鞠丸治之。药用：炒枣仁 20g，淮小麦 30g，白茯苓 15g，麦门冬 15g，野百合 30g，大川芎 12g，茅苍术 15g，制香附 10g，焦栀子 12g，六神曲 12g，青龙齿（先煎）30g，制半夏 12g，北秫米 30g，紫丹参 30g。7 剂，水煎服。

三诊（2014 年 4 月 2 日）：药后，夜能入睡，心烦亦减，神疲多思如故，近日肛周瘙痒难忍。目前肝郁脾虚再次趋于主位，且伴湿热风瘀之证，当再以疏肝健脾、清热利湿、凉血祛风之剂标本兼顾。药用：粉丹皮 15g，全当归 15g，赤芍药 20g，北柴胡 12g，白茯苓 15g，生白术 15g，生甘草 5g，焦栀子 12g，薄荷叶（后入）6g，大血藤 30g，天花粉 30g，忍冬藤 30g，蒲公英 30g。水煎服，7 剂。

按语：本案患者，一体多病，病机复杂。根据"经纬球"中"上下纬——天地之象"：辛卯水运不及，阳明燥金司天，少阴君火在泉；"中纬——人体之象"：木体阴亏虚热内扰，脾气虚弱。根据交汇靶点分析，该患者的"气化太极球"系以肝郁脾虚为基本病机，阴虚痰阻为兼夹病机。

患者神疲乏力、短气懒言乃脾气虚弱，清阳不升之证，夜寐不佳、多思乳胀为心肝血虚，肝郁不舒之证，土虚日久加剧木郁不达，而成肝脾失调之证。同时，手足心热、大便干燥、口舌糜烂、颈部瘰疬又为阴虚火旺，灼津为痰之证。王师分析认为，肝脾失调为基本病机，阴虚痰阻为兼夹病机，故初诊拟丹栀逍遥散加玄参、鳖甲、橘叶、夏枯草、川楝子以疏肝健脾、滋阴软坚，而达肝脾和、痰瘀散之效。二诊时，患者因情志波动，心肝血虚，气郁不达趋于主位，致夜寐甚差，心烦易惊，此时即时病机较急，故改以酸甘宁心合越鞠丸、丹参治其标，并予半夏秫米汤和胃安神。三诊时，心烦减，夜寐安，再从基本病机入手，同时，兼夹病机湿热风瘀趋于主位，故加红藤、天花粉、忍冬藤、蒲公英等，药证合拍，故而其效著矣。

3. 郁证（乌梅丸）

夏某，女，45 岁，企业职员。初诊：2015 年 5 月 20 日。

主诉：寅时头颈、胸膺烘热汗出伴忧郁 1 年余。

现病史：患者 1 年来，每于寅时头颈、胸膺烘热汗出，少腹、脊背畏寒，四肢不温，诸症多于卯时渐解，辰时消退复如常人，并于次日寅时重现，卯时轻减，辰时若失，其状怪异，痛苦难耐。其人及夏尚需厚衣棉鞋，且迎风受冷则头颈背痛。前医认为，该病寒热往来，休作有时，属太阳、少阳合病，然试服柴胡桂枝汤两月余，丑寅卯时诸象未有小愈。刻下：寅时头颈、胸膺烘热汗出，少腹、脊背畏寒，四肢不温，多思善虑，悲伤欲哭，胃纳一般，二便尚调，夜寐欠安。

查体：舌质淡红，苔白，脉弦细。

中医诊断：郁证。

西医诊断：抑郁症。

辨证：厥阴肝阳不足为基本病机；少阳枢机不利，火郁不达为阶段病机。

治法：治以调阴阳、和枢机，基本病机、阶段病机标本兼顾。

方用：乌梅丸（《伤寒论》）加味。

药用：乌梅肉 15g，淡附片（先煎）5g，淡干姜 6g，柳桂枝 5g，川花椒 6g，北细辛 3g，小川连 6g，川黄柏 5g，潞党参 15g，全当归 10g，炒枣仁 15g。水煎服，7 剂。

二诊（2015 年 5 月 27 日）：前投酸甘苦辛一法，集大寒大热之药于一体，服药周余，即烘热大减，虽畏寒怕冷未瘥，然亦有小愈。药已中病，不做增损，击鼓再进，以取佳效。上方再服 7 剂。

三诊（2015 年 6 月 24 日）：上药连进月余，寅时烘热畏寒诸症大减，头项颈背寒痛几近消失，脘痞罢，大便通，唯夜寐仍差。此枢机通利，阴平阳秘之佳兆。当以辛甘发散、酸苦涌泻之品继服，巩固疗效。

按语：古云肝为刚脏，内寄相火。相火者，辅君火以行事，随君火以游行全身。肝阳不足，肝气馁弱，失于升发、条达之性，则肝气郁结，相火失辅佐之职而内郁于里。胆为中正之官，内寄少火，随少阳升发之气布散全身。胆气不足，升发无继，则胆火内焚于里。心包位居心脏之外，内藏君火。心包络虚，内传入心，致宗气输布障碍，则君火无以荣养四旁，相火亦可内郁于里。丑寅卯时，乃手厥阴心包经、足厥阴肝经、足少阳胆经先后当令之时，本属阴尽阳初之际，是为天地变化之常也，然此时厥阴之气虚衰将尽，而少阳之气应至未至，阴阳之气不相顺接，则阳气内弱而相火、君火内郁，少火初生不发，故寅时烘热汗出、畏寒怕冷等寒热夹杂诸症同见矣。其不同于"往来寒热，胸胁苦满，嘿嘿不欲饮食，心烦喜呕"的小柴胡汤证，亦不同于"啬啬恶寒，淅淅恶风，翕翕发热，鼻鸣干呕"的桂枝汤证，故柴胡桂枝汤不中也。而予乌梅丸最为适宜。是方重在乌梅一味，该药酸温，入肝、脾、肺、大肠经，为阴中之阳药，既酸敛肝胆虚浮之气，又清解郁结之火，起到中介枢纽、和调阴阳之用，实现掌管枢机之要。诚如《本草经疏》所云："乌梅味酸，能敛浮热，能吸气归元，故主下气，除热烦满及安心也。"由此，细辛、川椒、桂枝、附子、干姜等辛热之品，黄连、黄柏等苦寒之味，及党参、当归等甘温之药，各司其职。诸药合用，共同起到顺接交通肝阳、肝气、肝火、少火、君火，调和厥阴、少阳枢机的作用，适合于本病也。

本案关键在于理顺病机。王师认为，本案患者厥阴肝阳不足为基本病机，少阳枢机不利，火郁不达为阶段病机，前者为本，后者为标，故投以乌梅丸，基本病机、阶段病机标本兼顾而取效矣。

第十五节　肥胖

肥胖（化气减肥汤）

黄某，男，16 岁，学生。初诊：2019 年 5 月 16 日。

主诉：体重明显增加 2 年。

刻下：近 2 年来，体重明显增加（大约增长 12kg）。平素缺乏运动，同时喜好肉类、油炸、饮料之品，神疲乏力，胃纳亢进，急走时有便意，如厕大便难出。

既往史：否认其他急慢性疾病史。

查体：形体肥壮，颈部粗大，肚腹肥满，典型土形体质。

苔薄白腻、微黄，质尖红，脉弦细滑

辅助检查：生化示 ALT 99U/L，AST 55U/L，ALP 161U/L，TBIL 24.25μmol/L，DBIL 8.79μmol/L，IBIL 15.46μmol/L，UA 626.4μmol/L，IRI 179.9pmol/L，CpS 1.61nmol/L（2019 年 5 月 11 日，宁波市第一医院）。

中医诊断：肥胖。

西医诊断：代谢综合征。

辨证：脾气不足，气化失常为基本病机；湿热瘀浊，遍及周身为阶段病机。目前基本病机、阶段病机均趋主位。

治法：益气健脾，利湿清热，化瘀泄浊。

方用：化气减肥方（自拟方）加减。

药用：黄芪 30g，荷叶 20g，生山楂 30g，虎杖根 30g，茵陈 30g，八月札 30g，决明子 30g，生军 5g（后入），槟榔 20g，枳实 15g，生白芍 15g。7 剂，水煎服。另嘱薏苡仁、赤小豆煮汤代茶饮。

二诊（2019 年 5 月 30 日）：服药 2 周，急走时有便意，如厕大便难出稍减，余症依然，另觉尿黄、泡沫。苔脉同前。治拟原法继进，上方去枳实、生白芍，加猪苓 30g，7 剂。仍嘱薏苡仁、赤小豆煮汤代茶饮。

三诊（2019 年 6 月 13 日）：药后，急走时有便意，如厕大便难出继减，尿黄改善，近期体重未再增加。药证合拍，当守原法继进。

四诊（2019 年 7 月 11 日）：连进化气泄浊之品，加之适当运动，神疲乏力明显改善，体重略有下降，近日头发油垢。药证合拍，仍守原法，并入少许凉血散血之品。药用：黄芪 30g，荷叶 20g，生山楂 30g，虎杖根 30g，茵陈 30g，八月札 30g，决明子 30g，生军 5g（后入），生地黄 20g，玄参 20g，赤芍 15g，蒲公英 30g，忍冬藤 30g。7 剂，水煎服。

此后，又以化气减肥汤加减断续服药 3 月余，辅以体育锻炼，体重渐趋减轻。

按语：代谢综合征是一组以肥胖、高血糖（糖尿病或糖调节受损）、血脂异常〔高三酰甘油血症和（或）低高密度脂蛋白胆固醇（HDL－C）血症〕以及高血压等聚集发病的临床综合征。本病是一组在代谢上相互关联的危险因素的组合，它们直接促进了动脉粥样硬化性心血管疾病（AS-CVD）的发生，也增加了发生 2 型糖尿病（T2DM）的风险。代谢综合征患者是发生心脑血管疾病的高危人群，与非代谢综合征者相比，其罹患心血管疾病和 T2DM 的风险均显著增加。

本案患者属土形体质，易患"脾胃"疾病。《素问·经脉别论》云："饮入于胃，游溢精气，上输于脾，脾气散精，上归于肺，通调水道，下输膀胱，水精四布，五经并行。"此为水谷化为精微，输布全身的过程，主要依赖脾升胃降，脾运胃纳之职。本案患者长期饮食不节，兼之缺乏运动，以致水谷不化，聚而成浊，反之却又影响脾胃运化功能，加剧水湿停聚，流于皮下，则形体肥壮，颈部粗大，肚腹肥满；犯于肠络，则急走时有便意，如厕大便难出；注于血脉，碍于血行，故 ALT、AST、ALP、TBIL、DBIL、IBIL、UA、IRI、CpS 等诸多指标异常。脾虚肌肉失却濡养，则见神疲乏力。

综上所述，本案患者的"气化太极球"系以脾气不足，气化失常为基本病机，以湿热瘀浊，遍及周身为阶段病机，故选靶方化气减肥汤（生黄芪、山药、荷叶、茯苓、橘络、生山楂）加减。本方选择生黄芪、山药为君，黄芪甘温，入肺、脾二经，补气升清阳；山药甘平，入肺、脾、肾经，"补中益气力"，二药相须为用，补益之力彰矣。臣以荷叶、茯苓，前者苦平，入肝、脾、胃经，"生发元气，裨助脾胃"，伍以黄芪，升清之力强矣；后者淡渗，入心、肺、脾、肾四经，渗湿利水，益脾和胃，配以黄芪，降浊之力甚矣。佐以橘络、生山楂，以达和营通络之功。诸药合用，共奏益气健脾，利湿泄浊之功。本案患者先后四诊，证有增减，病有进退，因此先后予以随证治之之法，湿热重者，伍以茵陈、虎杖，腑气不畅者，佐以枳实、槟榔、生军、决明子，膀胱不利者，配以猪苓，血分热盛者，添以生地黄、玄参、赤芍之类，皆治病增损之法度，由于药证合拍，同时配合运动锻炼，所以其效较为满意。

第十六节　癌病

1. 肺癌（桑杏汤加减）

杨某，女，45岁，个体经营者。初诊：2012年10月10日。

主诉：鼻塞，咳嗽，胸闷4天。

现病史：鼻塞，胸闷，咳嗽，以早晚为甚，痰少，色黄白，易咯，口干，纳差，二便调，末次月经9月28日，近2个月经期紊乱，15日一次，经量多，近日乳胀痛。

既往史：右肺癌术后7月余。

查体：苔薄白，质暗红，舌尖赤，脉沉细滑。

辅助检查：B超示子宫肌瘤，宫颈多发性囊肿（2012年7月6日，象山县第一人民医院）。

中医诊断：①咳嗽；②肺癌

西医诊断：①上呼吸道感染；②肺癌根治术后。

辨证：肝肺阴虚火旺为基本病机，肺经痰热为阶段病机。

治则：润肺清燥，泄肝滋阴，化痰止咳。

方用：桑杏汤（《温病条辨》）加减

药用：桑叶15g，杏仁10g，川贝粉3g（吞服），北沙参15g，黄芩12g，桑白皮20g，天冬15g，麦冬15g，百合20g，生地黄20g，橘叶15g，菊花12g。7剂，水煎服。

二诊（2012年10月17日）：投前法，痰清咳止，口干仍有，本次经行3天。如上所述，此乃燥邪渐化，当拟益气养阴，原法再进，守方再服7剂。

三诊（2012年11月21日）：投前法，咳嗽止，口干欲饮，大便偏干。本次月经刚净。目前复查提示右侧肺部炎症伴少量积液。苔薄白，质淡红，脉细。治则：培土生金，金水相生，缓求其本。药用：太子参20g，茯苓15g，生白术15g，白扁豆20g，陈皮12g，山药30g，生甘草5g，薏苡仁30g，川贝粉6g，北沙参20g，杞子30g，制玉竹15g，黄精15g，7剂。

四诊（2012年12月7日）：咳嗽少，夜寐浅短易醒。苔薄白，质淡红，脉弦细。辨证：肺藏魄，心藏神，肝舍魂，肺阴不足，心肝血虚，神魂魄不安。治则：养血宁心，柔肝养心。药用：枣仁20g，淮小麦30g，茯苓15g，麦冬20g，百合30g，生地黄30g，佛手12g，香橼10g，合欢花10g，合欢皮10g，制玉竹15g，黄精15g，7剂。

五诊（2012年12月12日）：近日乏力，适逢经期，此次经期提前10天，量多，色红，稍咳无痰。苔薄，微黄，质稍红，脉细滑。药用：枣仁20g，淮小麦30g，茯苓15g，麦冬20g，百合30g，生地黄30g，佛手12g，香橼10g，合欢花10g，合欢皮10g，南沙参15g，北沙参15g，5剂。

紧扣肺肾两虚基本病机主线，予生脉六味、二至丸等养肺益肾、金水相生，培本善后。若阶段病机显露，心肝阴虚、肝气怫郁明显，予酸甘宁心汤合五花汤加减养肝宁心、疏气达郁；肺脾两虚、气阴不足为主，予参苓白术散加减培土生金、益气养阴。若即时病机出现，如月经期间肝郁脾虚，予逍遥散加减养血疏肝、因势利导；外感时邪风热侵袭，予银翘散出入疏风解表、清热解毒。患者经近四年诊治，症状缓解，病情稳定，脏腑趋和，2015年12月9日肺癌术后复查报告显示未见异常。

按语：原发性支气管肺癌，简称肺癌，起源于肺的支气管黏膜或腺体。危害性极大，2018年全球癌症统计报告显示，肺癌是发病率和死亡率最高的癌症，占癌症总发病人数的11.6%、总死亡人数的18.4%。中国癌症中心最新的恶性肿瘤流行病学情况报告披露，我国肺癌发病率57.26/10万、5年生存率19.7%，都高居恶性肿瘤首位。因此，全球各国非常重视肺癌的防治，逐渐改变应对策略，主要是端口前移，筛查普及，提高早期肺癌诊断率，加强预防；分期规范、多学科治疗，挽救生命，提高生命质量。

肺癌，中医称为"息贲""肺积"，首属本虚标实之证。全身多虚，局部多实。劳、虚、损、衰为本，湿、热、痰、浊、瘀、毒、郁为标。人体是有机整体，脏腑在生理上相互联系，病理上相互影响，肺与肝、脾、肾等关系尤为密切。肺主肃降，肝喜升发，患者肝血亏虚，营阴不足，气机怫郁，化火上逆，木火刑金；肺脾母子，休戚相关，母病易于及子；肺为气之主，肾为气之根，二者金水相生，故治疗上先后采用调肝、健脾、益肾等法。病位在肺，肺为娇脏，主气属卫，外合皮毛，为一身之藩篱，癌瘤耗损，正气不足，肺卫不固，易受邪侵，而见咳嗽等外感证候，易用宣肺解表之剂；肺为气主，职司宣肃，敷布津液，肺气不足，宣肃无权，敷布失职，渐致痰浊内停，瘀毒凝聚，故加用化痰泄浊、清热解毒、祛瘀消积之品，以提高疗效。其次，病机分层，动态渐进。疾病发生的邪正矛盾双方，不断地因主次转变而致病机层出不穷，随时空更换而疾病动态演化，王晖老师提出"始终把握基本病机，动态掌握阶段病机，精细梳理兼夹病机，细心挖掘潜伏病机，果断处理即时病机"的处理原则，就是要连续地、动态地来分析、处理疾病，逐步推进，治愈疾病。患者因疾病、手术等因素导致肺肾两虚，故治疗自始至终牢牢把握这一基本病机，王晖老师曾经教导："心有定见，守方候机。"对于疾病，医者应该有深刻独到的见识和系统有序的方案，方能神安志定，心坚意静，笃守方药，静候生机，否则瞻前顾后，畏首畏尾，朝令夕改，岂不误人性命？但当阶段病机、即时病机出现，暂居主位时，及时处理，待告一段落，再转至基本病机主线。再次天人相应，法天则地。患者素体阴虚肺燥，起于手术之后，初诊又值秋燥当令，燥邪伤肺，肺经燥热，灼伤津液，适逢月经将潮，肝阳用时，木火刑金，三火（阴虚之火、燥热之火、肝阳之火）相合，灼津成痰，而成肝肺阴虚火旺，肺经痰热之证，先予润肺清燥、泄肝滋阴、化痰止咳之法治疗，痰清咳止，口干也罢，此乃燥邪显解，肝用已过，但秋燥仍旧当令，予参苓白术散健脾补肺、培土生金，黄精、玉竹益气养阴润燥；入冬后，肺肾两虚，予生脉六味肺肾同治、金水相生，以固其本。最后辨病定体，以人为本。患者子宫肌瘤、肺癌手术，诊断明确，治疗上一方面健脾疏肝，因势利导，调整月经，另一方面侧重消除癌毒，在辨证"靶方"基础上，重用蛇舌草、半枝莲、蚤休、猫爪草、夏枯草等"靶药"清热解毒、软坚散结。王晖老师一直强调"中医治疗人的病，更要治病的人"，提出"辨病定体，以人为本"。体质是决定疾病发生、发展和调治的重要因素。患者年近更年，事务繁忙，里外操心，加之疾病手术，脏腑功能失调，气血津液亏损，呈现阴虚肺燥体质，治疗上养阴滋肝平木以佐金，健脾益气培土以生金，考虑患者年近更年，肾精亏损，天癸将竭，故补肾益精滋水以丽金，并将之作为主线一以贯之。患者心坚意切，医者心仁术精，医患同工，病体渐趋康复，可喜可贺！

2. 胃癌（四君子汤加减）

楼某，女，64岁，公务员退休。初诊：2013年9月11日。

主诉：胃脘隐痛伴嗳气1年余。

现病史：2013年5月28日行胃癌根治术，术后病理：（胃窦部小弯）黏膜慢性炎，癌变为黏膜内癌。癌组织浸润黏膜肌层。未见淋巴结转移。有2型糖尿病病史。刻下：胃脘隐痛，嗳气纳少，长期失眠，服用舒乐安定。腰酸，小便调，大便细而不畅。

查体：苔薄净，质稍红，脉细缓。

中医诊断：胃癌。

西医诊断：胃癌根治术后。

辨证：肝胃阴虚，脾气虚弱为基本病机；胃失和降为阶段病机。

治则：健脾和胃，扶正祛邪，佐以宁心安神。

方用：四君子汤加减。

药用：太子参30g，炒白术12g，茯苓15g，生甘草6g，蛇舌草30g，半枝莲30g，藤梨根30g，红豆杉4g，玫瑰花12g，淮小麦30g，佛手12g，香橼12g，北沙参20g，炒麦芽30g。7剂，水煎服。

二诊（2013年9月18日）：投前法，胃纳开，精神振，大便调，寐转佳。苔薄白，质稍红，脉细虚。药用：太子参30g，炒白术12g，茯苓15g，生甘草6g，蛇舌草30g，半枝莲30g，红豆杉8g，玫瑰花12g，淮小麦30g，佛手12g，香橼12g，北沙参20g，炒麦芽30g，红景天20g，7剂。

三诊（2013年10月16日）：投前法，神振，纳开，寐可，二便调。苔薄白，舌质红，脉细缓。药证合拍，原法再进。上方14剂。

四诊（2013年10月30日）：投其法，神振，饮食牛奶则腹泻。苔光润，舌质红，脉弦细。药证合拍，原法再进。上方14剂。

五诊（2013年11月13日）：神振，纳开，肠鸣，大便不化。苔光净，质稍红，脉细虚。辨证：脾气虚弱，胃阴不足。治则：健脾和胃，扶正祛邪。药用：太子参30g，炒白术15g，茯苓15g，生甘草6g，蛇舌草30g，红豆杉8g，玫瑰花12g，淮小麦30g，佛手片12g，香橼皮12g，炒麦芽30g，山药30g，六曲12g，炒山楂30g，灵芝15g，7剂。

六诊（2013年11月27日）：发热咳嗽3天，痰黄咽痛，苔薄黄，质红，脉滑数。辨证：风邪犯肺，肺失宣肃。治则：清肺化痰，急者治标。药用：金银花20g，连翘20g，淡竹叶15g，荆芥12g，淡豆豉15g，大力子10g，桔梗5g，生甘草5g，芦根30g，薄荷5g（后入），苦杏仁10g，浙贝母12g，三叶青20g，3剂。

七诊（2014年2月19日）：口干而燥，纳欠香，腰酸，时返清水，寐可，二便调。苔薄白腻，质红干，脉细滑。辨证：胃阴不足，脾气虚弱。治则：健脾益气，甘寒养胃。药用：太子参30g，炒白术15g，茯苓15g，生甘草6g，半枝莲30g，蛇舌草30g，冬凌草20g，浙贝母15g，制半夏12g，旋覆花10g（包煎），陈皮12g，红豆杉8g，鲜石斛6g，天花粉30g，7剂。

八诊（2014年3月5日）：投前法，神振，症状缓解，纳可，二便调。苔薄白腻，质红干，脉细滑。上方7剂。

九诊（2014年4月2日）：神振，纳开，症状缓解。苔脉同前。辨证：胃津稍增，脾气仍虚。治则：健脾和胃，益气养阴。药用：太子参30g，炒白术15g，茯苓15g，生甘草6g，半枝莲30g，蛇舌草30g，冬凌草20g，浙贝母15g，制半夏12g，旋覆花10g（包煎），陈皮12g，红豆杉8g，鲜石斛6g，佛手12g，7剂。

十诊（2014年4月30日）：近期时有夜间低血糖反应，目前服用达美康和二甲双胍控制血糖，上方7剂。

十一诊（2014年6月4日）：投前方，症稍减，经复查，病变稳定，唯迎风受冷则便泄。苔薄净，质稍红，脉细。辨证：气阴两虚。治则：益气养阴，佐以芳香化湿。药用：太子参 30g，炒白术 15g，茯苓 15g，生甘草 6g，半枝莲 30g，蛇舌草 30g，冬凌草 20g，浙贝母 15g，制半夏 12g，陈皮 12g，红豆杉 8g，鲜石斛 6g，佛手 12g，苏梗 12g，怀山药 30g，7 剂。

十二诊（2014 年 10 月 8 日）：近期时有低血糖反应，神疲乏力，汗多淋漓，腰酸欲睡，寐可，纳一般。苔光润，舌质稍红，脉细缓。辨证：营血不足，卫气虚弱。治拟：益气固卫，养血和营。药用：生黄芪 30g，炒白术 12g，防风 12g，当归 15g，生龙骨（先）30g，太子参 20g，茯苓 15g，生甘草 6，半枝莲 30g，蛇舌草 30g，冬凌草 20g，淮小麦 30g，怀山药 30g，7 剂。

十三诊（2014 年 10 月 29 日）：投前法，低血糖作减，胃脘痞胀，时有气上冲咽喉，纳一般，寐可，便调。苔薄白，质稍红，脉细缓。药用：生黄芪 30g，炒白术 12g，防风 12g，当归 15g，生龙骨（先）30g，太子参 20g，茯苓 15g，生甘草 6，半枝莲 30g，蛇舌草 30g，冬凌草 20g，淮小麦 30g，怀山药 30g，佛手 12g，甘松 12g，7 剂。

十四诊（2015 年 3 月 4 日）：目前低血糖发作止，症状稳定，夜寐宁，偶有心悸。苔薄白，质淡红，脉细。药用：生黄芪 30g，炒白术 12g，防风 12g，当归 15g，生龙骨（先）30g，太子参 20g，茯苓 15g，生甘草 6g，半枝莲 30g，蛇舌草 30g，冬凌草 20g，淮小麦 30g，怀山药 30g，佛手 12g，酸枣仁 20g，百合 20g，7 剂。

按语：脾胃以膜相连，互为表里，脾主升，以运化为健，喜燥恶湿，胃主降，以纳降为安，喜润恶燥，阴阳相济，德被四方。患者性格内向，多思善虑，脾胃虚弱，肝气怫郁，时有胃脘隐痛、嗳气吐酸诸症，年岁渐长，正气愈虚，气滞血瘀，邪毒内恋，结为癥积，加之手术耗伤，终致脾胃虚弱、土虚木郁、邪毒内恋、正虚邪实之证。治疗以王师自拟四君子汤、四草汤健脾益气、清热解毒为基础，佐以佛手、香橼、玫瑰花疏肝理气，北沙参、石斛、天花粉滋阴益胃，淮小麦宁心安神，主次分明，进退有序，逐步神振、纳开，症状缓解，病体有向愈之机。

疗程后期，即手术后近 1 年患者出现低血糖症。胃癌术后低血糖，亦即晚期倾倒综合征，多见于术后半年以上患者。胃切除后，由于解剖结构改变（幽门调节功能缺失、残胃容积缩小）、激素分泌失调（小肠急剧膨胀刺激多种消化道激素的释放，如缓激肽、血管活性肠肽、肠高血糖素、胰岛素等，以及所诱发的胰腺增生）、神经调节异常（消化道的活动受自主神经支配，迷走神经切除后会影响到胃的舒张，引起胃的舒张减退；肠管的快速膨胀和下垂刺激腹腔神经丛，引起神经反射），导致残胃排空过快，食糜不能及时转换为等渗，大量的、高渗的食糜骤然倾入十二指肠、空肠，葡萄糖迅速在肠黏膜吸收，血糖骤升，刺激胰岛素分泌过多，引起低血糖症状及后续的肾上腺素增多症状，如软弱无力、头晕冷汗、心悸肢颤、心动过速、意识障碍等，每于进食后 1~3 小时出现。一般以调节饮食为主，如少食多餐、少糖与淀粉、多蛋白与脂肪，严重者用胰岛素、α-糖苷酶抑制剂、甲苯磺丁脲或奥曲肽治疗。

低血糖症中医属于"脱证"范畴，多由素体虚弱，病久不愈，元气亏虚，精气暴脱所致，急予参附龙牡汤、生脉散益气敛阴、回阳救逆。仝小林认为低血糖属于"气不摄糖"，中气下陷，当血糖低时，机体不能动员胰岛素对抗激素的分泌，来维持正常血糖。治疗上，"少火宜补"，用补中益气汤加煅龙骨、煅牡蛎、山萸肉益气升清、敛汗固脱，其中黄芪补气托气，对血糖有"双向调节"作用，既可升糖，又可改善由低血糖应激状态引起的代偿性血糖增高，为治疗低血糖症的要药。吴深涛认为，此症属于中医"汗证""心悸""虚劳""厥证"等范畴，心气不足、心阴亏虚者，以玉屏风、生脉散、桂枝汤、炙甘草汤组合益气固表、调和营卫，宗气不振、大气下陷者，以补中益气汤、升陷汤补中益气、升阳举陷，阴血不足、心神失养者，以天王补心丹滋阴养血、宁心安神，血浊内蕴酿毒者，以自拟化浊解毒方化浊解毒、推陈致新。王师认为汗为心之液，神为心所主，患者胃部手术之后，脾胃纳化失常，气血生化乏源，子病累母，而致心气不足、阴血亏虚，故见汗出、心悸、乏力诸症，治以玉屏风益气固卫，当归、煅龙骨、淮小麦、酸枣仁、百合等滋阴养血、敛汗定悸。三诊

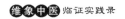

之后，症减糖稳，效果良好。

第十七节 痹证

1. 痹证（蠲痹汤）

张某，男，46 岁，余姚某私企管理者。初诊：2017 年 9 月 20 日。

主诉：反复颈项牵及肩胛麻痛 2 年余。

现病史：2 年多来每因调摄不慎而见颈项牵及肩胛麻痛，可放射至头顶，休息之后症情可减，但难痊愈。平素劳则手指麻木、头晕发作，又以情绪激动时症加剧，甚则咽部气塞，大便一日 2 次，间隔半小时内完成，夜寐安宁。

既往史：素有颈椎病及房颤史。

查体：腹大、颈细，偏木土形体质。

　　　　苔薄白，质淡红，边齿痕，舌下经脉蓝紫、迂曲，脉沉细虚，三五不调。

辅助检查：颈椎 MRI 示颈椎退行性变；C5～C6、C6～C7 椎间盘突出（2017 年 9 月 5 日，余姚人民医院）。

中医诊断：①痹证；②心悸。

西医诊断：①颈椎病；②心房颤动。

辨证：气血两虚，经络失养为基本病机；风寒湿痹，瘀阻经络为阶段病机。目前基本病机、阶段病机均趋主位。

治法：益气养血，祛风散寒，化湿通络。

方用：蠲痹汤（《杨氏家藏方》）加减。

药用：羌活 12g，片姜黄 12g，当归 20g，防风 12g，生白芍 20g，生黄芪 30g，北细辛 5g，徐长卿 30g，丹参 30g，葛根 30g，川芎 12g，桂枝 8g。7 剂，水煎服。

二诊（2017 年 9 月 27 日）：服药 1 周，颈项牵及肩胛麻痛稍减，头晕时作时休依然。近日右下肢有酸冷感，胃脘及胸骨后嘈杂，时有冲气上逆。冰冻三尺非一日之寒，故当守原意继进，并参补益肝肾，平冲降逆之品。上方去川芎，加怀牛膝 15g，威灵仙 15g，桑寄生 15g，旋覆花 10g（包煎），7 剂。

三诊（2017 年 10 月 25 日）：迭进蠲痹汤加减后，颈项牵及肩胛麻痛大少，头晕亦有改善，目前胃脘及胸骨后诸症消失。仍以益气养血，祛风散寒，化湿通络之法，徐图缓求，欲速不达。药用：片姜黄 12g，当归 20g，防风 12g，生白芍 20g，生黄芪 30g，北细辛 5g，徐长卿 30g，丹参 30g，葛根 30g，威灵仙 20g，桑寄生 20g，柴胡 10g，川芎 15g，全蝎粉 3g（入冲），7 剂。

四诊（2017 年 11 月 1 日）：近日天气转冷，昼夜温差较大，头晕时作时止。昨侧血压（昼日 146/78mmHg，入夜 180/108mmHg）。苔薄净，质暗红，脉细迟缓，三五不调。目前气血两虚，经络失养为基本病机，阴虚阳亢，脑络不畅为即时病机，即时病机暂趋主位，遂以滋阴潜阳，益气活血之法，标本兼顾。药用：杞子 30g，菊花 15g，生白芍 30g，钩藤 30g，丹参 30g，葛根 30g，川芎 10g，生黄芪 30g，当归 15g，珍珠母 30g，明天麻 10g，全蝎粉 3g（冲服），地龙 10g，茶树根 15g，7 剂。

五诊（2018 年 3 月 7 日）。上方加减迭进月余，头晕大少，血压基本维持于（150～160）/（90～100）mmHg。近日阴雨绵绵，颈项牵及肩胛麻痛复又增加。苔薄微黄，质淡胖，中裂，脉沉细，三五不调。目前基本病机、阶段病机再趋主位，故守蠲痹汤法继进。药用：羌活 12g，片姜黄 12g，当归 15g，防风 12g，生白芍 20g，生黄芪 20g，北细辛 5g，徐长卿 30g（后下），葛根 30g，苍术 15g，荷叶 30g，升麻 6g，生牡蛎 30g（先煎），丹参 30g，7 剂。

按语：颈椎病属于中医"项痹"范畴，是颈椎椎间盘退行性改变及其继发病理改变累及周围组织结构，从而出现一系列临床表现的疾病。根据受累结构和组织不同，颈椎病分为颈型（又称软组织型）、神经根型、脊髓型、其他型（涵盖既往分型中的椎动脉型、交感型颈椎病）。

本案患者呈木土形体质，常易罹患肝病、脾病。肝主筋，脾主肉，筋

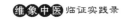

为肝之表，肉为脾之表。肝藏血，脾主运，肝血不足，脾失运化，筋失濡养，肉失充盈，则易感受风寒湿邪，久而瘀滞不畅，故见颈项牵及肩胛麻痛，并可放射至头顶。患者每因紧张之后，气血收缩而致症情加重，又因休息之后，气血舒缓反使症情缓和。肝血不足，清阳不展，牵涉手指则见麻木，影响清窍则又头晕，情绪激动，气血不畅，故见其症加剧。脾气不足，水湿不化，下注肠络则见大便次数增多，又与肝气相搏，阻于咽喉，则又咽部气塞。此后，又因胃气上逆，故见胃脘及胸骨后嘈杂，时有冲气；阴虚阳亢，脑络不畅，则见头晕时作时止，血压控制不稳。

综上所述，本案患者的"气化太极球"系气血两虚，经络失养为基本病机，风寒湿痹，瘀阻经络为阶段病机，初诊时基本病机、阶段病机均趋主位，遂予靶方蠲痹汤加减。本方由当归、羌活、姜黄、赤芍、黄芪、防风、甘草等药组成，黄芪甘、微温，入肺、脾经，通过补气升阳，而达行滞通痹之效，当归甘、辛、温，入肝、心、脾经，通过补血活血，而达行瘀通痹之功，二药相伍，即当归补血汤（《内外伤辨惑论》）意，气血充，经脉和，诸痹可缓矣。羌活辛、苦、温，入膀胱、肾经，《日华子本草》谓其"治一切风并气，筋骨拳挛，四肢羸劣，头旋眼目赤疼及伏梁水气，五劳七伤，虚损冷气，骨节酸疼，通利五脏"，防风辛、甘、温，入膀胱、肝、脾经，《本经》谓其"主大风头眩痛，恶风，风邪，目盲无所见，风行周身，骨节疼痛，烦满"，二药相伍，一燥一润，均可治疗因风气外袭为主的筋脉痹阻之证，本案风寒湿痹亦为其主治范畴。姜黄辛、苦、温，入脾、肝经，《本草纲目》引戴原礼《要诀》云"片子姜黄能入手臂治痛，其兼理血中之气可知"，赤芍苦、微寒，入肝经，《神农本草经》谓其"治邪气腹痛，除血痹，破坚积，寒热，疝瘕，止痛，利小便，益气"，二药均入血分，可解血中凝滞。诸药相合，气和血畅，风去寒散，湿化络通，其痛可解。王师认为，本方温通之功尚显不足，故初诊于方中入桂枝、细辛、丹参、葛根、川芎等品以强其效。二诊时兼有肝肾不足，胃气上逆之证，遂入桑寄生、怀牛膝益肝肾、祛风湿，旋覆花降逆和胃。三诊时入全蝎一味以增息风止痉，通络止痛之功。四诊时由于阴虚阳亢，脑络不畅之即时病机趋于主位，遂取养血平肝之法以解此时主位病机。五诊时仍以基本病机、阶段病机为主，遂仍以蠲痹汤加减，又因当时阴雨绵绵，外湿较重，遂入清震汤（《素问病机气宜保命集》）以达升清降浊之功。

2. 痹证（桂枝芍药知母汤）

陈某，女，55 岁，农民。初诊：2020 年 7 月 15 日。

主诉：反复右踝关节红肿热痛 30 余年，再发 1 周。

现病史：30 余年来渐起右踝关节、两肘关节、两侧指间关节肿痛，每于阴雨潮湿天气加剧，得热症剧，其色红赤，触之发热。1 周前因调摄不慎前症复作。平素神疲乏力，偶觉胸闷，入夜指端麻木，无心悸，无气喘，纳便无殊，夜寐欠佳。

既往史：罹患类风湿性关节炎 30 年，发现 2 型糖尿病 6 年。行心梗支架植入术 2 个月；另有右膝关节置换术 11 年、左膝关节置换术 5 年。

查体：右踝关节、两肘关节、两侧指端关节肿大、畸形，色红，触之则热，手部活动障碍，呈水木形体质。

苔黄腻，质偏红，舌下经脉淡紫，脉弦缓涩，左尺无力。

辅助检查：暂无。

中医诊断：①痹证；②消渴；③胸痹心痛。

西医诊断：①类风湿关节炎；②2 型糖尿病；③心梗支架植入术后；④膝关节置换术后。

辨证：肝肾精亏，筋膜、骨节失养为基本病机；风寒外袭，湿热痰瘀困阻筋膜、骨节为阶段病机；心气不足，心脉不畅为兼夹病机。目前阶段病机趋于主位。

治法：祛风散寒，清热利湿，化痰祛瘀，宣痹通络。

方用：桂枝芍药知母汤（《金匮要略》）加减。

药用：桂枝 8g，赤芍 20g，知母 12g，生白术 15g，防风 8g，炙麻黄 6g，细辛 3g，片姜黄 10g，乌梢蛇 10g，生甘草 10g，制川乌 3g（先煎 1 小时），骨碎补 30g。7 剂，水煎服。

二诊（2020 年 7 月 22 日）：投上方后，右踝关节、两肘关节、两侧指间关节肿胀稍减，活动之后加剧依然，睡前常呈阵发性痛，偶见胸闷胸痛。苔脉同前。药虽中机，其症顽固，今当稍作增损再进，以强其效。药用：桂枝 8g，赤芍 20g，知母 12g，防风 8g，防己 10g，炙麻黄 6g，细辛 5g，白芥子 10g，片姜黄 20g，乌梢蛇 10g，生甘草 10g，制川乌 3g（先煎 1小时），骨碎补 30g。7 剂。

三诊（2020 年 7 月 29 日）：药后，右踝关节、两肘关节、两侧指间关节肿胀继减，色红亦少，睡前阵发性痛改善，但添亥时右侧腓肠肌痉挛样作痛。舌苔转薄，舌质仍见偏红，脉象同前。药证合拍，原法继进，上方7 剂。

四诊（2020 年 8 月 19 日）：迭服中药，右侧腓肠肌痉挛痛消失，右踝关节、两肘关节、两侧指间关节稍见肿胀，色泽转淡，痛觉不著，手部仍见活动障碍。此风去寒散，热清湿利，痰化瘀消之佳兆，仍当固守原法，巩固疗效。上方 7 剂。

按语：类风湿关节炎是一种以对称性多关节炎为主要临床表现的自身免疫性疾病，以关节滑膜慢性炎症、关节的进行性破坏为特征。主要表现为对称性关节肿痛，晚期可关节强直或畸形，功能严重受损。本病发病可能与感染、遗传、雌激素水平等有关，环境因素（如寒冷、潮湿等），以及劳累、营养不良、外伤、精神刺激等都可诱发本病。该病相当于中医"痹证""历节""尪痹"等范畴。

本案患者呈水木形体质，常易罹患肾病、肝病。肾主骨，肝主筋，肝肾不足，筋骨失养，常易感染邪毒。本案患者右踝关节、两肘关节、右侧指间关节肿胀而痛，得阴雨天加重，遇热更甚，其色红赤，触之发热，舌苔黄腻，舌质偏红，脉弦缓涩，当为风寒外袭，湿热困阻筋膜、骨节之象；入夜指端麻木，舌下经脉淡紫，诸大关节畸形，又为痰瘀阻络，营血不畅之候；年过半百，左尺脉弱无力，此为肝肾精亏，无以濡养筋膜、骨节之证；神疲、胸闷，又属心气不足，心脉不畅之故。病属虚实夹杂，本于肝肾，发于筋膜、骨节，牵涉皮肤、肌肉、血脉、营卫。

综上所述，本案患者的"气化太极球"系以肝肾精亏，筋膜、骨节失养为基本病机，以风寒外袭，湿热痰瘀困阻筋膜、骨节为阶段病机，以心气不足，心脉不畅为兼夹病机，初诊时阶段病机趋于主位，遂予靶方桂枝芍药知母汤加减。本方乃甘草附子汤（《伤寒论》）、麻黄加术汤（《金匮要略》）加减而成，涉及表里、气血，仲景用于治疗"诸肢节疼痛，身体魁羸，脚肿如脱，头眩短气，温温欲吐"的患者。王师认为，本方以麻黄伍白术、防风、生姜散外闭之风寒夹湿证，知母清内郁之湿热痰瘀证，桂枝伍附子、甘草扶体内之阳气不足证，芍药缓筋膜之痉挛不畅证，诸药合用，攻补兼施，扶正不碍邪，清散不伤正，可达风去寒散，热清湿利，痰化瘀消之功。由于患者此时症重药轻，通利作用稍显不足，遂入细辛、姜黄、川乌、乌梢蛇、骨碎补之辈。细辛辛、温，入心、肺、肾经，《神农本草经》谓其"主咳逆，头痛脑动，百节拘挛，风湿痹痛，死肌，明目，利九窍"，仲景用于治疗少阴寒饮郁阻之证；川乌辛、苦、热，入心、肝、肾、脾经，属古代"乌头"范畴，《神农本草经》谓其"治中风，恶风洒洒，出汗，除寒湿痹，咳逆上气，破积聚寒热"，仲景用于治疗寒凝气结夹湿之证；姜黄辛、苦、温，入脾、肝经，《本草纲目》谓其"治风痹臂痛"，故对上肢病患疗效较著，因其又入血分，可补主方血药不足；骨碎补苦、温，入肾、肝经，《药性论》谓其"主骨中毒气，风血疼痛，五劳六极，口手不收，上热下冷"，王师认为本药通骨作用甚强，故常大剂使用；乌梢蛇甘、平，入肝经，其有祛风、通络、止痉之功，《本草纲目》谓其"功与白花蛇同而性善无毒"，故可替代白花蛇使用。由于药证合拍，故能服药月余而起佳效。然患者因畏惧中药以致未能改善基本病机。

3. 骨痹（当归四逆汤）

叶某，女，58岁，退休工人。初诊：2022年5月18日。

主诉：诸指关节活动后隐痛伴屈伸不利3年。

现病史：3年前无明显诱因情况下见指关节活动后隐痛、屈伸不利，遂在当地医院就诊，查风湿、血沉等未见异常改变。目前指关节活动后隐痛、屈伸不利依然，并见手部不温，夜寐不宁，胃脘胀痛，恶心嗳气，时有返酸，大便尚调。

既往史：否认其他急慢性疾病史。

查体：形体瘦小，颈部偏细，呈木形体质。

苔薄白，质暗红，脉弦细数。

辅助检查：暂缺。

中医诊断：骨痹。

西医诊断：指关节痛。

辨证：肝血不足，经脉寒滞为基本病机；肝胃不和，胃失和降为兼夹病机。目前基本病机趋于主位。

治法：养血调肝，温经通脉。

方用：当归四逆汤（《伤寒论》）加减。

药用：当归20g，桂枝7g，生白芍30g，细辛5g，通草6g，大枣8枚，生甘草5g，生黄芪20g，鹿角片15g（先煎），骨碎补30g，补骨脂30g。7剂，水煎服。

二诊（2022年5月25日）：药后，夜能入眠，指关节活动后隐痛渐轻，并稍能屈伸，饮食减少则胃脘胀痛不著。苔脉同前。药证合拍，原法再进，上方加片姜黄12g，7剂。

三诊（2022年6月22日）：迭进中药月余，指关节活动后隐痛大减，屈伸功能改善明显。苔薄白，质暗红，脉弦细数。此肝血充，寒凝散，经脉和，骨节畅之佳兆，当守原法继进，以强其效。上方加伸筋草20g，7剂。

四诊（2022年7月20日）：迭服中药2个月，指关节活动后隐痛基本消失，屈伸功能增强。仍以原法再进，以颓病势，上方7剂。

按语：关节痛是关节疾病最常见的症状。根据不同病因及病程，可分为急性和慢性两种。急性关节痛以关节及其周围组织的炎症反应为主，慢性关节痛则以关节囊肥厚及骨质增生为主。本病病因主要有外伤、感染细菌直接侵入关节内、变态反应和自身免疫、退行性关节病、代谢性骨病、骨关节肿瘤等。

本案患者呈木形体质，常易罹患肝病。肝藏血，主筋脉，木形体质先天禀赋肝血不足，肝气郁结，故有相应见症。肾藏精，主骨节，为肝之母，因此，肝肾关系密切，筋骨疾病相互影响。肝血不足，筋脉失养，犯于指末，牵于骨节，故见指关节活动后隐痛，屈伸不利；血虚感寒，卫阳不布，故又手部不温。肝血不足，心窍失养，神魂不安，则见夜寐不宁；肝气犯胃，胃失和降，胃气上逆，则又胃脘胀痛，恶心嗳气，时有返酸。舌脉亦为以上病机概括。

综上所述，本案患者的"气化太极球"系以肝血不足，经脉寒滞为基本病机，以肝胃不和，胃失和降为兼夹病机，初至四诊皆以基本病机趋于主位。《伤寒论》第351条云："手足厥逆，脉细欲绝者，当归四逆汤主之。"第352条又云："若其人内有久寒者，宜当归四逆加吴茱萸生姜汤主之。"仲景认为，血虚寒滞当以当归四逆汤为靶方，如表里皆寒者更以当归四逆加吴茱萸生姜汤为靶方，因此，本案王师拟用当归四逆汤加减。当归四逆汤以当归为君，《本草经集注》谓之"温中止痛，除客血内塞，中风痉、汗不出，湿痹，中恶客气、虚冷，补五脏，生肌肉"，故对血虚寒滞其效明显，并以桂枝伍通草温通经脉，芍药缓急止痛，细辛温阳散饮，大枣补养肝血。诸药相合，肝血充，寒凝散，水饮消，血脉通，其症可解。本方基本围绕肝主筋脉用药，但对肾主骨节着力不多，因此对于本案王师加用生黄芪、鹿角片、骨碎补、补骨脂等品。鹿角片咸，温，入肝、肾经，《神农本草经》谓之"主恶疮痈肿，逐邪恶气，留血在阴中"，故对阴分肝、肾寒凝药效明显；骨碎补苦，温，入肾、肝经，《药性论》谓之"主骨中毒气，风血疼痛，五劳六极，口手不收，上热下冷"，故对骨节痹邪药效明显；补骨脂辛、苦，温，入肾、脾经，《开宝本草》谓其"主五劳七伤，风虚冷，骨髓伤败，肾冷精流及妇人血气堕胎"，故对骨髓虚冷病症有效。二诊入片姜黄，三诊入伸筋草皆为随证治之之法。药证合拍，肝肾同治，故能服药3个月诸症大减。

第七章
妇科病

第一节　月经病

月经后期（复方二仙汤）

竺某，女，28岁，公务员。初诊：2015年3月5日。

主诉：月经延迟3年余。

现病史：近3年来出现月经延迟现象，常需服用西药调经，末次月经1月19日，已婚未孕欲孕。平素神疲畏寒，性欲不强，心烦易怒，时欲汗出，经行量少，色暗不泽，偶见血块，胃纳可，大便调，夜寐安宁。

既往史：有子宫肌瘤，宫颈纳囊史。

查体：头宽，面红，颈细，腹大，偏水木形体质。

苔薄净，质淡红，脉细滑。

辅助检查：性激素测定示血清促卵泡刺激素23.63mIU/mL，血清促黄体生成素6.66mIU/mL，雌二醇22.69pg/mL，孕酮0.51ng/mL，睾酮0.40ng/mL，血清泌乳素15.84ng/mL（2015年3月1日，宁波市中医院）。

中医诊断：月经后期。

西医诊断：①卵巢储备功能减退；②子宫肌瘤。

辨证：肾精不足，阴阳两虚为基本病机；气血失调，胞络瘀阻为阶段病机。目前基本病机、阶段病机均趋主位。

治法：补益肾精，调和阴阳，化瘀通络。

方用：复方二仙汤（自拟方）加减。

药用：淫羊藿 20g，仙茅 15g，黄柏 12g，知母 12g，黄芪 30g，当归 20g，生地黄 30g，甘草 8g，菟丝子 30g，丹参 30g，蒲黄 10g（包煎），五灵脂 10g（包煎）。7 剂，水煎服。

二诊（2015 年 3 月 12 日）：药后，诸症如故，苔脉同前。此"冰冻三尺非一日之寒"，故当谨守病机，徐图缓求，欲速不达。上方 7 剂。

三诊（2015 年 4 月 9 日）：迭服复方二仙汤后，月经延期而至，目前经行 4 天，色红，量可，偶见血块。此乃阴阳稍复，复而未全，全而未壮之候，当拟原法继进，以增其效。嘱其经后继服，上方 7 剂。

四诊（2017 年 3 月 16 日）：自诉间断服用复方二仙汤半年余，月经渐趋正常，神疲畏寒消失，性欲增强，心烦易怒减少，偶见汗出。近 3 个月来，月经先后不定，经行量少，经前乳胀、心烦易怒，经行则止，末次月经 3 月 11 日。平素多思善虑，夜寐安宁，胃纳可，大便调。性激素测定：血清促卵泡刺激素 7.5mIU/mL，血清促黄体生成素 6.2mIU/mL，雌二醇 65.0pg/mL，孕酮 0.6ng/mL，睾酮 0.68ng/mL，血清泌乳素 17.6ng/mL。苔薄净，质稍红，脉细滑。患者仍以肾精不足，阴阳两虚为基本病机，但以肝郁不达，冲任失调为阶段病机，目前阶段病机趋于主位，遂予疏肝健脾，调理冲任之法以解当前主位病机。药用：丹皮 12g，炒山栀 12g，柴胡 12g，当归 15g，炒白术 15g，茯苓 15g，炒白芍 15g，甘草 6g，薄荷 6g，制香附 10g，川芎 10g，丹参 20g。7 剂，水煎服。

五诊（2017 年 4 月 14 日）：本次月经如期而至，目前已行 2 天，量可，色红，经前乳胀较前缓解，但见面肤痘疮明显，此乃肝郁化火之象，当守原法，稍入疏肝清热之品，上方加蒲公英 30g，7 剂。

按语：卵巢储备功能即卵巢内存留卵泡的数量和质量，反映女性的生育力。卵巢储备功能降低是指卵巢内卵母细胞的数量减少和（或）质量下降，伴抗缪勒氏管激素水平降低、窦卵泡数减少、FSH 升高，表现为生育能力下降，可导致月经紊乱、不孕症等。女性卵巢功能减退是一个逐渐进展的过程，卵巢储备功能降低是卵巢功能减退的初始阶段，与之相关的另外两个疾病状态分别是早发性卵巢功能不全和卵巢早衰。早发性卵巢功能不全指女性在 40 岁以前出现卵巢功能减退，主要表现为月经异常、FSH 水平升高、雌激素波动性下降。卵巢早衰指女性 40 岁以前出现闭经、FSH > 40IU/L 和雌激素水平降低，并伴有不同程度的围绝经期症状，是早发性卵巢功能不全的终末阶段。卵巢储备功能减退、早发性卵巢功能不全、卵巢早衰代表了卵巢功能逐渐下降的三个不同阶段。

本案患者偏水木形体质，常易罹患肾病、肝病。肾为先天之本，主生殖，调阴阳。肾精不足，阴阳两虚，阴液亏乏，冲任失养，阳气虚损，气化失权，故见月经延迟，出则量少，神疲畏寒，性欲不强。水不涵木，肝阳上扰，则见心烦易怒，时欲汗出。气血失调，胞络瘀阻，则又经行色暗，伴见血块，彩超提示子宫肌瘤。此后，肝郁不舒，气机不调，犯于乳络，则经前乳胀，侵于冲任，则经行延期，如见气郁化火，热扰冲任，反见经行提前，心烦易怒。

综上所述，本案患者的"气化太极球"系以肾精不足，阴阳两虚为基本病机，气血失调，胞络瘀阻为阶段病机。初诊、二诊、三诊基本病机、阶段病机均趋主位，遂予自拟靶方复方二仙汤加减。本方由淫羊藿、仙茅、知母、黄柏，黄芪、当归、生地黄、甘草四组药对结合而成。其中仙茅补命火之不足；淫羊藿发肾中之阳气，二药相伍，动静结合，温而不滞，共为靶向君药。知母滋肾中之水，黄柏泻下焦之火，二药相伍，滋而不助湿，泻而不劫阴，共为靶向臣药。由于二仙性温而升，知柏性寒而降，君臣相伍，寒热并用，互为佐制，切合阴阳两虚病机。黄芪补三焦之气，当归和一身之血，生地黄充肝肾之阴，甘草调脾胃之气，共为靶向佐药。总之，二仙激发肾气，芪归养血和血，四药相伍，气血共治；知柏清解为主，地草润养为优，四药相伍，攻补兼施。全方体现寒热、升降、气血、攻补并施之效，但其缺乏化瘀通络之功，故入丹参、蒲黄、五灵脂等味辅之。四诊、五诊时患者基本病机仍存，阶段病机转为肝郁不达，冲任失调，且为当时主位病机，遂改丹栀逍遥散法，此乃圆机活法，治随证转之谓。

第二节　绝经前后诸证

1. 绝经前后诸证（柴胡加龙骨牡蛎汤）

韩某，女，48 岁，公司职员。初诊：2016 年 6 月 8 日。

主诉：心悸胆怯、烦热汗出 1 个月。

现病史：1 个月以来无明显诱因情况下出现心中悸动不安，胆怯不闻声响，伴见昼日恶风怕冷，入夜烦热汗出，并有手足心热，夜寐早醒，多思善虑，神疲乏力。平素胃纳可，二便调，育 1 流 5。近半年来月经延期，或 30 余日阴道下血，或 50 余日经血方行，量出较少，色泽偏暗，偶兼血块，经前常见乳房胀痛，末次月经：2016 年 5 月 20 日。

既往史：否认其他急慢性疾病史。

查体：形体略瘦，颧面色素暗淡，眼睑虚浮，偏水木形体质。

　　　　苔薄白腻，质淡红，脉弦细数。

辅助检查：喉镜示杓会厌皱襞、杓间区、喉室、会厌、梨状窝、舌根部、声带、声门下、室带未见明显异常；胃镜示慢性浅表性胃炎伴糜烂；肠镜示所见大肠黏膜未见明显异常（2016 年 6 月 1 日，宁波市中医院）。

中医诊断：绝经前后诸证。

西医诊断：围绝经期综合征。

辨证：精血不足，冲任失养为基本病机；少阳枢机不利，气血阴阳失调为阶段病机。目前阶段病机趋于主位。

治法：畅枢机，调气血，和阴阳。

方用：柴胡加龙骨牡蛎汤（《伤寒论》）加减。

药用：柴胡 12g，黄芩 12g，姜半夏 12g，党参 15g，桂枝 8g，炒白芍 20g，炙甘草 8g，干姜 8g，茯苓 20g，龙骨 30g（先煎），牡蛎 30g（先煎）。7 剂，水煎服。

二诊（2016 年 6 月 15 日）：服药 1 周，神振，心悸、汗出皆少，多思烦怒、手足心热、迎风怕冷、夜寐易醒等症依然。苔脉同前。此少阳枢机渐和，气血阴阳渐调之佳兆，当守原法继进，徐图缓求，欲速不达。上方加乌梅15g，7剂。

三诊（2016年6月22日）：迭进柴胡加龙骨牡蛎法，目前心悸汗出大减，手足心热、迎风怕冷亦减，多思烦怒、夜寐易醒未平。当守畅枢机，调气血，和阴阳之法继进之。上方7剂。

四诊（2016年7月6日）：药后，夜寐好转，多思烦怒轻浅，余症大减。苔腻转薄，脉弦转偏弦象，治当继守原法，巩固疗效，上方7剂。

此后患者又以六味地黄丸、三甲复脉汤、当归补血汤等方加减服用1月余，诸症次第消失。

按语：围绝经期综合征为妇女在绝经期前后，围绕月经紊乱或绝经，出现潮热面红、烘热汗出、面浮肢肿、烦躁易怒、头晕耳鸣、心悸失眠、腰背酸痛、皮肤蚁行等一组症状的综合征，相当于中医古籍"脏躁""崩漏""心悸""郁证""不寐""眩晕"等疾病范畴，目前统一其为"绝经前后诸证"。天癸衰竭为本病的发病基础，肾之阴阳失衡为其病机关键，后期可牵及心、肝、脾功能失调而呈现出复杂病态。

本案患者呈水土形体质，常易罹患肾病、脾病，且又多次流产，损伤冲任，因此，围绝经期间其病势更为显著。患者肾精不足，血海空虚，冲任失养，胞宫无血可下，故见月经延期，或30余日阴道下血，或50余日月汛方至，经行量少、色暗。血不养肝，肝失疏泄，肝气郁结，则见经前乳胀，多思善虑。肝病及胆，胆失决断，故见心中悸动，胆怯易惊；少阳枢机不利，气血阴阳失调，昼日恶风怕冷，入夜烦热汗出，且又颧面色素沉着，眼睑虚浮，神疲乏力，手足心热。同时，苔薄白腻，质淡红，脉弦细数亦为上述病机的概括。

综上所述，本案患者的"气化太极球"系以精血不足，冲任失养为基本病机，以少阳枢机不利，气血阴阳失调为阶段病机。初诊时阶段病机趋于主位，遂予靶方柴胡加龙骨牡蛎汤加减。《伤寒论》第107条云："伤寒八九日，下之，胸满烦惊，小便不利，谵语，一身尽重，不可转侧者，柴胡加龙骨牡蛎汤主之。"本方实为小柴胡汤加味而成，现多用于治疗精神疾患，所加茯苓、桂枝、龙骨、牡蛎、大黄诸味均有妙意。《素问·灵兰秘典论》云："三焦者，决渎之官，水道出焉。"说明三焦具有输布水液的功能，三焦不利可致水液停聚，因此，仲景拟用茯苓既利水，又安神，并用桂枝可达温阳化气之功，对于本病偏于寒化症者疗效满意。由于厥阴与少阳相表里，少阳表病不解，传里可达厥阴，或因厥阴风动而见"烦惊"，或因内陷心包而又"谵语"，遂予龙骨、牡蛎重镇之品镇之、潜之。此外，考虑久病入络，常有瘀滞现象，遂又使用大黄荡涤瘀滞，和调血分。诸药合用，对于畅枢机，调气血，和阴阳有独功。王师认为，本案患者起病时间较短，无明显瘀滞现象，故初诊去大黄，且昼日恶风怕冷，入夜烦热汗出又似营卫不和之证，遂入白芍配伍桂枝以合桂枝汤调和营卫意。药证相合，故见服药 1 周即有初效，服药 2 周渐起佳效，服药月余疗效显著。此后患者阶段病机渐除，终以六味地黄丸、三甲复脉汤、当归补血汤等方增损以解基本病机善后。

2. 绝经前后诸证（养血平肝六对汤）

冯某，女，51 岁，退休职工。初诊：2019 年 8 月 8 日。

主诉：潮热汗出 2 年，加重 2 个月。

现病史：2 年前断经后见阵发性潮热汗出，尤以颧面、颈项为主，发无定时，止无规律，情绪激动时症加剧，曾间断服用中药 3 个月，寸无疗效。近 2 个月来，潮热汗出尤为明显，并见口干喜饮，大便欠畅，晨起牙龈浮肿，夜寐浅短易醒。

既往史：否认其他急慢性疾病史。

查体：形体消瘦，颧面泛红，颈细，偏木形体质。

　　　　苔薄白，质红、中裂，脉弦细。

辅助检查：暂缺。

中医诊断：绝经前后诸证。

西医诊断：围绝经期综合征。

辨证：精血不足，冲任失养为基本病机；阴虚阳旺，肝郁化火为阶段病机。目前阶段病机趋于主位。

治法：滋阴潜阳，泻肝凉血。

方用：养血平肝六对汤（自拟方）加减。

药用：枸杞子 15g，菊花 12g，知母 10g，黄柏 10g，丹皮 12g，焦栀子 12g，炒白芍 15g，钩藤 20g，生牡蛎 30g（先煎），鳖甲 15g（先煎），女贞子 30g，旱莲草 15g。7 剂，水煎服。

二诊（2019 年 8 月 15 日）：服药 1 周，觉阵发性潮热汗出频次减少，晨起牙龈浮肿消失，大便通畅，但口干喜饮，夜寐易醒无进退。此虚阳稍潜，郁火略平之佳兆，当守原法继进，以强其效。上方加桑椹子 30g，7 剂。

三诊（2019 年 8 月 22 日）：迭进滋阴潜阳，泻肝凉血法后，阵发性潮热汗出较前继减，夜寐较前稍改善，口干喜饮不著。仍当予以原法继进，以达虚阳平潜，郁火平息之效。上方 7 剂。

四诊（2019 年 8 月 29 日）：服药 3 周，目前潮热汗出几失，余症亦见次第缓解。仍守原法，巩固疗效。上方 7 剂。

按语：本案患者偏木形体质，常易罹患肝病，加之妇女绝经期间精血损伤较为严重，因此病态非常明显。其人精血不足，冲任失养，地道不通，故见停经 2 年。肝血不足，虚阳上扰，犯于头面，则见颧面、颈项潮热汗出，犯于牙周，则见牙龈浮肿，犯于心神，又见夜寐浅短易醒。《素问·天元纪大论》云："厥阴之上，风气主之。"肝以风为主气，风性善行数变，因此，颧面、颈项潮热汗出呈阵发性发作。肝血不足，肝气郁结，郁而化火，火性上炎，所以患者情绪激动之后潮热汗出甚为明显。郁火灼伤津液，不得上乘于口，则见口干喜饮，不得下润大肠，又见大便欠润。

综上所述，本案患者的"气化太极球"系以患者精血不足，冲任失养为基本病机，以阴虚阳旺，肝郁化火为阶段病机，初诊时阶段病机趋于主位，遂予自拟靶方养血平肝六对汤加减。本方由枸杞子、菊花，知母、黄柏，丹皮、焦栀子，炒白芍、钩藤，生牡蛎、鳖甲，女贞子、旱莲草等六对药物组成。枸杞子甘、平，入肝、肾经，《药性论》谓其"能补益精诸不足，易颜色，变白，明目，安神"，菊花甘、苦，微寒，入肺、肝经，

《本经》谓其"主诸风头眩、肿痛，目欲脱，泪出，皮肤死肌，恶风湿痹，利血气"，前者滋养肝肾为主，后者平抑肝阳为优，二药相须为用，可达精血充、亢阳平之效，是为靶向对药。白芍苦、酸、微寒，入肝、脾经，《唐本草》谓其"益女子血"，钩藤甘、凉，入肝、心包经，《本草纲目》谓其"大人头旋目眩，平肝风，除心热，小儿内钓腹痛，发斑疹"，前药充养肝血为主，后者平肝息风为优，二药相须为用，可达肝血充，肝风平之效，亦为靶向对药，可以补充枸杞、菊花药效不足。女贞子甘、苦，平，入肝、肾经，《神农本草经》谓其"主补中，安五脏，养精神，除百疾。久服肥健"，旱莲草甘、酸，寒，入肝、肾经，《本草纲目》谓其"乌须发，益肾精"，二药相须为用，皆以滋养为主，可以增强枸杞子、白芍补养之功，同为靶向对药。知母苦、甘，寒，入肺、胃、肝经，《药性论》谓其"主治心烦躁闷，骨热劳往来，生产后蓐劳，肾气劳，憎寒虚损，患人虚而口干，加而用之"，黄柏苦，寒，入肾、膀胱经，《日华子本草》谓其"安心除劳，治骨蒸，洗肝，明目，多泪，口干，心热，杀疳虫，治蛔心痛，疥癣，蜜炙治鼻洪，肠风，泻血，后分急热肿痛"，二药相须为用，前者滋阴清热为主，后者泻火养阴为优，可达阴液复，虚火清之效，是为靶向对药。鳖甲咸，微寒，入肝、肾经，《药效论》谓其"主宿食、痃癖块、癖气、冷瘕、劳瘦，下气，除骨热，骨节间劳热，结实壅塞。治妇人漏下五色羸瘦者"，牡蛎咸、微寒，入肝、胆、肾经，《药性论》谓其"主治女子崩中。止盗汗，除风热，止痛。治温疟。又和杜仲服止盗汗"，二药相伍，皆入阴分，可强知、柏滋阴泻火之功，亦为靶向对药。丹皮苦、辛，微寒，入心、肝、肾经，《本草纲目》谓其"和血，生血，凉血。治血中伏火，除烦热"，栀子苦，寒，入心、肺、三焦经，《神农本草经》谓之"主五内邪气，胃中热气，面赤，酒疱齄鼻，白癞，赤癞，疮疡"，二药相伍，均入血分，前者可清血中之伏热，后者则解血中之郁火，是为靶向对药。诸药合用，阴虚复，亢阳平，伏火清，郁火解，其症自复。

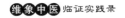

第三节　带下病

1. 带下病（调肝清湿汤）

吴某，女，34 岁，商人。初诊：2018 年 12 月 26 日。

主诉：赤白带下 2 年。

现病史：赤白带下，量多，呈豆渣样，前阴瘙痒。月经量少延期，8 天方净，经来乳胀，本次月经适来 2 天。大便 2 日一行，尿常，多梦易醒。

既往史：素有霉菌性阴道炎史 2 年。

查体：两颧略红，颈部偏细，形体消瘦，偏木形体质。

　　　舌质稍红，舌苔薄黄，脉细虚。

辅助检查：暂缺。

中医诊断：赤白带下。

西医诊断：霉菌性阴道炎。

辨证：肝肾精亏，脾气不足为基本病机；肝经湿热，脾虚湿阻为阶段病机。目前阶段病机趋于主位。

治则：清肝泄肝，健脾化湿。

方用：调肝清湿汤（自拟方）加减。

药用：黄芩 15g，蒲公英 30g，炒白术 30g，苍术 30g，草果仁 10g，土茯苓 30g，海螵蛸 30g，茜草 20g，薏苡仁 30g，赤芍 20g，小青皮 12g，橘叶 15g。7 剂，水煎服。

二诊（2019 年 1 月 9 日）：外阴瘙痒已减，带下转清。近来咽痛咳嗽黄痰，腹痛肠鸣，便稀不畅。舌质暗红，舌苔薄白、微黄，脉滑数。近因外感咽痛，肝脾失调，即时病机为肺经痰热，肝脾失调，予清肺化痰，调肝理脾。药用：金银花 20g，连翘 20g，淡竹叶 15g，荆芥 12g，淡豆豉 15g，牛蒡子 10g，桔梗 5g，生甘草 5g，芦根 20g，陈皮 10g，生白术 12g，生白芍 18g，防风 10g，5 剂。

三诊（2019 年 1 月 16 日）：自诉咳嗽咳痰好转，大便 2 日一行。前阴瘙痒，赤白带下复作，少腹坠胀，夜寐浅短易醒。舌质稍红，舌苔薄黄，脉弦细滑。辨证：湿热下注，表邪未清。药用：炒白术 30g，山药 30g，苍术 20g，车前子 30g（包煎），荆芥 10g，柴胡 12g，青皮 12g，生甘草 6g，炒黄芩 15g，茜草 15g，赤芍 20g，浙贝母 12g，海螵蛸 30g，14 剂。

四诊（2019 年 1 月 30 日）：咳嗽、少腹坠胀已罢，前阴瘙痒有减，夜寐转安，赤白带下依然，寐中盗汗，本次月经方净。舌质淡红，舌苔薄黄，脉弦细滑。辨证：阴虚阳亢，湿热下注。药用：炒白术 30g，山药 30g，苍术 20g，车前子 30g（包煎），荆芥 10g，柴胡 12g，青皮 12g，生甘草 6g，炒黄芩 15g，茜草 15g，赤芍 20g，海螵蛸 30g，女贞子 30g，旱莲草 15g，14 剂。

五诊（2019 年 2 月 27 日）：自诉前阴瘙痒及白带均减，末次月经本月 22 日。舌质淡红，舌苔薄白，脉弦滑。药用：炒白术 30g，山药 30g，苍术 20g，荆芥 10g，柴胡 12g，青皮 12g，生甘草 6g，炒黄芩 15g，茜草 15g，赤芍 20g，海螵蛸 30g，女贞子 30g，旱莲草 15g，苦参 15g，14 剂。

按语：带下病为妇科常见疾病之一，总属任脉损伤，带脉失约所致，以湿邪为主因。赤带为带下一种，以白带或黄带为主，兼有红色，似血而色不纯为其特点。随着人们饮食结构及生活习惯的改变，生活及工作压力的增大，本病发病率不断上升。本案患者平素工作压力较大，木形体质，湿热兼郁火相合而成本病，正如《傅青主女科》所述："肝经之郁火内炽，下克脾土，脾土不能运化，致湿热之气，蕴于带脉之间，而肝不藏血，亦渗于带脉之内，皆由脾气受伤，运化无力，湿热之气，随气下陷，同血俱下。"

综上所述，本案患者的"气化太极球"系以肝肾精亏，脾气不足为基本病机，以肝经湿热，脾虚湿阻为阶段病机。二诊时因外感风邪，即时病机为主，遂取银翘散加减。三诊之后，阶段病机趋于主位，治疗总以调肝健脾为主，黄芩、蒲公英、土茯苓清热利湿，苍白术、薏苡仁健脾渗湿，柴胡、青皮、橘叶疏调肝气，赤芍、茜草凉血散血，其中茜草一味又可止血，治多种出血，《日华子本草》所云"止鼻洪，带下，产后血运，乳结，月经不止，肠风、痔瘘，排脓，治疮疖，泄精，尿血，扑损瘀血"即是，配合荆芥以增止血之功。海螵蛸，又名乌贼骨，为乌贼科动物无针乌贼或金乌贼的内壳，固精止带效优，《神农本草经》有云："主女子漏下赤白经汁，血闭，阴蚀肿痛，寒热症瘕，无子。"四诊以后患者湿热郁火显减，肝阴不足显现，故予二至丸以补益肝肾，滋阴止血，药证合拍，效如桴鼓。

2. 带下病（丹栀逍遥散）

王某，女，49 岁，文员。初诊：2020 年 5 月 30 日。

主诉：赤白带伴月经量少 3 个月。

现病史：近 3 个月来出现赤白带，伴有异味，行经期经量偏少，色暗，偶有血块，5 天即净，周期正常。外阴瘙痒，时自觉烧灼感。经来神疲乏力，烦躁易怒，自觉口臭。就诊时，本次月经适来 2 天。胃纳可，夜寐浅短易醒梦扰，小便调，大便不畅。初潮 14 岁，月经周期 5±/30 日，量中，色暗，有小血块，偶有痛经。24 岁结婚，2 - 0 - 3 - 2。

既往史：否认其他急慢性疾病史。

查体：形体消瘦细长，两颧红，色素沉着。

舌苔薄白，舌质红，脉象弦细。

辅检：妇科检查无明显异常。

中医诊断：赤白带下。

西医诊断：急性阴道炎。

辨证：肝肾阴虚，冲任失养为基本病机；湿热阻络，郁而化火为阶段病机。目前阶段病机趋于主位。

治则：滋肝养肾，清利湿热，考虑月经方潮，因势利导，推陈出新。

方用：丹栀逍遥散（《内科摘要》）加减。

药用：丹皮 15g，当归 15g，赤芍 20g，柴胡 12g，茯苓 15g，生白术 12g，生甘草 5g，丹参 30g，焦栀子 15g，蒲公英 30g，生地黄 30g，玄参 30g，桃仁 15g，枳壳 15g。7 剂，水煎服。

二诊（2020 年 6 月 6 日）：服用上方 2 剂后，赤白带下减少，外阴瘙痒减轻，经量略见增加，经期烦躁易怒减，2012 年 6 月 4 日月经干净，未见血块，异味感依然，大便稍通，口臭减，神渐振，夜寐未见改善，胃纳可，小便调。舌苔薄白，舌质淡红，脉象弦细。考虑月经方净，阴尽阳初，血海不充。治宜补益气血，调理冲任。方用八珍汤加减，药用：太子参 20g，白术 15g，茯苓 12g，甘草 5g，川芎 12g，当归 15g，生地黄 20g，炒白芍 15g，炒麦芽 30g，炒山楂 20g，六神曲 12g，厚朴 15g。7 剂，水煎服。

三诊（2012 年 6 月 13 日）：服用 7 剂后，精神渐爽，夜寐渐深，赤白带瘥，大便畅通，口气清爽，面色转润，色素渐淡，胃纳可，小便调。舌苔薄白，舌质淡红，脉细。治以疏通血气，促进排卵。方用二子二仙汤合大补元煎加减。药用：仙茅 15g，淫羊藿 20g，枸杞 20g，党参 15g，山药 30g，生地黄 30g，炒当归 15g，黄芪 20g，山茱萸 15g，延胡索 30g，生甘草 5g。7 剂。

四诊（2012 年 6 月 20 日）：药后，诸症悉减，神振寐安。舌苔薄白，舌质淡红，脉细。治以平衡阴阳，和调气血。方用归芍六味合二至丸加减。药用：当归 15g，炒白芍 20g，生地黄 30g，山茱萸 15g，山药 30g，丹皮 12g，泽泻 10g，茯苓 15g，女贞子 30g，旱莲草 15g，酸枣仁 20g，淮小麦 30g。7 剂，水煎服。

五诊（2012 年 6 月 27 日）：适逢月经方潮，无明显赤白带下，月经量中，色红，异味消失，未见血块，自觉神振心宁，口中清爽。面色转润，色素变淡。盖冲任渐趋流利，以逍遥散养血健脾，轻清疏解，理气达郁，以善其后。

随访 2 个月，诸症均未见反复。

按语：本例患者年近更年，孕 5 流 3，血海空虚，阴血不足，下走胞宫，痰瘀互搏，则赤白带下；胞络受损，久病必瘀，则经量偏少，色暗，偶有血块；体形消瘦多火，痰湿内停，遏阻中焦，郁久化热，则有口臭；经血有异味；再则体阴亏耗，无以濡养肝体，疏泄失常，肝郁气滞，则经期烦躁易怒，色素沉着，大便不畅，脉象弦细。综其症状，肝脾肾皆虚，

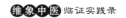

阴阳气血皆失调，病机复杂。

综上所述，本案患者的"气化太极球"系以肝肾阴虚，冲任失养为基本病机，湿热阻络，郁而化火为阶段病机。初诊时阶段病机趋于主位，恰月经方潮，因势利导，遂予以丹栀逍遥散加减，疏肝解郁、祛瘀生新、清热利湿、泄浊清滞，以期血海满盈之时。二诊以"养调"为法，方用八珍汤加减，补气养血，健脾和胃，以充血海。三诊以"疏调"为法，方用二子二仙汤合大补元煎加减，疏通气血，促进排卵。四诊以"平调"为法，方用归芍六味合二至丸加减，平衡阴阳，和调气血。五诊因冲调任通，诸症已罢，故去清热凉血之品，方用逍遥散养血健脾，轻清疏解，理气达郁，以固其效。

第八章
膏方验案举隅

一、病证结合，调体养体

赵某，男，84 岁。2015 年 12 月 13 日初诊。

有高血压病及慢性支气管炎病史 10 余年，前列腺手术后 2 年。肾藏精，寓阴阳，耄耋之年，肾精不足，阴阳失调，正气虚弱，遇冷咳喘，动则气急。纳可，便调。苔薄白，质淡红，脉弦细。此乃阴阳两虚体质，肝肾精亏，阴阳两虚之证。治拟：益肾精，调阴阳。

药用：

生晒参 90g　生地黄 120g　熟地黄 120g　山萸肉 120g

白茯苓 120g　建泽泻 100g　粉丹皮 100g　怀山药 200g

枸杞子 120g　白菊花 120g　肥知母 100g　黄柏 100g

巴戟肉 150g　甜苁蓉 150g　广陈皮 100g　制半夏 100g

炙麻黄 50g　苦杏仁 100g　炙苏子 120g　白芥子 100g

莱菔子 300g　葶苈子（包）100g　炙紫菀 100g　紫丹参 200g

桃仁 100g　炒谷芽 300g　炒麦芽 300g　六神曲 120g

生甘草 60g　大枣 300g

上药除生晒参外，余药水浸泡一宿，浓煎三次取汁，纳鹿角胶 150g，龟甲胶 150g，用黄酒 250mL 炖烊，白冰糖 500g，于收膏时另将生晒参煎浓取汁冲入膏中，缓缓调匀收膏，早晚各服一匙，开水冲服。服膏时注意调冷暖，忌饮食，如遇外感、纳呆、腹泻等则停服，待上症罢，续服之。

上方制膏连服 3 年，诸症缓解，阴阳趋衡，五脏安和，体质有增。继

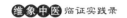

予原意滋膏调体。

按语："膏方者，博雅润泽也。盖煎熬药汁或脂液而所以营养五脏六腑之枯燥虚弱者也，故亦称'膏滋药'。"这是秦伯未先生在《膏方大全》中对膏方下的定义，它不同于一般的汤剂，因此其辨诊思路也不同于一般的汤剂。为此王师认为，膏方辨诊既需"辨体－辨证－辨病"相结合，亦要时刻照顾基本病机、阶段病机、兼夹病机、潜伏病机和即时病机，调治才能有的放矢。

体质是个体在遗传基础上，在环境影响下，在其生长、发育和衰老过程中形成的功能、结构与代谢上相对稳定的特殊状态。体质反映的是全身性的问题，涉及五脏六腑、形体官窍、四肢百骸等诸多方面，一旦体质偏颇，阴阳平衡失调，亚健康成矣，失治误治则疾病生焉。体质对疾病的发生、发展、转归亦有一定的影响，顺体质者可以愈病，逆体质者则加剧其病。体质与病证的关系可以认为体质是本，病证是标。而膏方属大方、复方，药味众多，每味药物四气五味不同，均有其偏性一面，且又各归其经，从其特性能治病，反之却又可致病，如果一味追求辨证、辨病论治而忽视体质存在，用药必失偏颇，其结果往往是一波未平，一波又起。因此，王师强调膏方辨诊需要遵循"辨体－辨证－辨病"相结合，且以辨体为主，辨证、辨病为辅的原则。

病机是指疾病发生、发展与变化的机理，它决定着证候的产生。王师把产生主要证候的最根本的过程定义为基本病机，而把不同阶段产生不同证候的过程称为阶段病机，与主证无关的证候产生的过程唤作兼夹病机，而短时间内因外感、食积、腹痛、腹泻等原因形成急性证候的过程则为即时病机，沉伏于体内因药物偏性等副作用产生新的证候的过程叫作潜伏病机。王师认为，汤剂治病，药少性专，一般先处理即时病机，再阶段病机，最后基本病机，同时需要照顾兼夹病机及潜伏病机。而膏方不同于汤药，其最大特点就是连续服用时间长，不易随时更换，且更注重整体的调理，故辨诊时需全面把握并处理好所有病机的相互关系，以基本病机及阶段病机为主，兼夹病机为辅，并时刻考虑潜伏病机，且告诫患者如有即时病机出现，立刻停药，待其消失，方可续服。

该患者已入耄耋之年，阴阳两虚为其体质，肾精不足，阴阳失和为其基本病机，痰气交阻，气道不利为其阶段病机，遇冷咳喘，动则气急为其外在表现。故前后四诊皆用杞菊地黄加巴戟天、肉苁蓉、鹿角胶、龟甲胶滋肾精、调阴阳以治其本，三拗汤合三子养亲汤加紫菀以化痰浊、利气道治其标，"脾为生痰之源，肺为贮痰之器"，又以二陈汤调其中焦以绝痰湿内生之可能。"血为气之母"，用丹参配桃仁调血亦能加强调畅肺气之功能。

二、清调消渴，理气降浊

王某，男，53 岁，企业家。2016 年 11 月 25 日初诊。

主诉：反复口干、多饮多食 10 年，加重伴乏力 1 个月。患者中年男性，私企老板，膏粱厚味素喜食，肥甘饮烈席难拒，中州失衡，运化失度。有糖尿病史 10 余年，现服用"二甲双胍、阿卡波糖片"，近测空腹血糖 8～9mmol/L。刻下：口渴欲饮，口苦口臭，多食易饥，神疲乏力，心烦易怒，腰膝酸软，溲黄异臭，大便黏滞。舌质偏红、苔黄腻，脉弦滑。西医诊断：2 型糖尿病；中医诊断：消渴病。辨证属脾气不足，肝胃阴液亏虚，湿热内蕴之证。治拟益气养阴、清热利湿。先予香砂六君子汤加减以健脾化湿，消运开路。

药用：

木香 10g 砂仁（后下）6g 黄连 6g 黄芩 10g 党参 20g

炒白术 15g 茯苓 15g 生甘草 6g 苍术 15g 玄参 15g

淡竹叶 15g 通草 6g 桑叶 20g

7 剂，常规水煎服，日 1 剂。

2016 年 12 月 2 日复诊：患者乏力减轻，多食易饥、心烦易怒、小便黄臭较前好转，仍觉口渴欲饮，口苦口臭，腰膝酸软，大便黏滞不畅。舌质偏红，舌苔黄腻，脉弦滑。继予益气养阴、清热利湿、化瘀泄浊之膏方。

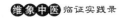

药用：

生晒参 100g　西洋参 100g　黄连 30g　黄芩 120g

玄参 150g　苍术 150g　绞股蓝 200g　薏苡仁 300g

桑叶 200g　天花粉 300g　淡竹叶 15g　通草 60g

生甘草 60g　紫丹参 150g　生山楂 200g　生黄芪 200g

麦冬 120g　生地黄 200g　山萸肉 120g　怀山药 300g

白茯苓 150g　建泽泻 150g　粉丹皮 100g　莲子肉 300g

木香 100g　砂仁 50g

另纳龟甲胶 150g，鳖甲胶 150g，木糖醇 300g，黄酒 250mL 为辅料。

上方，膏方炼膏，分早晚各一匙，随诊 2 个月，患者血糖控制平稳，空腹血糖 6～7mmol/L，餐后 2 小时血糖 8～10mmol/L，神振，口苦口干、多食易饥、腰膝酸软等症明显好转。

按语：与中药汤剂相比，膏方具有无需煎煮、容易保存、方便携带、口感较好等特点，迎合了现代社会快节奏的生活工作需要。膏方还具有药力缓和、便于吸收、稳定持久等优点，可弥补汤剂不宜久服的弊端。同时，膏方包含"纠偏却病"的双重作用，以达到阴阳平衡之目的，正如《素问·生气通天论》所云"阴平阳秘，精神乃治"，可谓治中寓补，补中寓治，补治结合，特别适合糖尿病等慢性疾患及亚健康人群长期服用。

糖尿病膏方拥有得天独厚的特色和优势：其一，膏方组成遵循"三因制宜"的整体观，根据糖尿病患者个人的体质不同、临床症状各异、饮食习惯的区别，"量体裁衣"，灵活多变，充分体现了个体化的治疗原则。其二，糖尿病患者由于真气不足，气化功能障碍，导致脏腑气血阴阳逆乱，虚实寒热夹杂，其本质是"本虚标实"，治疗上应扶正祛邪并用，若一味地强调祛邪降糖，戕伐正气，易犯虚虚之嫌。而膏方正好可结合体质特点灵活地施以平补、温补、清补、消补之剂，扶正祛邪而不伤正。其三，膏方中含有矫味赋形药，如木糖醇、甜菊糖，增加甜味，但又不影响血糖，口感佳，大大提高了服药的依从性。其四，膏方中的胶类药物如龟甲胶、鳖甲胶等为血肉有情之品，补肾填精益髓功效颇佳，而且从现代药理学研究来看，里面含有的氨基酸、肽类、胶原蛋白等物质，对长期因饮食严格控制导致营养不良的糖尿病患者而言，不啻为有益的营养物质，可达到扶正补虚的目的。

本案患者创业艰难，迫于应酬，饮食无节，损伤脾胃，以致升降失司，水湿潴留，郁久化热，终成阴虚湿热体质，日久常有虚实混杂、寒热互兼、夹瘀入络、损及多脏之象，病情恐有多变。汤者荡也，具有药味精、药量少、药方活的特点，量体裁方，随病加减。因此，在该糖尿病患者服用膏方前王师投予数剂汤剂，一则观察服用汤剂反应，二则健脾化湿以利于膏方的吸收。膏方看似药物众多、杂乱无章，实则条理清晰、丝丝入扣。综观本案患者，既有神疲乏力、口干多饮、腰膝酸软等脾气不足、肝（肾）胃阴不足之证，又有口苦口臭、多食易饥、大便黏腻不畅、小便黄臭等湿热内蕴之象，治疗上当以益气养阴以扶其正、荡涤淬秽以祛其邪。故方中予精确的祛邪却病药黄连、黄芩清热燥湿解毒，薏苡仁、苍术、绞股蓝、泽泻等降浊化痰，山楂、丹参活血化瘀通络，淡竹叶、通草淡渗利湿，给邪以出路；同时予适中的扶正补益药生晒参、西洋参、芪麦地黄汤益气养阴，扶助正气；配以玄参、天花粉、桑叶等药既能清热，又能养阴生津，扶正祛邪并施，现代药理学研究表明亦具有较好的降糖效果；佐少量助运消导药木香、砂仁等利于脾胃运化，使补而不腻；伍莲子肉、龟甲胶、鳖甲胶等赋形药既滋阴潜阳、助上药之效，又有利于膏方的制作；木糖醇增加甜味，适宜服用，又避免血糖过分升高；加入少量黄酒以助药性，并去除荤胶的腥味。诸药合用，直达病所，疗效显著。

王师认为糖尿病膏方特色鲜明，疗效显著，通过合理的组方配伍，将精确的祛邪却病药、适中的扶正补益药、少量的助运消导药、合理的矫味赋形药四部分有机地组合在一起，可缓解糖尿病患者的临床症状，逐渐撤减西药使用量，达到纠偏却病，减少或延缓糖尿病并发症发生之目的，具有临床指导意义。

在糖尿病膏方的运用上总结如下几点经验。

第一，消运开路，以资运化。

王师认为，传统膏方，药味厚重，黏腻难化，若峻补、蛮补，可壅滞气血，留邪内闭，反致其害。王师临床遇到糖尿病患者，在开膏方之前一般要其先服几剂中药汤药的"开路方"，其目的是通过汤剂调理脾胃功能，祛除湿浊余邪，同时观察服用汤剂反应，以便在膏方中选择针对性较强的药物，取得更理想疗效。方中伍以益气健脾和胃之品，盖脾胃之气旺则五脏六腑皆旺。常选用香砂六君子汤、六君子汤等鼓舞胃气，利湿化痰；佐以疏肝理气、消食健运之品，如佛手、绿梅花、炒谷芽、炒麦芽、鸡内金等，且这些理气药，凉而不寒，温而不燥，使脾胃得运，令后续之膏方更适宜久服。

第二，调理气机，以"调"为主。

王师认为，糖尿病发生发展的基本病机包括真气不足和气化失常、气机失调，从而引起临床糖尿病病理变化，表现出一系列临床综合症状。而气阴两虚证、血瘀脉络证是糖尿病最常见的证型，并且常两者兼而有之。早期多见阴虚热盛证、气虚痰浊证；后期可见阴阳两虚证。因此，王师认为，要根据患者的体质、病程长短、血糖控制情况、糖尿病并发症等情况，进行选方调理，同时还必须保持消化道的通畅，减少小肠对糖分的吸收。糖尿病气阴两虚证患者不仅有咽干口燥、多食易饥、五心烦热、心悸失眠、尿赤便秘，舌红少津液、苔薄或花剥、脉细数或细而弦等阴虚之证，且具有乏力神疲、少气懒言，舌体胖大或有齿痕、舌质淡暗、脉虚无力的气虚见证。因此，王师认为气阴两虚证治宜益气健脾、滋阴养液。宜选用生晒参、黄芪、太子参、茯苓、白术、生地黄、天花粉、制首乌、玉竹、枸杞、玄参、葛根等益气养阴之品，现代药理学研究表明上述药物也均有较好的降糖作用。

血瘀脉络证糖尿病患者往往合并瘀血。症见口干多饮、视物模糊、手足麻木、皮肤瘙痒、夜寐差，舌淡或暗淡、苔薄、舌下脉络色暗紫、脉细弦。气虚则无力推动血行；阳虚则寒，寒凝则血滞；阴虚内热，灼津成瘀。气虚、阴虚、阳虚与血瘀互为因果，同时并存。王师认为，瘀血在糖尿病尤其在其并发症阶段贯穿始终，使用活血化瘀药治疗消渴及其合并症具有独特的优势。血瘀脉络证治宜活血通络，祛瘀生新，可药用参三七、桃仁、红花、当归、川芎、赤芍药、牛膝、丹参、水蛭等。

气虚痰浊证患者常常体形肥胖、神疲乏力、头胀肢沉、少气懒言、胸闷脘痞、纳呆呕恶、全身困倦，舌淡胖或有齿印，苔白腻，脉细虚无力或软弱濡。王师认为，该类患者多因喜食肥甘，饮食不节，运动减少，气机不畅，痰浊滋生，而致先天真气不断耗损，后天清气滋生不足，出现真气不足、气化失常、气血津液代谢异常、脏腑气机失调。治疗可选黄芪、丹参、生苍术、生薏苡仁、生麦芽、生扁豆、绞股蓝、生鸡内金、生葛根、桑叶、决明子、生山楂等益气健脾化湿之剂。

阴阳两虚证常见于糖尿病肾病和糖尿病合并心功能不全时。主要症见：神疲乏力，咽干口燥，腰膝酸冷，或手足畏寒，夜尿频多。此外尚可见头晕眼花，心悸失眠，自汗易感，气短懒言，或颜面肢体浮肿，尿多浊沫，或小便量少，男子阳痿，女子性欲淡漠，大便干稀不调；舌体胖大，有齿痕，脉沉细无力。可药用党参、黄芪、熟地黄、怀山药、山茱萸、茯苓、牡丹皮、泽泻、熟附子、肉桂、杜仲、枸杞等。阳虚盛者可加仙茅、淫羊藿、巴戟天等；浮肿明显者可加猪苓、车前子等。

第三，合理"调味"，利于收膏。

膏方中加入阿胶、鳖甲胶、龟甲胶等胶类中药，这是膏方的用药特色，这些胶类中药不仅在制剂加工时有助收膏成形，使药汁变稠，而且具有很好的药物功效。同时，一般加用冰糖、麦芽糖等调味剂来改善药物服用时的口味，而糖尿病患者为避免甜味剂使血糖升高，王师常在其膏方中用甜菊糖、木糖醇、阿斯巴甜等甜味剂替代，以达到矫味效果。这些甜味剂能够提供甜味，但不会提高血糖水平。

三、素膏养身，未病先防

陆某，男，52岁，素食主义者。2017年12月2日初诊。

主诉：有高脂血症病史6年。刻下症见：迎风鼻塞流涕，咽干痒咳，神疲乏力，目干涩燥。既往有慢性鼻炎、咽炎及视网膜出血史。目前血脂经服西药及饮食控制、运动锻炼，控制尚可。纳可，寐香，二便调。苔薄白，质稍红，脉小弦。此为阴虚湿热体质，肺脾气虚，营卫失和之证。治拟：滋阴益气，调和营卫。予以素膏调体。

药用：

曲白参60g　西洋参60g　北沙参120g　天冬120g　麦冬120g

五味子60g　肥知母100g　黄柏100g　生地黄150g　熟地黄150g

山萸肉120g　怀山药200g　粉丹皮100g　建泽泻100g

白茯苓120g　甘杞子300g　杭菊花100g　制首乌200g

桑椹子200g　女贞子200g　旱莲草150g　北黄芪300g

全当归120g　制黄精150g　炒白术120g　防风100g

薏苡仁300g　紫丹参200g　广陈皮100g　清甘草60g

大枣200g

除曲白参、西洋参外，余药用清水浸泡一宿，浓煎三次取汁，纳白冰糖200g，蜂胶200g，用黄酒250mL炖烊，于收膏时另将曲白参及西洋参煎浓取汁冲入膏中，缓缓调匀收膏，早晚各服一匙，开水冲服。

次年再诊，迎风鼻塞流涕已罢，但皮肤燥痒，目干而涩，右眼视力降低依然，排尿无力。血脂控制稳定。苔薄微黄，质稍红，脉细。续以原意制膏，徐图缓求。

药用：

生晒参100g　西洋参60g　北沙参120g　天冬120g　麦冬120g

五味子80g　肥知母120g　黄柏100g　怀山药150g

生地黄120g　熟地黄120g　山萸肉120g　粉丹皮100g　建泽泻100g

白茯苓100g　甘杞子120g　杭菊花100g　女贞子120g

旱莲草120g　桑椹子120g　菟丝子100g　益智仁120g

巴戟肉120g　甜苁蓉120g　补骨脂120g　生薏苡仁300g

紫丹参150g　广陈皮100g　春砂仁30g　生甘草60g

除曲白参、西洋参外，余药用清水浸泡一宿，浓煎三次取汁，纳饴糖200g，蜂胶200g，用黄酒250mL炖烊，于收膏时另将曲白参及西洋参煎浓取汁冲入膏中，缓缓调匀收膏，早晚各服一匙，开水冲服。

按语：膏方在处方中不使用动物类中药（如水蛭、僵蚕、鹿鞭等），在制作过程中也不加入动物胶（如阿胶、龟甲胶等），处方上大多用薏苡仁、山药、芡实、莲肉、熟地黄等本身带有黏性的平补药材，并采用饴糖、白砂糖、蜂蜜等收膏的称为"素膏"。主要适合人群：①素膏不采用动物原料，仅使用植物原料作为辅料制作，因此特别适宜部分素食主义患者。②非酒精性脂肪肝、高脂血症、代谢综合征的人群，需要减少脂肪及糖的摄入，因而更适合素膏。③久病及脾胃虚弱之人，服用过多滋腻药物后会出现腹泻、纳差等消化不良的情况，此类患者也适合服用素膏和清膏。④当今都市人群多处于亚健康状态，且存在营养过剩的情况，服用膏方调理身体非常有益，素膏调养更为适宜。

本案患者为素食主义者，阴虚湿热体质，易见鼻炎、咽炎，既往有血脂偏高史，故为素膏适宜人群。患者就诊时以迎风鼻塞流涕、咽干痒咳、神疲乏力、目干涩燥为主症，且肺脾两虚，营卫失和为其阶段病机，故治疗宜标本兼顾，选用生脉地黄汤为主方，并随证加减。复诊时主证有减，但又见排尿无力等肾气不固兼夹病机，故复予菟丝子、益智仁、巴戟肉、肉苁蓉、补骨脂等益肾健脾之品而调之。膏中予陈皮及砂仁以防过于滋腻。因为是素膏，故方中采用薏苡仁、山药、熟地黄、黄精等稍有黏性之药材，配合饴糖、蜂蜜收膏，使方成膏体，便于保存及患者服用。

王师认为，膏方者，善用其道，可以养生，可以全身，可以尽年，可以泽物；反之庸医无术，不识枢机之要，动辄参、龟、鳖、鹿，不论虚实，妄伐滥补，灾祸踵至。膏亦有道，辟素膏之壤，栽以阴阳，溉以气化，终得素膏"四调法"，即"清调""平调""和调""养调"四法，助其生化，复其平衡。

第一，清调法。

清者，《荀子·解蔽》曰："故道之以礼，养之以清。"太清谓天，清为气，冲和之气也。现代城市之人，处周身之地，形逸心劳，生活失度，饮食无节，损伤脾胃，以致升降失司，水湿潴留，郁久化热，易成阴虚湿热体质，临床表现为发质油性，面肤垢亮，易发痤疮，口苦口干，手足心热，胃纳不香，脘腹痞满，甚则皮肤湿疹，脚丫湿气，溲黄异臭，大便燥结或黏滞，舌质偏红，舌苔黄腻，脉象弦滑。若贸进滋腻壮补之品，恐相火妄动，煎阴耗液。故取素膏"清调"之法，即滋阴清热利湿，扶正祛邪固表。借草木金石之精华，巧妙应对本虚邪实之矛盾，荡去滓秽，固本清源，刚柔卷舒，阴阳捭阖，施之无穷。此法适用于阴虚湿热体质的慢性病患者。

清调之法，清而勿凝，常为临膏之变法，君、臣、佐、使分工明确，制用法独具匠心，先取佐、使之药熬炼成膏，冷藏备用，再以君臣之药，每日煎煮，去渣取汁，烫汁冲膏，搅拌而成，日服两次。汤者荡也，具有药味精、药量少、药帖活、入医保的特点，量体裁方，随病加减，灵活处理基础病机和即时病机的转换；膏剂则有补益定形，便于冷藏之效。两者补治结合，相得益彰。清调法，君、臣合而联之，多为治病药，若合乎上述体征者，如消渴之病，方选阴虚降糖方（知母、黄柏、玄参、苍术、地骨皮、人中白、牡丹皮、生地黄、桑叶）、消渴降糖方（黄连、黄芩、玄参、苍术、石膏、知母、生地黄、桑叶、天花粉）等；如素有高血压、高血脂，方选降浊合剂（黄芪、决明子、薏苡仁、白扁豆、鸡内金、生山楂、生麦芽、苍术、丹参、绞股蓝、怀山药、葛根）、三仁汤等；如三高兼有尿酸偏高者，方选化湿排浊方（茵陈、生白术、生山楂、荷叶、夏枯草、滑石粉、生甘草、泽兰、萆薢、川牛膝、威灵仙）、利湿消痛方（桂枝、苍术、知母、石膏、川牛膝、忍冬藤、络石藤、赤芍、汉防己、生薏苡仁、延胡索、威灵仙、北细辛、海风藤）等。以一推三，审证求因，不作详表。佐、使之药，多由桑椹子、薏苡仁、山茱萸、怀山药、莲子肉、木香、砂仁等健脾滋阴、厚味赋形药物挑选而成，既助君臣之效，制诛伐之过，又赋形矫味，以求最大限度发挥药物的生物效价。细料药和辅料，多为生晒参、西洋参、麦芽糖、白冰糖、蜂蜜等气阴双补、调和诸药之品。在此法中着重注意消渴患者的辅料选取，可选用甜菊糖、木糖醇、阿斯巴甜、甜蜜素等，一般慎用冰糖和白糖。

第二，平调法。

平者，正也，《素问·至真要大论》云"谨察阴阳所在而调之，以平为期"，平衡概念在医学上涵盖了代谢、功能、结构三大要素。

虚劳之为病，五劳七伤六极，概其病理性质，皆为气血阴阳亏虚，病损五脏，耗伤六腑，尤以脾胃虚损为甚，临床表现为面色萎黄，形寒神疲，食不消谷，大便溏薄，肠鸣腹痛，每于受寒或饮食不慎加剧，舌苔薄白，舌质淡，边齿印，脉沉细虚。《明医杂著》曰："人得土以养百骸，身失土以枯四肢。"故脾胃虚弱，生化无源，百脉空虚，非黏腻之物填之，不能实也；精血枯涸，非滋湿之物濡之，不能润也。然填精充脉之品多黏腻难化，复损脾胃。平调法，即平调阴阳，消补并举。此法适用于伤食及康复患者。

平调之法，平而勿滞，亦为临膏变法，煎煮制用同清调法，服用前当以稠粥稍填腹。平调法，君主之药，若合乎上述体征者，如萎缩性胃炎，方选六君子汤、五花汤（玫瑰花、绿梅花、合欢花、佛手花、川朴花）、归芍异功散等；如肠易激综合征，方选四逆异功散、调肝理脾汤（柴胡、白芍、枳壳、甘草、陈皮、太子参、白术、茯苓、防风、木香、黄连、干姜、山药、淮小麦、炒谷芽、炒麦芽）等；如术后患者，方选四君子汤、异功散、八珍汤等。一隅推三，窥斑知豹。臣僚之药，以调畅气机、通补相兼、合纵连横为原则，多由药对组成，如苍术配白术，一散一补，走而不守，守而不走；橘皮配青皮，右降左升，疏肝和胃，理气调中等。佐、使之药，多选莲子肉、芡实、薏苡仁、山药、焦三仙、陈皮、木香、砂仁等健脾理气、赋形矫味药物。细料和辅料，多选生晒参、西洋参、饴糖、黄酒等益气养阴、健脾和胃之品。

第三，和调法。

和者，《中庸》曰："中也者，天下之大本也。和也者，天下之达道也。"不刚不柔，保合太和，万物生生，和之道，大矣。太虚寥廓，肇基化元，人以气生，相参天地，然近年来，都市之地，污染尤甚，雾深霾重，水不复清，食不复鲜，而致五脏受损，六腑不洁，升降失司，出入失畅，营卫失和，故而特禀体质人群，日渐增多，幼龄化加剧。特禀体质，临床表现形式多样，或平素易感冒，迎风受寒则鼻塞打喷嚏，咽干涩痛，喉如痰塞；或对药物、食物、气味、花粉等过敏；或自汗盗汗，乍寒乍热，目少神气，面色偏白，鼻梁青黄，苔薄白，舌质淡，脉细虚。和调法，即滋阴和阳，调和营卫。通过和解或调和的方法，使半表半里之邪，或脏腑、阴阳、表里失和之证得以解除，既能调整脏腑功能，未病防病，又能祛除病邪，已病防变。此法适用于特禀体质人群以及亚健康状态者。

和调之法，和而勿泛，常采用临方膏方，一人一方一膏，针对性强，含阴吐阳，功专效宏。和调法，君臣之药，若合乎上述体征者，如过敏性鼻炎，方选苍耳子散（苍耳子、辛夷、白芷、薄荷、鱼腥草、蒲公英）等；如慢性咽喉炎，方选利咽开结汤（黄芩、连翘、浙贝母、射干、薄荷、玄参、麦冬、桔梗、生甘草、三叶青）等；如亚健康状态，方选三和汤（柴胡、黄芩、党参、半夏、生甘草、桂枝、白芍、黄芪、白术、防风、生姜、红枣）等。举一反三，不细分说。佐药多为药对，填精养阴宜静，当守中藏神，如玉竹配黄精、枸杞子配桑椹子、灵芝草配制首乌、女贞子配旱莲草等；补气养血宜动，当运行达周，如黄芪配当归、丹参配白芍等。取动静结合、滋阴和阳之效。使药选用陈皮、炒谷芽、炒麦芽、木香、砂仁等加减，以健脾助运，促进吸收为要。再配以细料药，如生晒参、西洋参、川贝粉、龙眼肉等；合以适当辅料，如白冰糖、麦芽糖、蜂蜜、黄酒等。

第四，养调法。

养者，《黄帝内经》云："天食人以五气，地食人以五谷……五谷为养，五畜为助，五菜为充，五果为益，不可过也。"天地四方，内外有别，方外之人，食五谷，饮清露，阴土司成，营卫不荣，气血不充，临床表现为面色欠华，形寒肢冷，神疲乏力，动则少气，大便偏溏，小便清长，舌苔薄白，舌质淡红，脉沉细虚。养调法，分为心养和药养，养其心，宁心则神安；养其根，灌根则枝茂。以天为盖，则无所不覆；以地为车，则无所不载，恬然无思，淡然无忧，境转心定，大道乃成。药调之法，即补气养血，激发肾气。适用于素食、体弱之人，又因年少之时，血气未定，营卫不固，故少儿亦可适用。

　　药养之法，养而勿娇，亦为临膏，煎煮制用同和调法，服用前当以薄粥果腹。养调之法，君臣之药，若合乎上述体征者，如胃下垂、子宫下垂，方选补中益气汤等；如贫血，方选归脾汤、八珍汤、复方二仙汤等；如正值年少，欲求长发，方选六味地黄丸、归芍异功散、六君子汤等。闻一知十，不随以止。僚佐之药，以脾肾为主。在脾偏于健脾助运，如黄芪配当归、薏苡仁配茯苓、柴胡配升麻等；在肾偏于温肾，取"得命门之火以生脾土"之意，如杜仲配巴戟天、仙茅配淫羊藿等；亦可脾肾双补，如白术配山药、绞股蓝配黄精等。应臣者谓之使，《理虚元鉴》有云："肺为五脏之天，脾为百骸之母，肾为一身之根，知斯三者，治虚之道毕矣。"故首选宣肺补金之品，如桔梗等，起到气流脏腑、输布精微之效。胶类药以枸杞子、桑椹子、莲子肉等滋肾健脾厚味药代替，赋形矫味，平衡阴阳。细料药亦同和调法，辅料酌情去黄酒。

　　王师认为，为医者当精研经典，推本溯源，广览博采，勤学不倦，探三才之奥，知五行之化，辨阴阳之机，察盈虚之变。盖四调之法，文及素膏，辨体是基础，辨证是关键，辨病是关节，病证结合，以证为主，以病为辅，从证论治，达到药药平衡、方方平衡、方证平衡、膏时平衡、膏人平衡。推而广之，荤膏亦然。不拘其法，不离其法，合离得之。